통증과 기능이상을 일으키는

볼기근 강화·치료법

The Vital Glutes

Connecting the Gait Cycle to Pain and Dysfunction

John Gibbons

영 문 출 판 사

■ **대표역자**

이 민 규 이천 현대치과 원장

■ **옮긴이** (가나다 순)

김 항 진 MPI 모던필라테스 대표
김 효 철 원광디지털대학교 한방미용예술학과 교수
김 혜 진 동덕여자대학교 모델과 교수
박 찬 후 김천대학교 작업치료학과 교수
성 기 석 경희대학교 체육대학원 겸임교수
정 연 옥 동원대학교 보건운동관리과 교수

의학적 경고: 다음 정보는 일반적인 정보 목적으로만 만들어졌다. 개개인들은 이 책에서 주어진 어떤 제안을 집행하기 전에 그들의 의료인을 항상 찾아야만 한다. 이어지는 페이지에서 시작하는 내용에 대한 어떤 적용은 독자의 재량에 따르며 그들 자신이 책임 하에 있다.

*〈통증과 기능이상을 일으키는 볼기근 강화 · 치료법〉*은 Study of Native Art and Science 협회의 후원을 받았으며, 이 협회는 비영리 법인으로, 이것의 목적은 다양한 과학적, 사회적, 및 예술 분야를 연결하고 있는 교육 및 문화 상호간의 관점을 개발하는 것이다; 예술, 과학, 인간성 및 치유에 대한 전체론적인 관점 배양, 그리고 몸과 마음과 자연의 관계에 관한 문헌을 발행, 배포를 위한다.

통증과 기능이상을 일으키는
볼기근 강화 · 치료법

2017년 6월 02일 초판인쇄
2017년 6월 09일 초판발행

지은이 : John Gibbons
옮긴이 : 이 민 규 외
발행인 : 박 병 조
발행처 : 도서출판 영문출판사
등 록 : 1987년 12월 21일 제2-419호
주 소 : 서울시 강남구 삼성동 69-1
전 화 : (02) 514-5590, 776-5590
팩 스 : (02) 756-8943
홈페이지 : www.ymsbook.net
E-mail : yeongmunsa@empal.com
정 가 : 20,000원
ISBN 978-89-7224-406-6 93510

※ 파본은 교환해 드립니다.

목차

나는 내 아버지인 존 앤드류 기븐스가 여기서 내가 이룬 것을 보기를 바라며, 그와 내가 진심으로 사랑하는 나의 어머니인 마가렛 기븐스에게 이 책을 바친다.

역자 서문

볼기근은 엉덩관절 뒤쪽에 근육으로 흔히 엉덩이라고 생각하면 되며 엉덩관절 폄과 엉덩관절 폄에서 가쪽돌림에 기여를 한다. 이러한 볼기근은 보행패턴에 영향을 미치며 볼기근의 약화와 그 주위의 근육들의 잘못된 발화 순서로 인해서 발생하는 보상성 기전으로서 기능 이상 패턴을 이 책에서는 자세히 설명되어 있다.

볼기근의 문제는 엉덩관절뿐만 아니라, 어깨, 무릎, 발목 및 허리통증을 유발시킨다. 이중 허리통증의 주된 원인인 뒤쪽 굽힘을 원활하게 하기 위해서 볼기근과 복근 강화 운동을 하면 허리쪽 커브가 감소해서 골반이 중립위치의 유지가 용이하게 되어 허리통증이 감소하게 된다.

이 책에서는 적절하고 다양한 운동법이 소개되어 있어서 안정근을 먼저 트레이닝 한 후에 볼기근을 운동하면 효과를 보리라 생각합니다. 운동후에는 스트레칭 및 도수치료가 중요한데 이 책에서 소개된 저자 존 기븐스의 근에너지 기법과 영문출판사에서 번역 출간된 클리니컬 마사지의 8장을 참고해 보면, 이를 배움으로써 독자분들에게 최상의 운동 능력과 일상생활을 가능하게 해주리라 추천해봅니다!

그동안 다소 소외되었던 볼기근에 대해 이 책의 번역을 결정해 주신 영문출판사 사장님과 직원분들에게도 감사를 드립니다.

역자대표 **이 민 규**

감사의 글

나에게 저작에 대한 열정을 계속할 기회를 준 로투스 출판사의 존 허칭스에게 감사를 드린다 – 이 책이 근에너지 기법에 관한 나의 이 전 책만큼 성공적이기를 바란다.

또 나는 모델들과 옥스포드 대학 스포츠에서 온 잭 미크스 뿐만 아니라 이 책을 위해서 사진을 찍고 편집을 하는데 시간을 많이 내준 이안 테일러에게 감사를 드린다.

정골요법 트레이닝을 밟도록 안내한 누군가에게 개인적으로 감사를 드리고 싶다 – 고돈 보스워쓰라는 이름의 근골격 물리치료사. 나는 그를 최고는 아니더라도 내가 만나 보았던 최고의 물리치료사들 중의 하나라고 그를 여기고 있다. 그는 예전에도 그랬듯이 지금도 여전히 나에게 오늘 날의 내가 있도록 하는 하나의 영감이다.

나는 내 아들인 토마스 기븐스를 말해야만 하는데, 그는 나에게 세상을 뜻한다. 내가 이 책을 쓸 때 그는 12살이었는데, 그가 없었더라면 내 인생에서 지금까지 내가 달성한 것을 이루기 위한 동기부여나 헌신이 없었을 것이다. 나는 살면서 많은 꿈과 포부가 있었는데, 그 중의 하나가 내가 추구하는 어떤 목표 또는 어떤 여정에서 성공하는 것이다. 그것이 내 삶에서 내 하고 있는 것을 하는 이유들 중의 하나로, 내 아들에게 보여주기 원하는 것은 당신이 처음에 이룰 수 없을 것으로 생각했던 어떤 것을 이루기 위한 마음을 정하고 나서, 계속된 인내를 갖고서 당신은 삶에서 여러 것들이 변하기 시작하는 것을 느낄 것이고, 그래서 당신의 꿈이 결과적으로 실제가 되는 것이다.

장래에 내 아들은 내가 쓴 그에게 개인적으로 헌정한 책을 되돌아 보고, 그의 아빠가 그의 생 안에서 어떤 것을 이루어 왔기 때문에, 시작하기까지 시간이 좀 걸리더라도 그는 똑 같은 것을 쉽게 할 수 있을 것이다. 당신은 당신의 삶 속에 하나의 목표가 필요하다, 그리고 그 등식에 약간의 열정을 더할 경우, 어떤 것은 이루어질 수 있다. 내 성공과 결정이 그 자신의 삶 속에 잘 할 수 있는 영감과 동기를 부여하기를 바란다.

내 동생, 아만다 윌리엄스와 그녀의 가족께도 감사를 드린다. 내가 모두에게 진정 바라는 것은 당신, 그리고 당신의 아주 멋진 아이들인, (몇 년 동안 성장하는 것을 보아왔고 멋진 틴에이저가 되기를 염원하는) 제임스와 빅토리아가 당연히 성공하고 그것이 오래가는 것이다.

마지막으로, 나의 피앙세인 데니스 토마스에게 커다란 감사를 드린다. 그녀는 오랫동안 나와 함께 지내면서 짜증을 내는 나를 참고 견디어 주었다. 당신은 지난 몇 년 동안 한결같이 나를 북돋아주고 안내해 왔으며, 또 내 꿈을 추구할 자유를 허락해 주었다. 당신이 없었다면 이 책을 쓸 수 없었을 것이다.

존 기븐스

서문

나의 첫 책인 〈*근에너지 기법: 물리치료사를 위한 실용적 안내서*〉의 성공으로 글을 쓴다는 나의 꿈을 계속하게 만들어서, 물리치료에서 가장 소외되었던 분야들 중의 하나라고 느끼고 있는, "볼기근들"에 대해서 쓰기를 원했다. 이전 책의 마지막 장은 큰볼기근과 작은볼기근 그리고 그들이 어떻게 보행 패턴에 영향을 주고 차후에 인체의 어느 곳에 통증과 기능이상을 만드는 가를 살폈었다. 또한 나는 힙 폄과 힙 벌림에 관한 특별한 움직임의 발화 패턴들을 간단히 논의했다. 그러나, 이제 나는 이 흥미로운 부위를 자세히 서술하기를 원하며, 바라건대 이 책 안에서 바로 그것을 할 것이다. 또한 내가 독자들에게 부탁하는 것은, 이러한 특정한 발화 순서들 안에서 약화 또는 잘못된 발화가 생겼을 경우, 어떤 기능이상 패턴이 인체의 자연적인 보상성 기전을 통해서 발달할 수 있다는 것을 당신의 환자들과 토론 그룹들 내의 동료들에게 설명할 수 있기를 바란다.

이 책에서 내가 원하는 것은 나의 첫 책에서 한 것과 똑같이 독자와 함께 여행을 떠나는 것이다. 그 책에 대한 반응으로 받았었던 피드백은 대단했었다; 사람들은 내 설명 방식이 그들의 여행에서 그들을 주제로 인도했다고 말했었다. 나는 내 책들을 (그리고 또한 교습과 논문들) 아주 조금 직소 퍼즐 같다고 생각을 한다: 처음에 박스/뚜껑을 열었을 때, 그림 하나를 맞추기 위한 많은 조각들을 볼 것이다. 하나의 장을 읽은 후에, 머리 속에 약간의 정보를 모을 것이지만, 그러나 그 그림은 약간 흐릿할 것이다. 그러나, 이어지는 장들을 읽는 것을 계속함에 따라, 날카로운 그림이 만들어지기 시작할 것이라고 믿는다. 일단 책을 처음부터 끝까지 다 읽었다면, 명확한 그림을 분명히 가질 것이다; 그것은 아마도 수정처럼 투명하지는 않겠지만, 그러나 바라건대 당신 자신의 임상 세팅에 적용해서 활용하기에 적당할 것이다.

나는 근육 약화과 잘못된 발화 이론으로 확장할 것인데, 이 문제들이 아주 많은 환자들과 운동선수들 내에서 통증과 기능이상을 만드는 방식과 이유를 논의하고 보여주기 위한 목적이다. 또한 나는 보완적인 치료 프로토콜을 더해왔는데, 그것은 물리치료사들이 증상들을 단순히 치료하는 것이 아니라 약화과 잘못된 발화의 원인들을 다루는 것을 도울 것이다. 일단 이 모든 것들을 이해하고 원인들이 다루어졌다면, 그 때 나는 물리치료사들이 특정한 운동들을 사용해서 최상의 형태의 볼기근 조절에 관해서 운동선수/환자에게 능숙하게 조언할 수 있기를 원한다.
나는 거의 모든 물리치료 코스들에서 ("어깨관절 마스터 클래스" 경우에서도 조차), 볼기근들 그리고 그들이 어떻게 특정 부위에 통증을 일으키는 가에 관해서 끊임 없이 질문을 받는 지경까지 왔다. 원인과 결과를 실제적으로 보여주기 위해서, 이 현상이 어떻게 생길 수 있고 그런 다음 어떻게 진행하는 지를 항상 말로 논의했다; 그러나, "이런 저런 책을 읽어보면 그 답을 찾을 수 있다"고 말할 수 없었다. 지금 글을 쓰는 내 목적은 그러한 답을 줄 수 있는 책에 대한 요구를 맞추는 것이다. 오래 동안 수 많은 물리치료사들을 도울 하나의 교과서를 만들기를 원하는데, 그들이 이 분야의 학생들이건 아니면 수 년간 물리치료사 일을 해왔던 것에 상관이 없다. 나는 이 책이 물리치료 분야에 있는 모든 이들을 위한 핵심적인 교과서로서 쓰일 수 있다고 믿는데, 그들에게 인체의 거의 모든 부위에 있는 환자의 통증과 기능이상을 줄여 줄 최적 기능성을 이루기 위해서 볼기근들을 최대한 활용하는 방식을 잘 이해하게 해 줄 것이다.

몇 년 전 "볼기근 기능의 최대 회복"이라는 글을 썼다. 나는 수년간 수 많은 글들을 써왔지만 내 생각에 이 특별한 것이 제일 중요하다고 본다: 전세계적으로 수많은 물리치료사들에 의해서 읽혀졌고, 나는 그 내용에 관해서 치료사들로부터 (그리고 환자들로부터도) 수많은 이메일과 질문을 받아왔었다. 나는 글을 쓰는 것을 매우 좋아해서 볼기근을 주제로 한 책을 쓰기로 결정했고, 그래서 볼기근을 최대로 활용하는 것에 대해서 물리치료사들을 위한 이 실용적인 가이드가 나왔다.
그 글의 개정판이 책의 첫 장을 구성하고 있다. 그것을 읽으면 당신에게 영감을 줄 것이어서, 당신에게 계속 읽을 욕구를 동하게 만들 것이라고 생각한다. 바라건대 당신은 나와 함께 책의 나머지까지 여행을 계속할 것인데, 볼기근-관련 통증과 기능이상이 어떻게 운동선수들과 환자들에서 그 자체를 보여줄 수 있나를 자세하게 알 수 있을 것이다.

터키에서 3주간 휴일은 나에게 펜을 들게 할 좋은 시간이었다. 내가 햇빛을 좋아하는 만큼, 햇빛 속에서 하루 종일 보내는 것은 좋은 생각은 아니었는데, 과거에 약간의 피부암 문제가 있었기 때문이다(나의 아버님은 피부암으로 돌아가셨다); 그래서 이것은 글을 쓰기 매우 좋은 기회였다. 어느 날 아침 커피를 마시면서 거기에 앉아있을 때, 노트북에 타이핑을 하면서, 아들 토마스는 나에게 와서 무엇을 하고 있느냐고 물었다. 그는 내가 지난 해에 책을 쓴 것을 알고 있었으므로, 나는 오직 볼기근에 관한 또 다른 책을 쓰는 것을 생각하고 있다고 그에게 말했다. 그러나 그가 나를 그 당시 이해했는 지는 확실하지 않다. 나는 요전에 그에게 말했던 책을 쓰기 시작했다고 말했는데, 그러나 12살박이에게 Gmax와 Gmed에 관해서 설명하려고 하는 것은 약간 힘이 드는 일이어서, 나는 그에게 나는 "엉덩이(bum)" 근육에 관한 책을 쓰고 있다고 말했다. "아빠, 엉덩이 근육들만으로 책 전체를 쓰고 있다고요?" 나는 답했다, "그래", 아들은 답을 했다, "그런데 엉덩이는 단지 크고 약간 물컹거리는데(just big and a bit squidgy)".

이제 우리가 여행을 시작하면서, 나는 당신에게 모든 장들을 계속 읽고 볼기근의 역할을 더 잘 이해하라고 영감을 불어 넣기를 바란다. 일단 책을 전부 읽어 보았다면, "그냥 크고 약간 물컹거리는 것" 이상으로 엉덩이가 존재하고 있다는 것을 깨달을 것이다.

약어표

ACJ acromioclavicular joint; 어깨봉우리빗장관절

AHC anterior horn cell; 앞뿔세포

AROM active range of motion; 능동적 동작 범위

ASIA anterior superior iliac spine; 앞위엉덩뼈가시

ATFL anterior talofibular ligament: 앞목말종아리인대

CFL calcaneofibular ligament; 발꿈치종아리인대

CKC closed kinetic chain: 닫힌 운동 사슬

COG center of gravity; 중력 중심

DDD degenerative disc disease; 퇴행성 디스크 질환

EMG electromyography; 근전도

GTO Golgi tendon organ; 골지힘줄기관

ILA inferior lateral angle; 아래 가쪽 각

ITB iliotibial band; 엉덩정강밴드

ITBFS iliotibial band friction syndrome; 엉덩정강밴드 마찰 증후군

LLD Leg length discrepancy; 다리 길이 차이

MCL medial collateral ligament; 안쪽곁인대

MET muscle energy technique; 근에너지 기법

MRI magnetic resonance imaging; 자기공명영상

MVIC maximal voluntary isometric contraction; 최대 수의 등척성 수축

OA osteoarthritis; 골관절염

OKC open kinetic chain; 열린 운동 사슬

PD pelvic drop; 골반 떨구기

PFPS patellofemoral pain syndrome; 무릎넙다리통증 증후군

PHC posterior horn cell; 뒤뿔세포

PIR post-isometric relaxation; 등척성-후 이완

PLS posterior longitudinal sling; 후방 세로 슬링

PRE progressive resistance exercise; 점진적 저항 운동

PROM passive range of motion; 수동적 동작 범위

PSIS posterior superior iliac spine; 뒤위엉덩뼈가시

QL quadratus lumborum: 허리네모근

RI reciprocal inhibition; 상호 억제

ROM	range of motion: 동작 범위
SCJ	sternoclavicular joint; 복장빗장관절
SCM	sternocleidomastoid; 목빗근
SIJ	sacroiliac joint; 엉치엉덩관절
STJ	subtalar joint; 목말밑관절
TFL	tensor fascia latae; 넙다리근막긴장근
TLF	thoracolumbar fascia; 등허리근막
TMJ	temporomandibular joint; 측두하악관절
TVA	transversus abdominis; 배가로근
VM	vastus medialis; 안쪽넓은근
VMO	vastus medialis oblique; 안쪽넓은빗근
WP	wall press; 벽 프레스
WS	wall squat; 벽 스쿼트

큰볼기근 기능의 최대 회복
(Putting the Maximus Back into Gluteus Maximus)

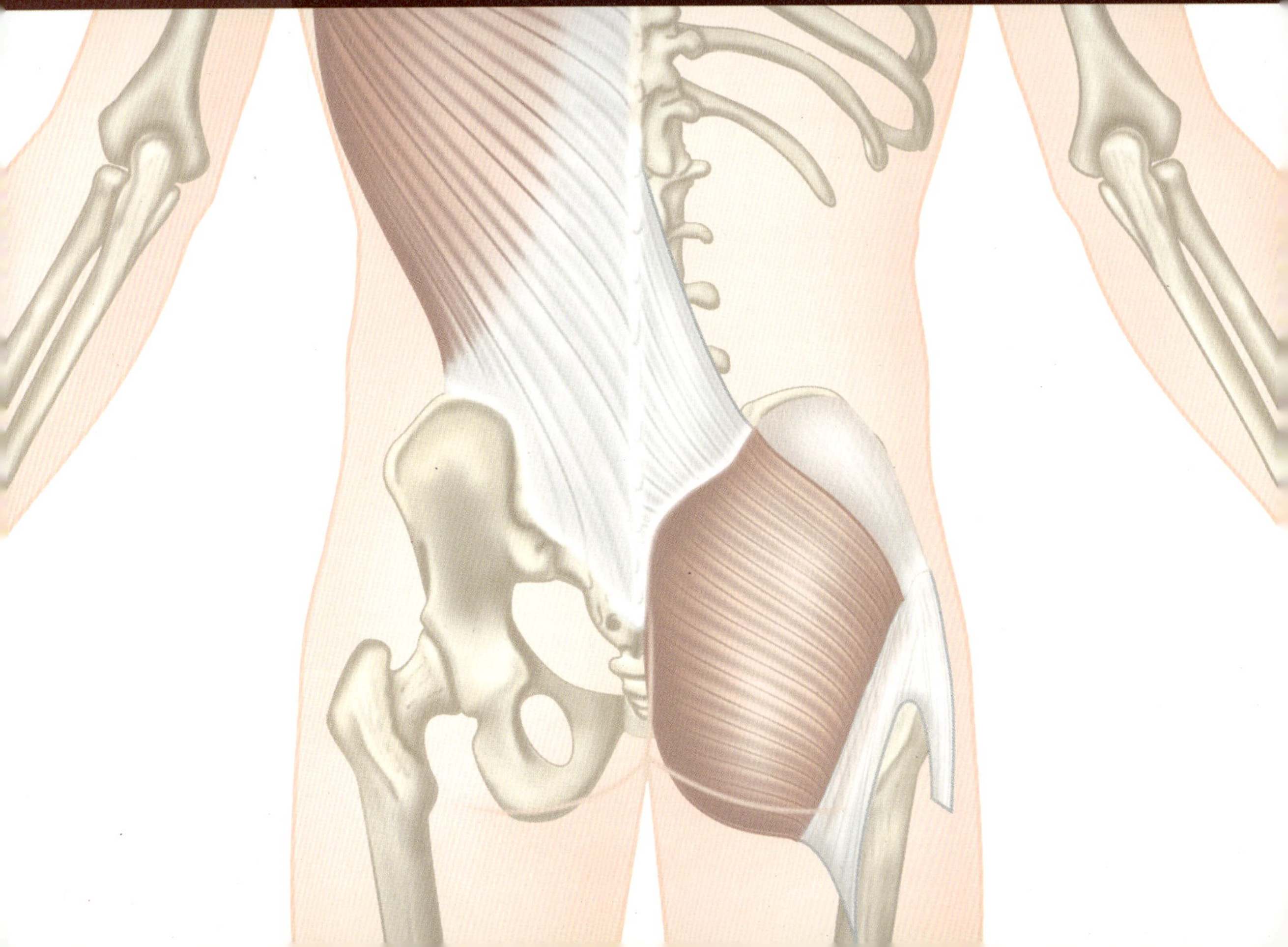

물리치료사들은 내가 탐정이라고 부르는 사람들이다: 그들은 약간의 단서를 (환자의 병력과 증상) 갖고 있지만, 환자에게 제거 과정을 통해서 (신체 평가를 통해서) 실제 내재 증상 원인을 찾고 규명하기를 바라고 있다. 이 장의 목적은 좌측 어깨 부위에 통증을 갖고 있는 환자에 관해서 설명하는 것인데, 그 문제의 원인이 환자의 현재 증상의 관점 안에서 생각할 수 없는 어떤 부위에서 유래할 수 있는 것을 보여준다.
이 장은 아이다 롤프(Ida Rolf) 박사가 말한 것을 보여줄 것이다: "통증이 있다고 생각하는 곳에 문제가 있지 않다." 옥스퍼드 대학 물리치료 클리닉에서 내가 겪은 사례 연구를 갖고서 롤프 박사의 이 말을 보여주기를 원한다. 내가 물리치료 코스 강좌에서뿐만 아니라 내 자신 클리닉에서 스포츠 정골요법을 수련하면서, 경험이 점점 더 쌓여감에 따라, 내가 확신하는 것은 환자들과 운동선수들이 갖고 있는 많은 문제들은 실제 원인이기 보다는 순수한 증상들이라는 것이다. 이것이 나에게 "볼기근 기능의 최대 회복(putting maximus back into the gluteus; Gibbons 2009)"라는 논문을 쓰도록 영감을 불어 넣은 주된 원동력이다. 그것을 바탕으로 이 장이 있으며, 그 주제에 관한 전체 책을 쓰도록 자연스럽게 이끌었다.

아래에 있는 사례 연구는 이 책 안에서 내가 제공하는 단지 아주 작은 정보 하나이다. 연구 안에 내포된 정보는 상담을 위해 내 클리닉을 찾은 환자에 관한 실제 사례 연구에서 나온 것이다.

사례 연구 (Case Study)

의문의 환자는 34세의 여성으로 왕립 비행단의 트레이너이다. 그녀는 좌측 어깨뼈의 위쪽 면 가까이 통증이 있어서 내원했다 (그림 1.1). 통증은 달리기를 시작해서 4마일을 뛰었을 때 왔고, 너무 아파서 달릴 수가 없었다. 그러고는 통증은 가라앉았지만, 그녀가 다시 달리기를 시작하려고 할 때 재빨리 재발되었다. 통증을 일으키는 유일한 활동은 달리기였다. 통증은 8개월째 진행 중이었는데, 지난 3번 더 악화되었고, 그녀의 일까지도 영향을 주었다. 통증을 일으키는데 관한 이전 병력 또는 연관된 외상은 없었다.

상부 등세모근에 초점을 둔 치료를 했던 여러 의사를 찾은 다음, 그녀는 자신의 목뼈와 갈비뼈 부위를 치료했었던 한 정골의사를 찾았다. 그녀가 받았던 치료들은 등세모근, 어깨올림근, 목빗근, 목갈비근, 및 등등의 이환 부위에 연부조직 기법을 적용하는 것에 중점을 둔 것이었다. 그 정골의사는 그녀 목뼈의 면관절들에 (C4/5와 C5/6) 도수 기법을 사용했었다. 근에너지 기법과 통증 유발점 이완이 국소 부위에 사용되었는데, 그것은 그 때 편해졌지만, 4마일 이상을 뛰려고 했을 때 차도가 없었다. 그녀는 MRI 또는 X-ray들을 찍지 않았다.

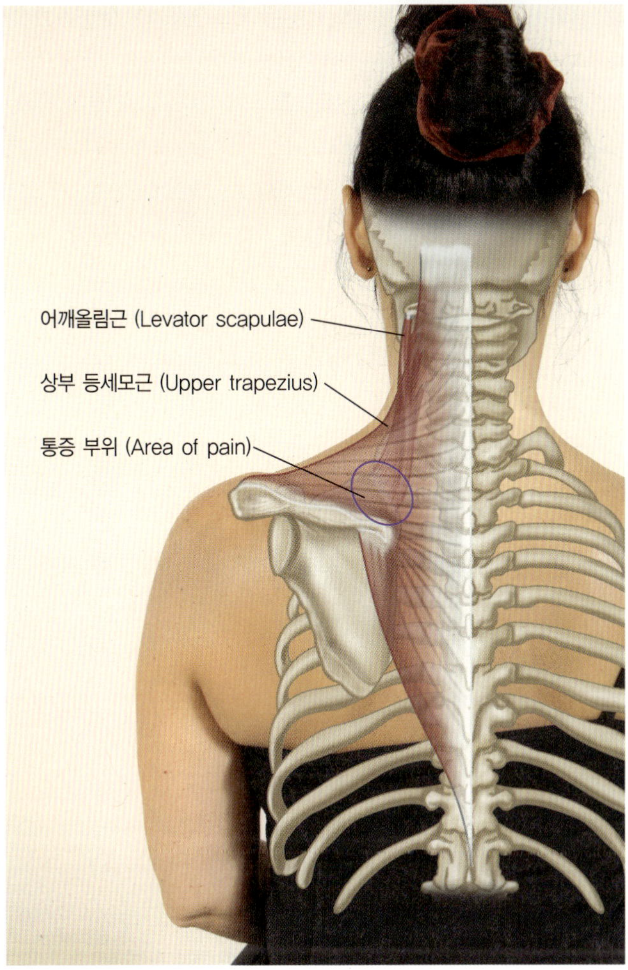

그림 1.1 : 통증 부위 - 좌측 상부 어깨뼈

평가

상담(주관적 병력) 동안 물리치료사는 환자의 현재 통증에 관한 특정 질문들을 할 것인데, 그래야 머리 속에 어떤 그림을 그릴 수 있다. 이것은 물리치료사가 하나의 가설을 찾아내기 위한 정상적 과정이다; 이런 종류의 초기 진단은 고객의 현재 통증/증상을 일으키는데 책임이 있을 수 있는 몇몇 조직을 치료사가 결정하는 것을 도울 것이다. 이러한 환자 경우에, 그녀의 상부 어깨뼈의 통증에 책임이 있는 잠재적인 조직들은 다음과 같다:

- 상부 등세모근
- 어깨올림근
- 목갈비근
- 가슴 갈비뼈
- 목뼈 갈비뼈 (C7의 가로돌기에서 형성된 추가된 갈비뼈)

일단 주관적인 병력을 조사했다면, 그 다음 물리치료사는 객관적인 평가를 진행한다: 치료사가 빈틈없는 진단을 하기 위해서 근골격계 평가를 위한 전문적인 기법을 사용한다. 치료사가 쓰는 전문적 기법들 중의 하나는 환자에 의해서 처음에 시행되는 간단한 동작 범위(range of motion; ROM) 테스트일 수 있다: 이것들은 *능동적 동작 범위(active ROM; AROM)* 테스트라고 알려져 있다. 일반적으로 이 평가 다음에 일련의 *수동적 동작 범위(passive ROM; PROM)* 테스트가 뒤따른다; 이러한 테스트들은 보통 치료사가 환자에게 시행하며, 일반적으로 이환된 관절의 온전함을 확인하기 위해서 사용된다. 저항을 준 테스트가 그 다음에 온다: 이런 종류의 특수 움직임은 근육과 건 같은 수축성 조직의 파워와 관여를 검사한다. 물리치료사는 이환된 조직의 상태를 결정하기 위해서 손가락 끝을 통한 촉진 자각을 사용하며, 일반적으로 그 진단을 마무리 하기 위해서 특수 검사를 포함할 것이다.

나의 환자의 현재 통증에 대한 잠재적 원인들:

- 목뼈 면(facet) C4/5 또는 C5/6에서 온 연관통
- 상부 등세모근 또는 어깨올림근의 근방호/부하
- 어깨위팔관절 또는 어깨봉우리빗장관절 또는 복장빗장관절의 기능이상.
- C4/5 또는 C5/6의 척추사이 디스크 팽창
- 들려진 첫 번째 갈비뼈
- 목뼈 갈비뼈 (C7의 가로돌기에서 형성된 추가된 갈비뼈)
- 목갈비근의 비교적인 단축/긴장
- 자세성- 머리를 내민 자세 그리고 긴장된 가슴근 및 목빗근, 그리고 약한 마름근 및 앞톱니근에 기인한 둥근 어깨와 관련된 상부 교차 증후군
- 등세모근으로 전이하는 좌측 허파의 상부 엽(lobe)
- 가로막 - 이것은 가로막신경에 의해서 지배되는데, 그 신경은 목뼈 C3-5 레벨에서 기시한다; C3-5에서 온 피절(dermatome)이 연관된 패턴의 통증을 일으킬 수 있으며, 그것은 어깨 부위로 뻗어나갈 수 있다. (피절은 하나의 신경뿌리에서 지배되는 하나의 피부 부위다)

볼 수 있듯이, 환자의 현재 통증에 여러 가능한 원인들이 있다. 이 목록은 철저하지 않으며, "어깨/등세모근 통증"이라는 흔한 질환을 만났을 때 고려해야 할 여러 방법들 중의 일부를 강조했다.

전체론적 접근법을 취하다

이제 사례 연구 환자를 국소적이 아니라 전체적으로 접근해 보는데, 4마일을 달린 이후에만 나타나는 통증을 기억하자.

내가 새로운 환자를 처음 볼 때, 현재 통증에 상관이 없이, 나는 보통 골반의 자세과 움직임을 평가하는데, 나는 인체에서 특히 이 부위를 모든 것들이 그것에 연결되는 "기초"라고 생각하기 때문이다. 내가 클리닉에서 종종 알게 되는 것은 내가 기능이상인 골반을 교정했을 때, 대상자의 현재 증상들이 가라앉기 때문이다. 그러나, 내가 이 특별한 환자를 평가할 때, 그녀의 골반이 수평이며 올바르게 움직이고 있는 것을 보았다. 그 다음 나는 큰볼기근 (이 책에서 다음부터 Gmax라고 쓸 것이다) 발화 패턴 테스트를 진행했다. 그 테스트는 정기적인 스포츠 활동을 하고 있는 고객들과 운동선수들에게 종종 하는 것이다. 그러나, 나는 골반이 올바른 자세에 있다고 느낄 경우에만 발화 패턴 순서를 테스트한다; 여기서의 논리는 골반이 약간 틀어졌을 때 잘못된 발화 근육이라는 긍정적인 결과를 종종 얻는다.

의문이 가는 환자에게서, 나는 양측성 Gmax의 약화/잘못된 발화를 발견했는데, 그러나 우측의 발화가 약간 느리게 보였다. 내가 골반에서 어떤 기능이상을 찾지 못했으므로, 나는 이러한 접근선을 약간 더 찾아 보았다.

더 나아가기 전에, 당신이 생각해야 할 약간의 질문을 제기하고 싶다:

- 우측 Gmax의 약화가 어떻게 좌측 등세모근에 통증을 일으키는가?
- Gmax와 등세모근 사이에 연계가 있는가? 만약 그렇다면, 어떻게 가능한가?
- 그 문제를 교정하기 위해서 무엇을 할 것인가?
- 무엇이 첫째로 그것을 생기게 했는가?

이 질문에 답하기 위해서, 우리는 Gmax의 기능적 해부학, 그리고 다른 해부학적 구조들에 대한 Gmax의 관계를 살펴 볼 필요가 있으며, 나중 장들에서 자세히 다룬다.

Gmax 기능

Gmax는 파워풀한 힙 폄근 및 가쪽 회전근으로 주로 작동하지만, 그러나 그것은 또한 엉치엉덩관절(sacroiliac joint; SIJ)을 안정시키는 역할을 하는데, 보행 주기 동안 그것이 "힘 폐쇄(force close)"를 하게 돕는다.

Gmax 근육 섬유들의 일부는 엉치결절인대에 붙어있는데, 그 인대는 엉치뼈에서 궁둥뼈결절로 달린다 (그림 2.4를 보라). 이 인대는 SIJ를 안정시키는 것을 돕는 주요 *인대(key ligament)*라고 이름이 붙여져 왔다. 이 동작을 더 잘 이해하기 위해, 우리는 우선 두 개의 개념을 생각할 필요가 있다 – "형 폐쇄(form closure)"와 "힘 폐쇄(force closure)" – 그것은 둘 다 SIJ의 안정과 연관이 있다 (그림 1.2를 보라).

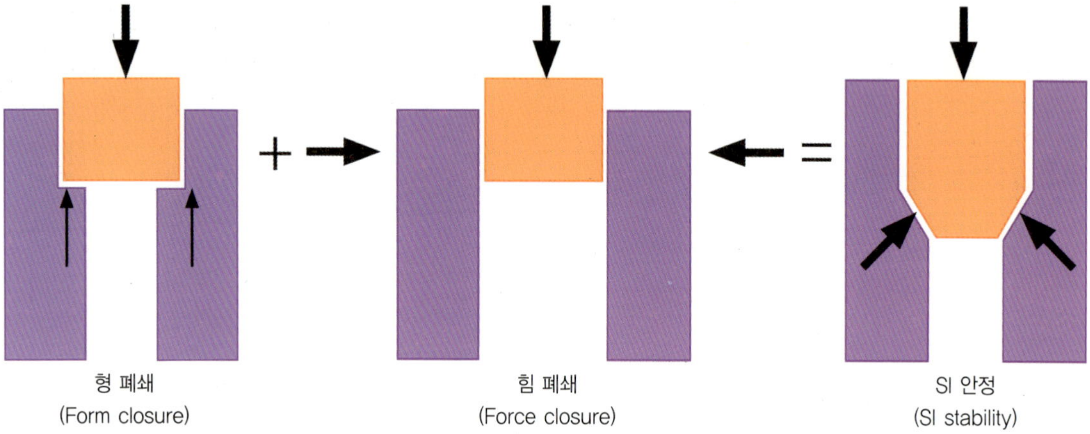

그림 1.2 : 형 폐쇄와 힘 폐쇄

엉치뼈의 모양은 – 그것의 능선 및 구와 함께, 그리고 그것이 엉덩뼈 사이에 끼워져 있다는 사실– SIJ로 자연적인 안정성을 부여하는 것을 돕는다. 이것은 *형 폐쇄*라고 불린다. 엉치뼈와 엉덩뼈의 관절면들이 완벽한 *형 폐쇄*로 서로 잘 들어 맞을 경우, 가동성은 실제적으로 존재하지 않을 것이다. 그러나, SIJ의 형 폐쇄는 완벽하지 않아서 움직임이 가능한데, 그것은 하중을 받는 동안 안정성이 요구된다는 것을 뜻한다. 하중을 받는 순간에그 관절을 가로지르는 압박을 증가시켜서 이것을 얻을 수 있다; 싸고 있는 인대, 근육 및 근막이 이것에 관여를 한다. 이러한 부가적인 힘들에 의해서 SIJ를 압박하는 기전은 *힘 폐쇄*라고 불린다.

인체가 효율적으로 일을 할 때, 볼기뼈와 엉치뼈 사이의 힘들은 적절하게 조절되며, 하중은 몸통, 골반, 및 다리 사이로 전달될 수 있다. 그렇다면 우리는 이것을 어떻게 환자의 질환과 연계 시키는가? 옥스퍼드 조정팀 훈련에 관한 내 이전 논문들 중의 하나에서 (Gibbons 2008), 나는 후방 사선 "슬링(sling)"에 관해서 썼다. 이 구조는 우측 Gmax를 등허리근막을 경유해서 좌측 넓은등근에 직접 연결시킨다 (그림 1.3). 넓은등근은 그것의 종지를 위팔뼈의 안쪽 부분에 갖고 있으며, 이 근육의 기능들 중의 하나는 어깨뼈를 흉강에 붙어있게 하고 어깨뼈 내림을 보조한다.

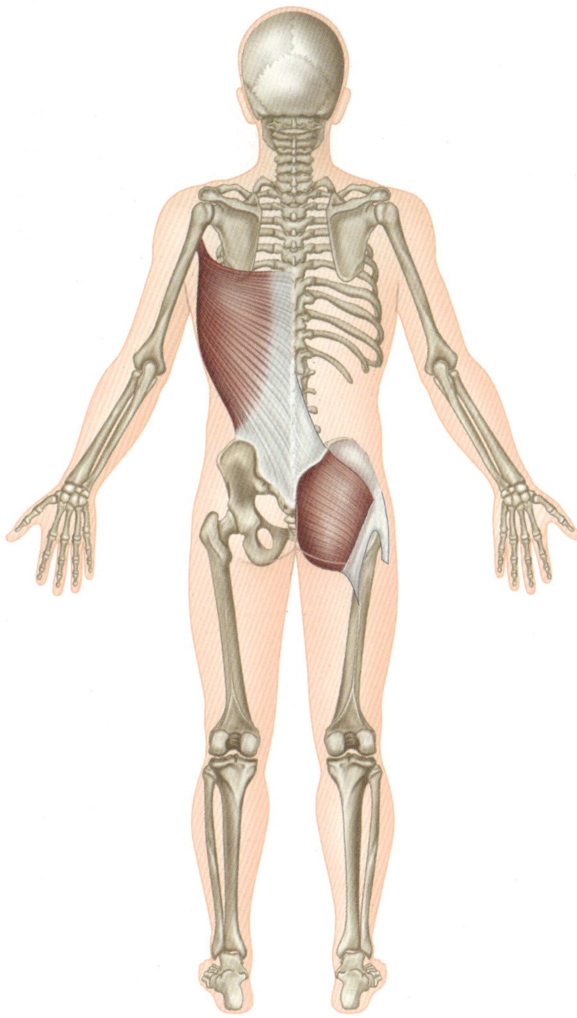

그림 1.3 : 후방 사선 슬링(Posterior oblique sling)

함께 결합하기

그러면 우리는 무엇을 알고 있는가? 환자 우측 Gmax가 발화 패턴이라는 의미에서 약간 느리고 이 근육이 SIJ의 힘 폐쇄 과정에서 하나의 역할을 한다는 것을 안다. Gmax가 SIJ를 안정시키는 기능을 수행할 수 없을 경우, 다른 어떤 것이 그 관절을 안정시키는 것을 돕는다고 이것이 우리에게 말하고 있다. 좌측 넓은등근은 협력근으로서 우측 Gmax, 더 중요하게, SIJ를 안정시키는 것을 돕는다. 환자가 달리기를 할 때, 우측 다리가 지면과 부딪히고 보행 주기를 하는 매 번 좌측 넓은등근이 과도하게 수축한다. 이것이 좌측 어깨뼈를 내리게 만들고, 그리고 하향으로 내려 당기는 것에 저항하는 근육들은 상부 등세모근과 어깨올림근일 것이다. 나중에, 이 근육들이 피로해지기 시작한다; 의문을 가진 환자에게서, 이것이 대략 4마일에서 생기는데, 그 시점에 그녀는 좌측 상부 어깨뼈에 통증을 느낀다.

치료

Gmax의 약화를 치료하는 쉬운 방법은 간단히 강화–기반 운동을 처방하는 것이라고 생각할 수도 있다. 그러나, 임상에서 이것이 항상 올바른 해결책은 아니다. 그 이유는 때때로 더 긴장된 길항근이 명백한 약화에 책임이 있다. 이 경우에서 그 근육은 엉덩허리근(힙 굽힘근)이며, 이것의 단축이 Gmax의 약화 억제(weakness inhibition)를 만들 수 있다. 이 퍼즐에 대한 나의 대답은 환자의 우측 엉덩허리근을 스트레칭 해서 그것이 Gmax의 발화 활성을 조장하는 가를 보는 것인데, 그러면서 동시에 Gmax를 위한 강화 운동을 도입하는 것이다.

이 모든 것은 8장과 12장에서 보다 자세히 설명할 것이다.

예후 및 결론

나는 환자에게 달리기를 삼가고 그녀의 파트너에게 엉덩허리근, 넙다리곧은근, 및 모음근들을 하루에 두 번 늘리는 것을 도와주라고 조언했다. 다음 치료 때까지 하루에 두 번 강화 운동들을 하라고 했다 (이 운동들은 나중에 논의된다). 나는 10일 후 그녀를 재평가했으며 힙 폄 발화 패턴 테스트에서 Gmax의 정상 발화를 보았고, 연관된 엉덩허리근, 넙다리곧은근, 및 모음근들의 긴장 감소를 보았다. 이러한 긍정적인 결과로 인해서, 편안하게 갈 수 있을 때까지 달리라고 그녀에게 조언했다. 내 치료가 그 문제를 교정할 것인가에 의구심이 들었지만, 그러나 그녀는 6마일 달리기 동안과 그 이후에 통증이 없었다고 했다. 환자는 여전히 통증이 없으며 정기적으로 Gmax 강화 운동과 긴장된 근육들을 위한 늘리기 기법을 계속하고 있다.

이 사례는 한 상태 또는 문제의 내재 원인이 증상/통증이 있는 곳에 국한되지 않을 수 있다는 것을 보여 준다. 그것은 모든 방법들을 완전히 고려해야 한다는 것을 뜻한다. 이 연구에서 얻은 정보가 당신에게 강한 호기심을 불러 일으켜서 이 책을 계속 읽기를 바라는데, 제시된 정보는 단지 이어지는 장들 안에 있는 것의 맛보기이기 때문이다. 잊지 말아라, 이 책은 내가 *직소 퍼즐 여행*이라고 부르는 책이다 – 만약 당신이 그것에 열중한다면, 그 그림은 궁극적으로 명확해 질 것이다.

2

근육 불균형과 근막 슬링

(Muscle Imbalance and the Myofascial Slings)

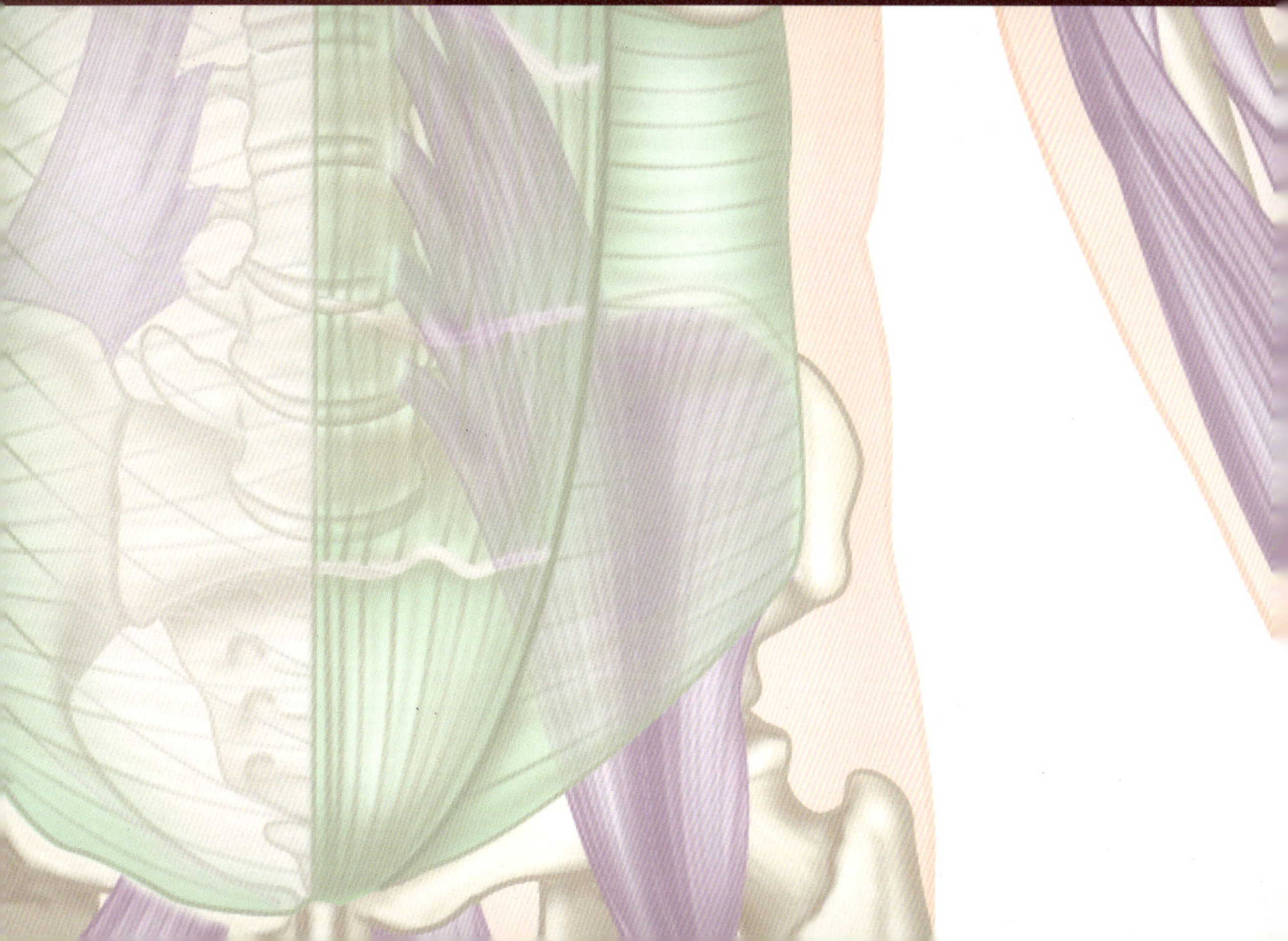

이 장은 근육 불균형을 다룰 것인데, 내가 느끼기에 그것은 기능이상인 볼기근에 원인이 될 수 있는 잠재적인 문제들과 매우 관련이 있다. 나는 볼기에 있는 개별 근육들을 매우 자주 언급하지는 않지만, 여러 종류의 근육 기능, 보다 중요하게, 그것들이 인체 자세에 어떻게 영향을 주는가를 이해하는 것이 여전히 필요하다. 우리가 통증을 경험한다면, 인체 어느 곳에선가 기능이상이 있을 가능성이 크다는 것을 가정할 수 있다; 기능이상이 있다면, 불균형이 있다고 말할 수 있으며, 불균형이 있을 경우, 그 때 나는 이 기능이상 과정의 어디에선가 볼기근들이 관여되어 있을 것이라고 장담한다.

사람들은 흔히 "습관의 동물"이라고 간주된다: 우리는 어떤 것을 정기적인 관점에서 반복하는 것을 좋아해서 그들은 "보통"이 된다. 예를 들어, 엉덩허리근을 보자; 내가 개인적으로 믿고 있는 것은 이 근육은 끊임 없이 대부분의 시간 동안 힘을 받아 단축된 자세로 있다는 것이다. 그 이유는 아침에 일어나서, 자연스럽게 부엌에서 앉아서 아침을 먹고, 차를 타고 직장으로 간다. 직장에 도착해서, 우리 대부분은 하루의 대부분을 책상 앞에 앉아서 지낸다. 점심시간 또는 쉬는 시간조차도 앉아있다. 하루 일과의 끝에서 우리는 차를 다시 타고 집으로 차를 몰고 가서, 앉아서 저녁 식사를 한다. TV를 보기 위해서 소파에 앉아 있거나 쉬고 있다. 우리가 결국 침대로 갈 때, 우리 대부분은 유일하게 편안한 수면 자세는 태아 자세로 옆으로 누워 있는 것을 보는데, 그 문제를 더욱 악화시킨다. 우리가 일어났을 때 전체 과정이 반복된다.

지금까지 당신은 우리의 반복적인 습관과 생활스타일의 결과로 엉덩허리근이 하루 대부분 자연스럽게 단축된 자세로 있게 강요되고 있다는 것을 분명히 알았을 것이다. 이 근육이 이렇게 부자연스럽게 단축된 자세로 있기 때문에, 그것이 결국 긴장된 구조가 될 것이라는 것을 나중에 나오는 장들에서 읽게 될 것이다. 그러므로 엉덩허리근의 긴장은 "직소 퍼즐"의 한 조각일 수 있으며 환자의 현재 증상에 필수적인 단서가 될 수 있다. 엉덩허리근은 아마도 그 문제를 푸는 열쇠일 수도 있는데 그 이유는 단축된 자세로 방치될 경우, 그것이 길항근의 길이를 –이 경우에서 볼기근들– 바꿀 가능성이 크기 때문이다. 이 근육 그룹이 오랜 기간 동안 연속적으로 늘어난 자세로 유지될 경우, 차후의 약화가 발생된다.

자세 (Posture)

정의: 자세(posture)는 인체의 자세 또는 태도(attitude)이다 (Thomas 1997).

Martin(2002)에 따르면, 자세는 3가지 기능을 만족해야만 한다:

- 몇몇 자세에서 인체 분절들의 정렬을 유지함: 등을 대고 누운, 엎드려 누운, 앉기, 사지로 꿇은, 그리고 서있기

- 뻗기 및 발걸음 내딛기 같은 수의적인, 목표-지향 움직임의 치료를 허용하기 위한 변화를 예측
- 균형에 있어서 예기치 않은 작은 변화 또는 방해에 반응

위에서 볼 때, 자세는 동적일뿐만 아니라 전적으로 정적인 상태이며 균형과 비슷한 뜻을 갖는다고 볼 수 있다. 최적 자세는 항시 유지돼야만 하는데, 정적인 자세들을 (예; 앉아 있기 및 서 있기) 유지할 때뿐만 아니라 움직일 때도 그렇다.
최적 자세와 자세 조절이 운동 퍼포먼스 동안 조장되고 있을 경우, 좋은 정적인 자세라는 기본원칙은 분명히 완전히 인정되고 있다. 일단 이것을 이해했다면, 나쁜 자세를 찾아서 교정적 전략이 채택될 수 있다.

- *좋은 자세*는 근육과 골격이 균형을 이룬 상태로서, 부상 또는 점진적 기형으로부터 인체의 지지 구조를 보호하는데, 이 구조들이 일하고 있거나 쉬고 있는 태도(예: 똑바로 서 있기, 누워 있기, 스쿼트, 또는 웅크림)에 상관이 없다.
- *나쁜 자세*는 인체 여러 부분들의 잘못된 관계로서, 지지 조직에 증가된 부하를 만들고 거기에서 인체의 지지 기반 위에서 덜 효율적인 균형을 만든다.

우리가 알고 있듯이, 신경근육계는 지근 (slow-twitch)과 속근 (fast-twitch) 섬유로 구성되며, 각각은 인체 기능에서 다른 역할을 한다. 지근 섬유들 (Type I)은 올바른 자세 유지 따위의 지속적인 낮은-레벨 활동을 위해서 있는 반면에 속근 섬유들 (Type II)은 파워풀하고 거친 움직임을 위해서 있다. 근육은 두 가지 구획으로 더 나뉘어질 수 있다 - 긴장성(tonic; postural)과 위상성(phasic).

긴장성(Tonic; 자세성; Postural) 및 위상성(Phasic) 근육들
〔Tonic (Postural) and Phasic Muscles〕

Janda(1987)는 근육을 진화와 발달에 기초를 주고서 두 가지 그룹들을 확인했다. 기능적으로, 근육들은 긴장성과 위상성으로 분류될 수 있다. 긴장성 시스템은 굽힘근으로 구성되며, 나중에 발달해서 우세한 구조가 된다. Umphred(2001)은 긴장성 근육들은 반복적이거나 리듬 있는 활동에 관여되며 굽힘근 상승작용에서 활성화 되는 반면, 위상성 시스템은 폄근들로 구성되며 출생 이후 얼마 안되어 나온다. 위상성 근육들은 중력에 대항해서 편심적으로 일을 하며 폄근 상승작용에 포함된다. 대부분 위상성과 대부분 긴장성으로 나뉘는 근육들의 분류가 테이블 2.1에 있다.

대부분 자세성 근육	대부분 위상성 근육
어깨뼈	
큰/작은 가슴근 어깨올림근 상부 등세모근 위팔두갈래근 목 폄근들: 목갈비근/ 목 세움근/ 목빗근	마름근 하부 등세모근 중간 등세모근 앞톱니근 위팔세갈래근 목 폄근들: 위/아래 목뿔근/ 긴목근
아래 팔	
손목 굽힘근들	손목 폄근들
몸통	
허리 및 목 세움근 허리네모근	등 세움근 복근
골반	
넙다리두갈래근/ 반힘줄모양근/ 반막모양근 엉덩허리근 ITB 넙다리곧은근 모음근들 궁둥구멍근/ 넙다리근막긴장근	안쪽넓은근 가쪽넓은근 큰볼기근 작은/중간 볼기근
아래 다리	
장딴지근/ 가자미근	앞정강근/ 종아리근

테이블 2.1 : 인체의 상동성/ 자세성 근육들

이전의 저자들은 안정 기능을 갖고 있는(자세성) 근육들은 스트레스를 받을 때 단축되는 자연적인 경향이 있으며, 보다 활동적/움직이는 역할을 하는 다른 근육들은 늘어나는 경향을 갖고 있어서 차후에 방해를 받게 된다고 제안한다 (테이블 2.2). 단축되는 경향인 근육들은 일차적으로 자세성 역할을 하며 볼기근의 잠재적인 억제 약화과 연관된다.

몇몇 근육들은 단축되는 패턴을 따르는 반면, 다른 것들은 폄된다고 말하는 법칙에 약간의 예외가 있다 - 일부 근육들은 그것들의 구조를 변형시키는 능력이 있다. 예를 들어, 일부 저자들이 말하기를 목갈비근들이 본래 자세성이라고 말하는 반면, 다른 이들은 상동성이라고 말한다. 우리가 특수 검사에 의해서 아는 것은, 골격 구조 안에서 근육이 어떤 기능이 있는가에 따라, 목갈비근들은 단축된 자세로 긴장되어 유지되고 있다고 발견될 수 있지만, 그것들은 폄되고 약해져서 발견될 수도 있다.

자세성과 상동성 근육들 사이의 부별이 있다; 그러나, 많은 근육들은 둘 다의 특징을 보여서 타입I과 타입 II의 섬유들을 포함하고 있다. 예를 들어, 햄스트링 근육들은 자세 안정 기능을 갖고 있는데, 그렇지만 다관절성(polyarticular; 한 개의 관절 이상을 넘어간다)이며, 단축되기 쉽기로 악명이 높다.

	자세성	**상동성**
기능	자세	움직임
근육 타입	타입 I	타입 II
피로	늦음	빠름
반응	단축	폄

테이블 2.2 : 근육의 폄과 단축

자세성 근육들 (Postural Muscles)

긴장성(tonic) 근육이라고도 알려진, 자세성 근육들은 중력에 맞서는 역할을 갖고 있으며, 그래서 자세 유지에 크게 관여를 한다. 지근 섬유들이 자세 유지에 더욱 적합하다: 그것들은 지속적인 수축을 할 수 있지만 일반적으로 단축되며 차후에 긴장된다.

자세성 근육들은 지근이 우세한데, 피로에 대한 그들의 저항 때문이며, 더 작은 운동 뉴런에 의해서 지배 받는다. 그러므로 그것들은 더 낮은 흥분 역치를 갖고 잇는데, 그것은 신경 자극이 상동성 근육에 가기 전에 자세성 근육에 도달할 것을 뜻한다. 이러한 신경지배의 순서로, 자세성 근육이 상동성 근육을(길항근) 억제할 것인데, 이와 같이 그것의 수축성 잠재력과 활성을 줄여준다.

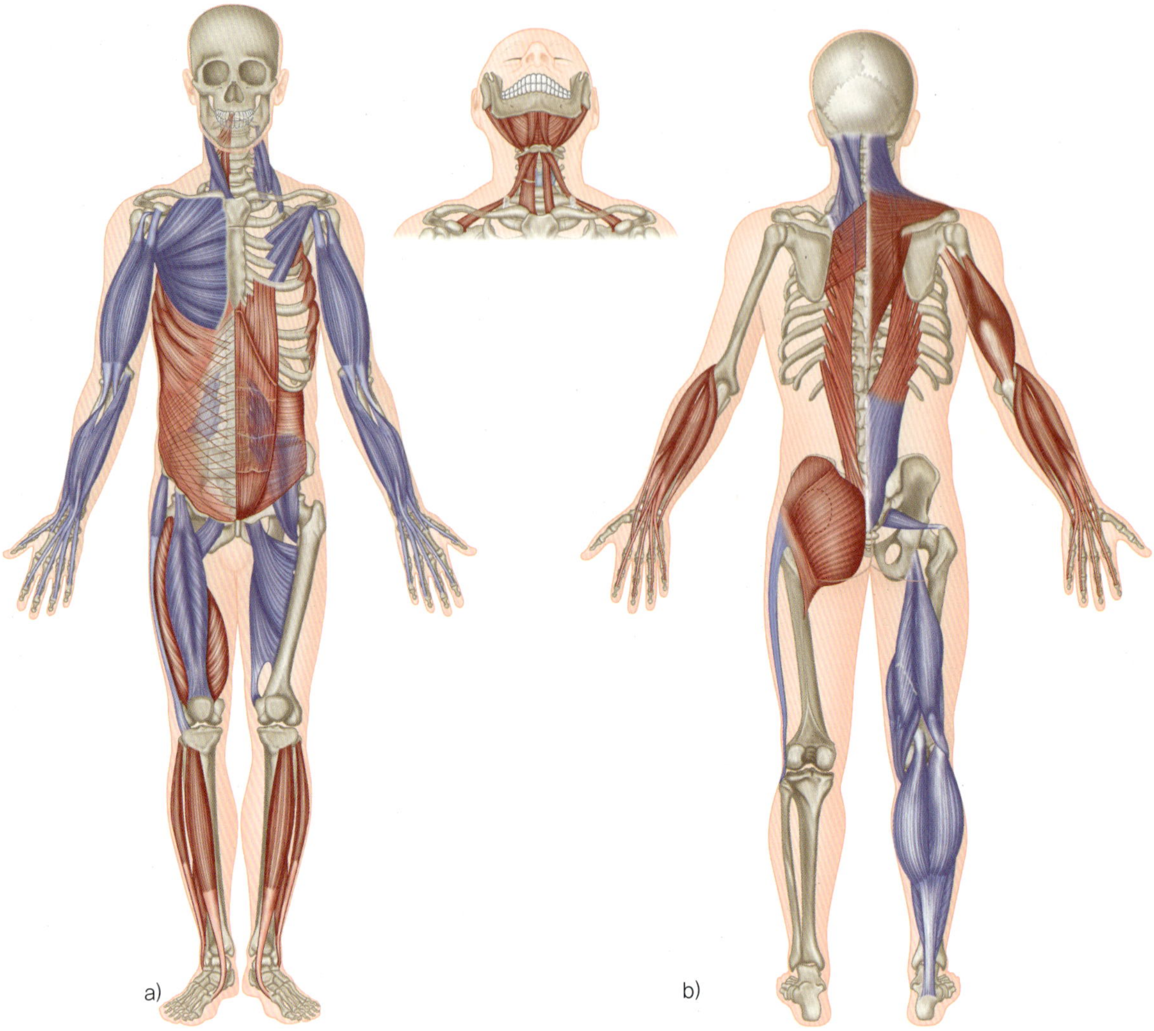

그림 2.1 : 자세성 및 상동성 근육들: (a) 전면; (b) 후면. 청색근육은 대부분 자세성이며, 적색 근육은 대부분 상동성이다

상동성 근육들 (Phasic Muscles)

움직임은 상동성 근육들의 주된 기능이다. 이 근육들은 종종 자세성 근육들보다 표면에 있으며 다관절성(polyarticular)인 경향이 있다. 그것들은 대부분 타입 II 섬유들로 구성되며 수의적 반사 조절을 받는다.

단축되고 긴장된 근육은 종종 연관된 상동성 근육의 억제를 만드는데, 그 결과 상동성 근육의 기능은 약해진다. 긴장되기 쉬운 근육과 이와 연관된 약해지기 쉬운 근육 사이의 관계는 일방 통행이다. 긴장되기 쉬운 근육이 더 긴장되고 차후에 강해짐에 따라, 이것이 약해지기 쉬운 근육을 억제해서, 근육의 늘임에 영향을 주며 그 결과 약해짐을 만든다: 이전에 말했던 엉덩허리근과 볼기근 사이의 관계를 생각해 보아라.

스트레칭 전·후의 근육 활동
(Muscle Activity Before and After Stretching)

과긴장성 근육들에 대한 스트레칭 전·후의 EMG 연구들의 약간을 살펴보자, 이 경우에서 척추세움근들이다. 테이블 2.3에서 과긴장성 척추세움근들은 몸통 굽힘 동안 활성이라고 표시된다. 스트레칭을 한 다음, 이 근육들은 몸통 굽힘(그것은 배곧은근의 활성을 더 크게 해 준다)과 몸통 폄, 둘 다에 있어서 억제를 받고 있다.

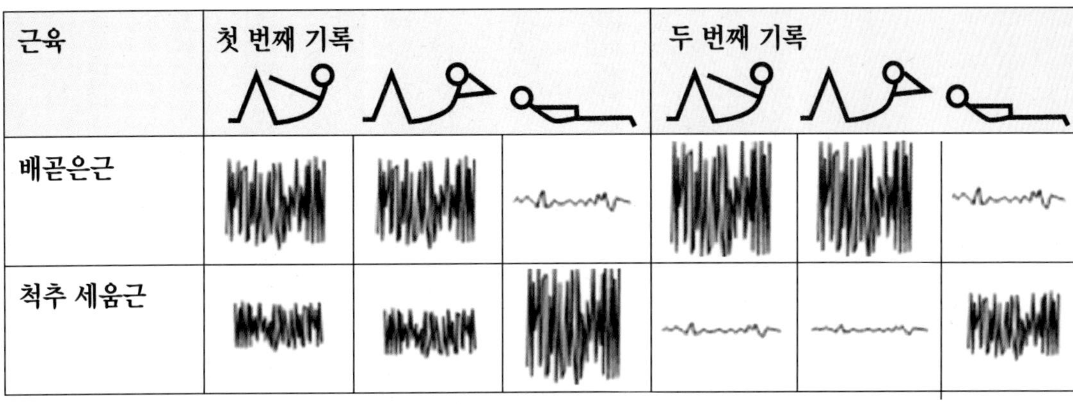

테이블 2.3 : 근육 활동의 EMG 기록. (원천: Hammer 1999)

근육 불균형의 영향 (Effects of Muscle Imbalance)

Janda의 연구 결과들은 (1983) 긴장되거나 과도하게 활성적인 근육들은 Sherrington의 상호 억제 법칙(Sherrington 1907)에 의해서 주동근을 방해할 뿐만 아니라, 그들이 정상적으로 관련되지 않은 움직임들에서 활성적이 된다는 것을 보여 준다. 이러한 이유로 당신이 근골격 불균형을 교정하려고 노력할 때, 약하고 늘어난 근육을 강화시키려고 시도하기 전에, 근에너지 기법을 사용해서 과도 활성적인 근육을 늘리는 것을 조장시킬 수 있다.

근육 불균형을 방치할 경우, 인체는 보상성 자세를 강요 받게 될 것인데, 그것은 근골격계에 놓여진 스트레스를 증가시켜서, 궁극적으로 조직 파괴, 자극, 및 부상을 만들게 된다. 이제 당신은 자세성 근육들이 단축되고, 상동성 근육들이 늘어남에 따라 근골격 악화라는 악순환에 빠지게 된다.

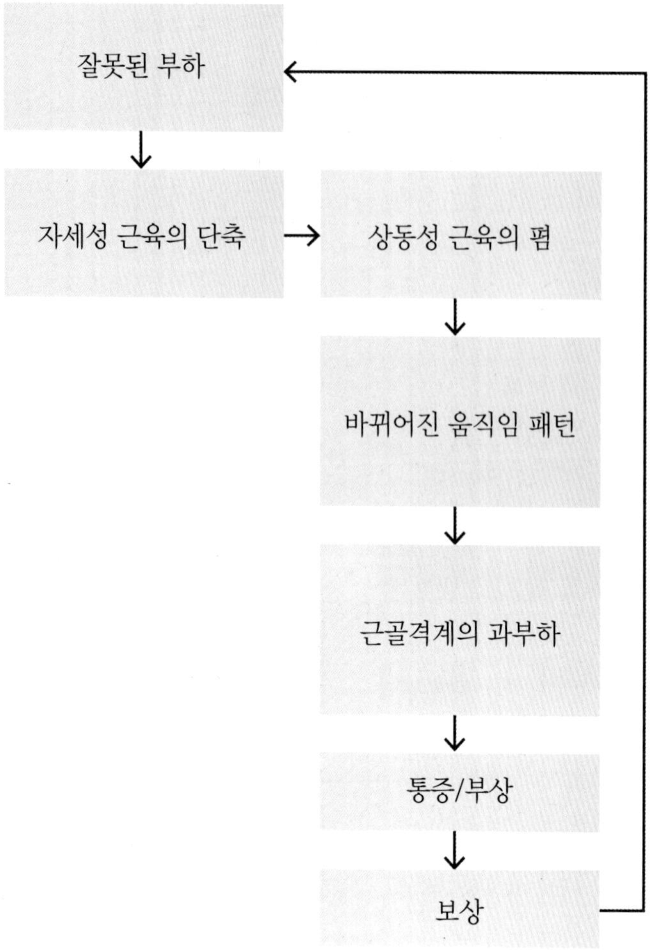

테이블 2.4 : 근골격 악화의 해로운 순환

근육 불균형은 결국 자세에 반영된다. 이미 언급한 것처럼, 자세성 근육은 더 작은 운동 뉴런에 의해서 지배를 받으므로 더 낮은 흥분 역치를 갖고 있다. 신경 자극이 상동성 근육 이전에 자세성 근육으로 도달하기 때문에, 자세성 근육이 상동성 (길항) 근육을 억제할 것이어서, 수축성 잠재력과 활성을 줄여 준다.

근육이 잘못되고 반복적인 부하를 받을 경우, 자세성 근육들은 단축되고 상동성 근육들은 약해져서, 그것들의 길이-장력 관계를 바뀌게 만든다. 결과적으로, 자세가 직접적인 영향을 받게 되는데, 주위의 근육이 연부조직과 골격을 옮겨 놓기 때문이다.

코어 근육 관계 (Core Muscle Relationships)

허리 통증의 발생 정도가 증가되어 가는 것처럼 보임에 따라, 우리는 코어와 허리골반 안정에 영향을 주는 근육 관계 그리고 METs가 어떻게 평가와 치료 계획 안으로 도입되는 가에 관해서 살펴보고 이해 할 필요가 있다.

골반, 또는 보다 정확히 SIJ(엉치엉덩관절)는 그것의 안정에 영향을 주는 두 가지 주된 인자를 갖고 있다:

- 형 폐쇄
- 힘 폐쇄

형 폐쇄 (Form Closure)

*형 폐쇄*는 볼기뼈와 엉치뼈들의 해부학적 정렬에서 생기는데, 거기서 엉치뼈는 골반의 날개들 사이에서 일종의 쐐기돌을 형성한다. SIJ는 커다란 하중을 전달하며 그것의 모양은 이 과업에 알맞게 되어 있다. 관절면들은 비교적 평탄해서, 이것이 압박력의 전달과 굽히는 움직임을 도와준다. 그러나, 비교적 편평한 관절은 절단력에 취약하다. SIJ는 세 가지 방식으로 이러한 힘들로부터 보호를 받는다. 첫째, 엉치뼈가 쐐기 모양이라서 볼기뼈들에 의해 보호된다. 둘째, 다른 활액관절들에 비교해서, 관절 연골은 부드럽지 않고 약간 불규칙하다. 셋째, SIJ를 관통한 관상면 절단은 연골로 덮인 뼈가 연장된 것이 관절 속으로 뻗어있는 것을 보여 준다-소위 "다리" 및 "구". 그것들은 불규칙적으로 보이지만 사실상 보상적이며, 이것은 관절이 압박을 받을 때 그 관절을 안정시켜 준다.

힘 폐쇄 (Force closure)

만약 엉치뼈와 볼기뼈들의 관절 면들이 완벽한 형 폐쇄와 잘 들어 맞을 경우, 가동성은 실제로 불가능할 것이다. 그러나, SIJ의 형 폐쇄는 완벽하지 않아서 가동이 비록 작더라도 가능하며, 그러므로 부하를 받는 동안 안정이 요구된다. 부하를 받는 순간에 그 관절을 가로지르는 압박을 증가시켜서 이것을 얻을 수 있다; 이러한 압박에 책임이 있는 해부학적 구조들은 인대, 근육, 및 근막 들이다. 이러한 부가적인 힘들에 의한 SIJ의 압박 기전을 *힘 폐쇄*라고 부른다. SIJ가 압박될 때, 그 관절의 마찰이 증가되어 그 결과 형 폐쇄를 강화 시켜준다.

엉치엉덩 안정 (골반의 안정화)

여러 인대, 근육, 및 근막 시스템이 골반의 힘 폐쇄에 기여를 한다: 집합적으로 이것은 *골관절-인대 시스템*이라고 불린다. 인체가 효율적으로 일을 할 때, 볼기뼈들과 엉치뼈 사이의 절단력들이 적절하게 조절되며 하중은 몸통, 골반, 및 다리 사이로 전달될 수 있는 것을 기억해라.

나중에 읽게 될 것이지만, Gmax는 SIJ를 안정시키는데 매우 중요한 역할을 하는데, Gmax 섬유들의 일부가 엉치결절 인대뿐만 아니라 등허리근막(thoracolumbarfascia; TLF)이라고 불리는 결합조직 구조에 부착하기 때문이다. Gmax는, TLF를 경유해서, 반대 쪽 넓은등근과 연결되어 *후방 사선 근막 슬링(posterior oblique myofascial sling)*로 알려진 것을 형성한다 (아래에 나오는 "외부 코어 유니트: 통합된 근육근막 슬링 시스템" 항목을 보아라). Gmax의 약화, 또는 잘못된 발화된 순서가 이 (후방 사선) 근육근막 슬링의 기능을 감소시켜 엉치엉덩관절이 부상을 입기 쉽게 만들 것이다. Gmax의 약화 또는 잘못된 발화는 반대 쪽 넓은등근의 보상성 과도활성을 일으킬 가능성이 크다; 걷기와 달리기는 (보행 주기) 엉치엉덩관절에 큰 하중을 부과해서, 바뀌어진 보상성 기전 때문에 이 체중-지지 관절은 안정될 필요가 있다.

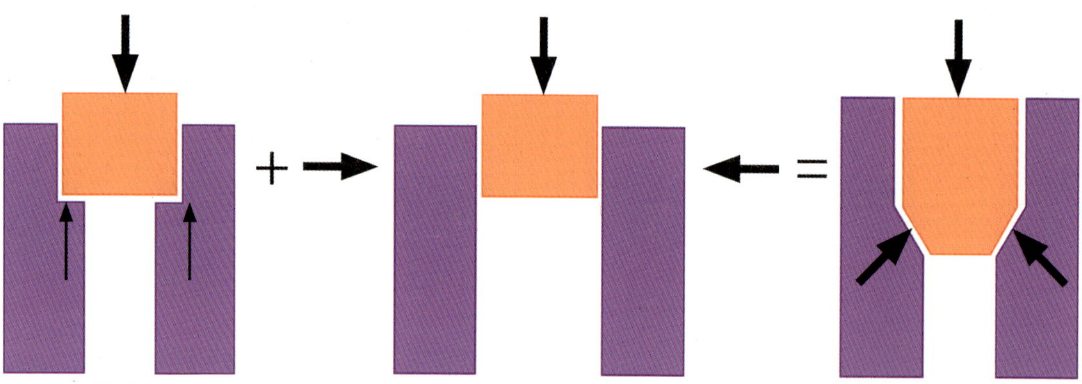

그림 2.2 : 형/힘 폐쇄와 엉치엉덩 안정과의 관계

어떤 자세에서 골반대가 가장 안정적인가? 연구가 보여주는 것은 엉치 앞쪽 굽힘(nutation)은 (볼기뼈들 사이에서 엉치뼈의 끄덕이는 종류의 움직임) 움직일 때 생기는데, 예를 들어, 앉아있다가 서는, 그리고 그러한 완전한 앞쪽 굽힘은 몸통의 전방 또는 후방 굽힘 동안 생긴다는 것이다. 이러한 엉치뼈 앞쪽 굽힘 동작은 후방 골반의 주요 인대들을(엉치결절, 엉치가시, 및 뼈사이 인대들) 팽팽하게 만들며, 이러한 장력은 SIJ를 가로지르는 압박력을 증가시킨다. 증가된 장력은 요구되는 안정을 제공하는데 그것은 보행 주기 동안뿐만 아니라 앉았다가 일어설 때 필요한 것이다.

엉치뼈 앞쪽 굽힘 (nutation)과 뒤쪽 굽힘 (counternutation)

앞쪽 굽힘 (nutation)은 엉치뼈 기부의 전하방 동작이며, 반면에 뒤쪽 굽힘 (counternutation)은 엉치뼈 기부의 후상방 동작이다. 앞쪽 굽힘은 편측 스탠스 동안 SIJ의 고정에 필요하다. 엉치뼈가 앞쪽 굽힘을 하지 못하는 것은 편측 스탠스 불안정을 만들고, 고전적인 트렌델렌브르크 보행의 원인들 중의 하나이다.

반면에, 뒤쪽 굽힘은 볼기뼈의 전방 회전과 엉덩관절의 폄을 허용하기 위해서 SIJ의 고정을 풀기 위해서 필요하다. 엉치뼈를 열거나 뒤쪽 굽힘을 하지 못하는 것은 허리골반 굽힘에서 보상을 만드는데, 그것은 차례로 허리 불안정을 만들고 영구화 시킨다.

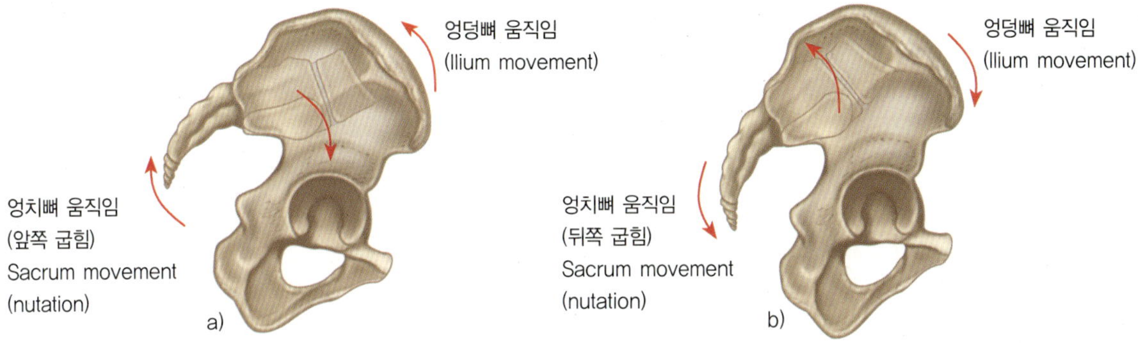

그림 2.3 : (a) 후방 골반 회전과 엉치뼈 앞쪽 굽힘; (b) 전방 골반 회전과 엉치뼈 뒤쪽 굽힘

힘 폐쇄 (Force Closure) 인대들

힘 폐쇄에 영향을 주는 중요 인대 구조들은 엉치결절인대(엉치뼈와 궁둥뼈를 연결하며, 주요 인대; key ligament라고 불린다), 그리고 긴등쪽엉치엉덩인대(세 번째와 네 번째 엉치뼈 분절들을 위뒤엉덩뼈가시; PSIS에 연결하며, 뒤엉치엉덩인대라고도 불린다)가 있다.

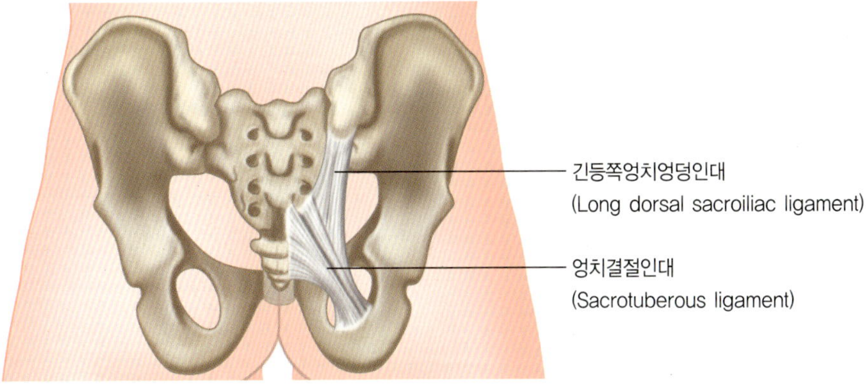

그림 2.4 : 힘 폐쇄 인대들

인대들은 그것들이 부착되어 있는 뼈들의 움직임에 의해서 그것들이 당겨지거나 신장되었을 때, 또는 뼈 속으로 종지된 근육들의 수축에 의해서 인대들이 당겨질 때, 압박을 증가시킬 수 있다. 엉치결절인대의 긴장은 엉치뼈에 대해서 볼기뼈들이 후방으로 회전되어서 증가될 수 있는데, 볼기뼈들에 대한 엉치뼈의 앞쪽 굽힘에 의하거나, 또는 그것에 부착되어 있는 네 개의 근육들의 (넙다리두갈래근, 궁둥구멍근, Gmax, 및 뭇갈래근) 수축에 의해서이다.

엉치뼈 앞쪽 굽힘, 또는 볼기뼈 전방 회전을 막는 주요 인대는 긴등쪽엉치엉덩인대 또는 뒤엉치엉덩인대이다. 이것은 골반이 수평 또는 수직 하중에 견디기에 덜 안정된 자세인데 (앞쪽 굽힘 자세에 비해서), SIJ가 압박을 덜 받고 자기-고정이 아니기 때문이다. 긴등쪽인대는 흔히 통증의 원인이며 PSIA 레벨 바로 밑에서 촉진될 수 있다.

그들 자체로, 인대들은 안정된 골반을 유지할 수 없다-그것들은 그것들을 보조하기 위해서 여러 근육 시스템들에 의존을 한다. 허리와 골반의 안정에 기여를 하는 두 가지 중요한 근육 그룹이 있다. 총괄해서 그것들은 내부 유니트(코어)와 외부 유니트(근육근막 슬링 시스템)이다. 내부 유니트는 배가로근, 뭇갈래근, 가로막, 및 골반 바닥 근육들로 구성되어 있다-또한 총괄해서 코어 또는 국소 안정장치로 알려져 있다. 외부 유니트는 여러 "슬링" 또는 근육들의 시스템으로 구성된다 (해부학적으로 연결되며 기능적으로 연관된 전체적 안정장치들과 동원장치들).

힘 커플 (Force Couple)

정의: 힘 커플은 반대방향에서 작용하는 동일한 양의 두 개의 힘이 하나의 물체에 가해져서 순수한 회전이 생기는 상황이다 (Abernethy 등 2004).

잠재적인 근육 불균형에 의해서 기인한 골반의 변경된 어떤 자세는 나중에 운동 사슬의 나머지에 영향을 준다. 골반의 적절한 자세과 정렬을 유지하는데 필요한 여러 힘 커플들이 있다. 골반의 자세의 시상면과 관상면을 조절하는데 책임이 있는 힘 커플들이 그림 2.5(a-f)와 2.6에 도해로 보여진다.

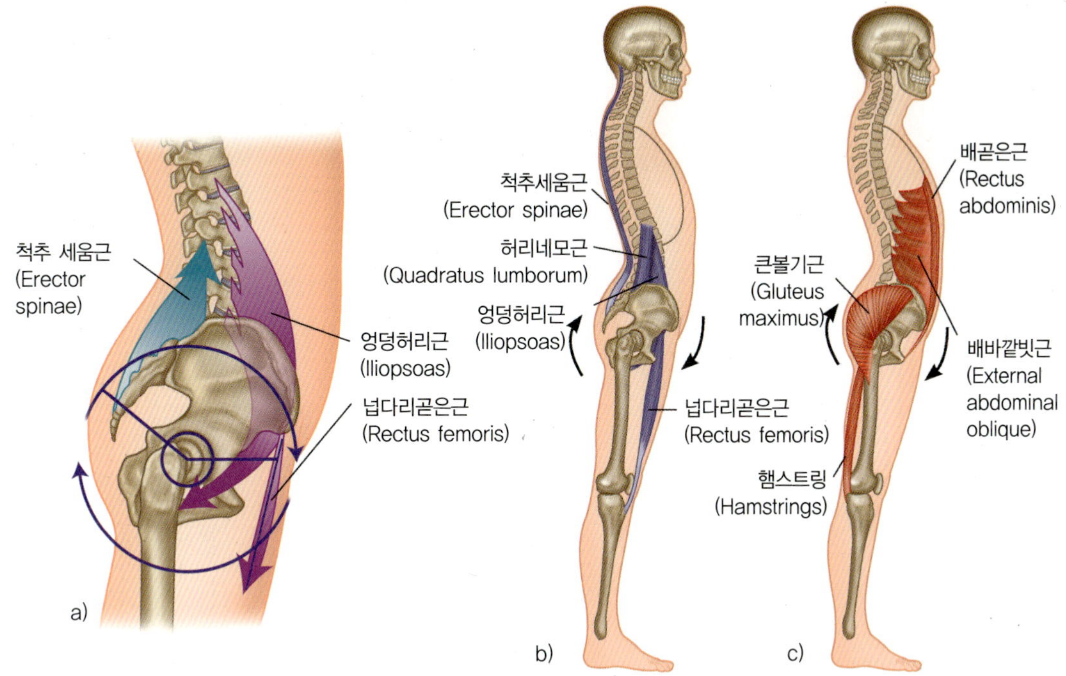

그림 2.5 : (a) 시상면 (전방) 골반 힘 커플 (b) 전방 기울기 : 단축된 자세로 유지된 근육들 (c) 전방 기울기 : 펴된 자세로 유지된 근육들

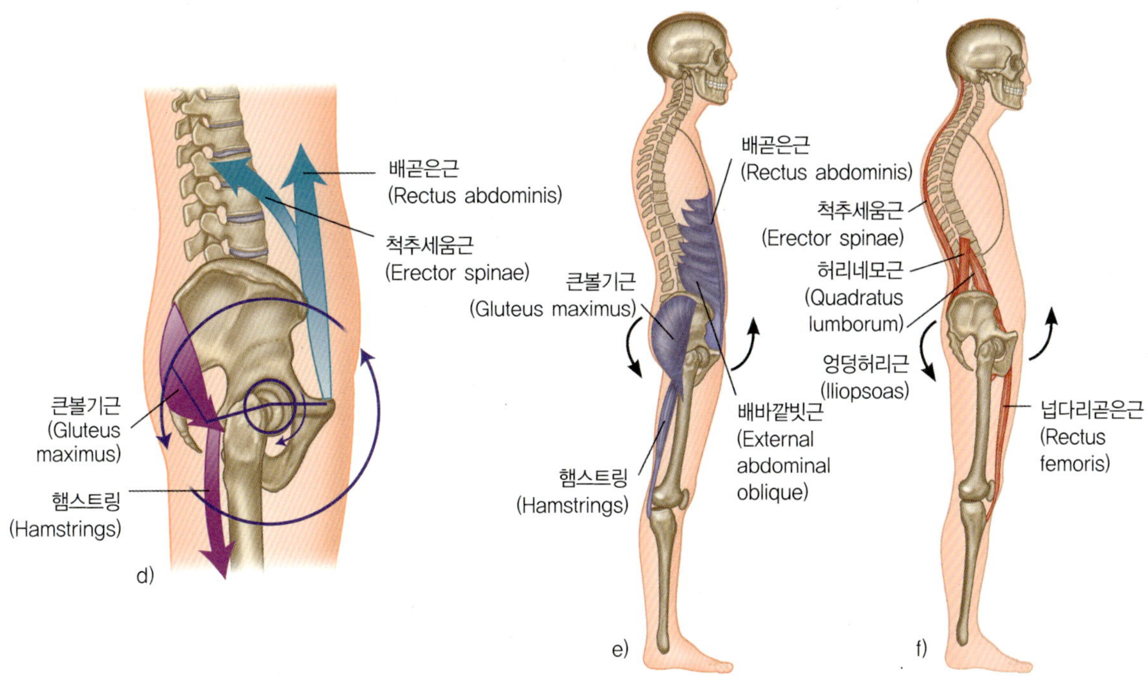

그림 2.5 : (d) 시상면 (후방) 골반 힘 커플 (e) 후방 기울기 : 단축된 자세로 유지된 근육들 (f) 후방 기울기 : 펴된 자세로 유지된 근육들

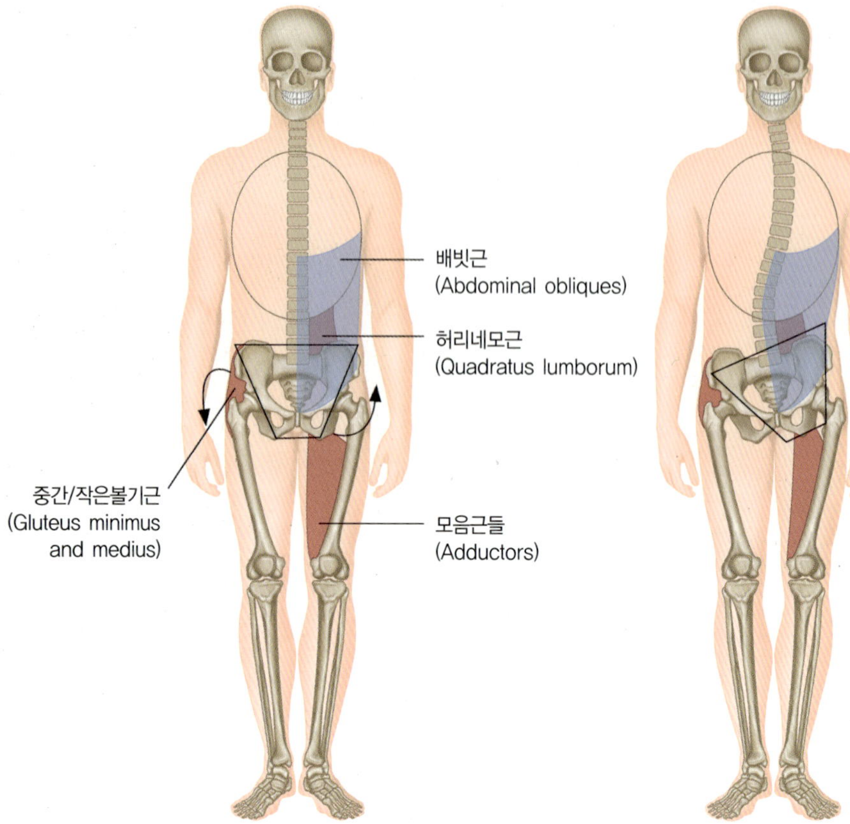

그림 2.6 : 관상면 (가쪽) 골반 힘 커플

내부 유니트: 코어 (The Inner Unit: The Core)

정의: 정적 안정(static stability)은 좋은 구조적 정렬을 상실함이 없이 오랜 시간 동안 하나의 자세를 유지하는 능력이다 (Chek 1999).

또한 정적 안정은 자세성 안정(postural stability)라고도 불리고 있는데, 비록 이것이 약간 잘못 이끌고 갈 수도 있는데, 그 이유는 Martin(2002)이 다음과 같이 말하고 있기 때문이다: "…자세는 서있는 것처럼 단지 인체의 한 자세를 유지하고 있는 것 이상이다. 자세는 활동적인데, 현재 자세를 지속하고 있거나 또는 한 자세에서 다른 자세로 움직이는 것 모두를 말하고 있다."
내부 유니트 (그림 2.7)는 다음으로 구성된다:

- 배가로근
- 뭇갈래근
- 가로막
- 골반 바닥 근육

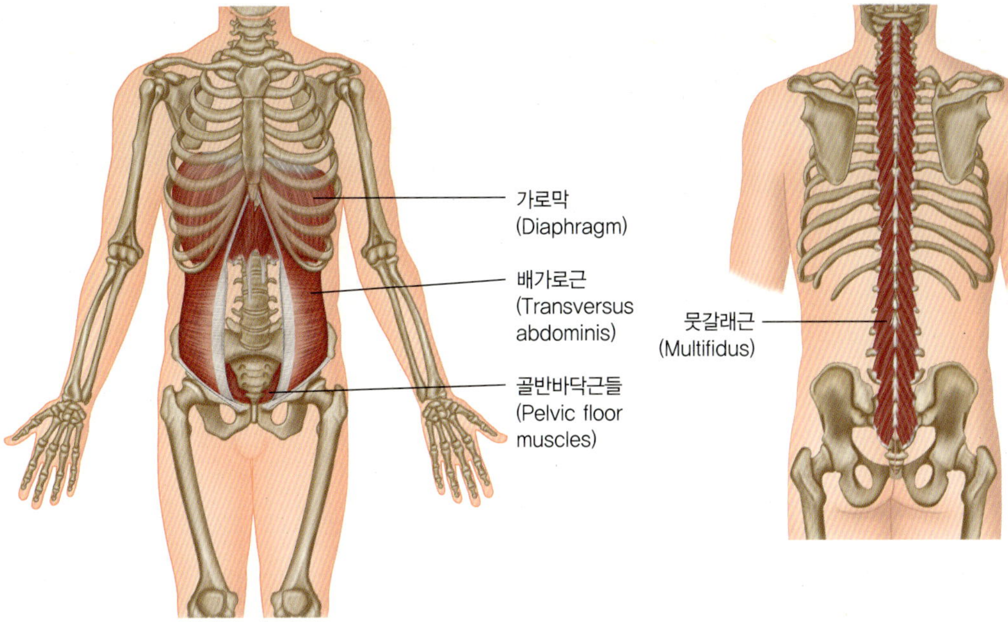

그림 2.7 : 내부 유니트 - 코어

이 책에서는 오로지 배가로근과 뭇갈래근만을 다루는데, 이 근육들이 자세성 및 상동성 불균형과 특별히 연관되어 있고 물리치료사가 쉽게 촉진할 수 있기 때문이다. 가로막과 골반 바닥 근육들은 촉진하기 힘들기 때문에, 여기서 논의되지 않을 것이다.

배가로근 (Transversus Abdominis; TVA)

배가로근(Transversus Abdominis; TVA)은 가장 깊은 복근이다. 그것은 엉덩뼈능선, 샅고랑인대, 및 아래쪽 여섯 개 갈비뼈의 관련 연골에서 기시하며, 칼돌기, 백선, 및 두덩뼈에 부착한다.

TVA의 주된 작용은 복벽을 안으로 당겨서 복부를 압박하는 것이다. 배꼽을 척추 쪽으로 보낼 때 이 움직임을 볼 수 있다. 그 근육은 척추를 굽히거나 펴지 않는다. Kendal 등은(2010) "이 근육은 백선을 안정시키기 위해서 동작 하는 것 이외에 가쪽 굽힘에서 아무 작용을 하지 않는데, 그러므로 앞쪽-가쪽 몸통 근육들(안/바깥 배빗근)이 더 좋은 작용을 하게 해 준다"고 말하고 있다.

TVA는 내부 유니트의 주된 근육처럼 보인다. Richardson 등은(1999) 다음을 발견했다: 등 통증이 없는 사람들에서, TVA는 어깨 움직임 30밀리초 이전에 발화되며, 다리 움직임 110밀리초 이전에 발화된다. 이것은 부속 골격의 움직임을 실행하는데 필요한 안정성을 제공하는데 있어서 TVA의 주요 역할을 입증한다. TVA가 들이 쉴 때 수축하면서, 그것은 중앙 건을 아래쪽으로 당겨서 평탄하게 만들기 때문에, 흉강의 수직 길이를 늘려주고 허리 뭇갈래근을 압박한다.

뭇갈래근 (Multifidus)

뭇갈래근은 등쪽 허리근육들에서 가장 안쪽에 있고, 그것의 섬유들은 허리 가시 돌기들과 가까이서 유두상돌기로 알려진 한 부착으로 모여든다. 그 섬유들은 아래쪽으로 방출되어서, 둘, 셋, 넷 그리고 다섯 레벨 밑에 놓인 척추의 가로돌기로 뻗어간다. 마지막 요추(L5) 레벨 밑으로 뻗어나간 섬유들은 엉덩뼈와 엉치뼈에 부착한다. 뭇갈래근은 일련의 작은 근육들로 간주되는데, 그것은 더 나뉘어져서 표층 및 심층 성분으로 더 나누어진다.

신전력을 만드는데 있어서 뭇갈래근의 역할은 요추 안정에 필수적일뿐만 아니라, 요추의 전방 굽힘 그리고 그것에 부과되는 절단력에 저항하는 기능을 갖는다. 또한 뭇갈래근은 척추사이 디스크들에서 압력을 없애주는 기능을 하는데, 그래서 체중이 전체 척추를 통해서 균등하게 배분된다. 표층 근육 성분은 척추를 비교적 똑바로 유지하는 작용을 하는 반면에, 심층 근육 성분의 섬유들은 전반적인 척추 안정에 기여를 한다.

Richardson 등은(1999) 허리 뭇갈래근과 TVA를 요추의 주된 안정장치라는 것을 발견했다. 두 근육들은 Richardson 등이 "부상으로부터 등을 보호하는 자연적이고, 깊은 근육 코르셋"으로 부르는 것을 제공하기 위해서 등허리근막과 연결된다.

수압 증폭기 (Hydraulic Amplifier)

Evan Osar (2012)에 의해서 기술된, 수압 증폭기 효과는 근막에 의해 쌓여있는 근육들의 수축으로 생긴다. 모든 근육들은 근막 안에 묻혀있어서, 그들이 추축함에 따라, 근막을 밀어내서, 그 관절 주위를 빳빳하게 만든다. 척추에서, 등허리근막 안에 있는 요추 세움근들과 뭇갈래근들의 수축은 신전력을 만들어서, 척추의 폄을 돕는다. 허리엉치 뭇갈래근이 수축할 때, 그것은 뒤쪽에 있는 허리등근막으로 넓혀진다.

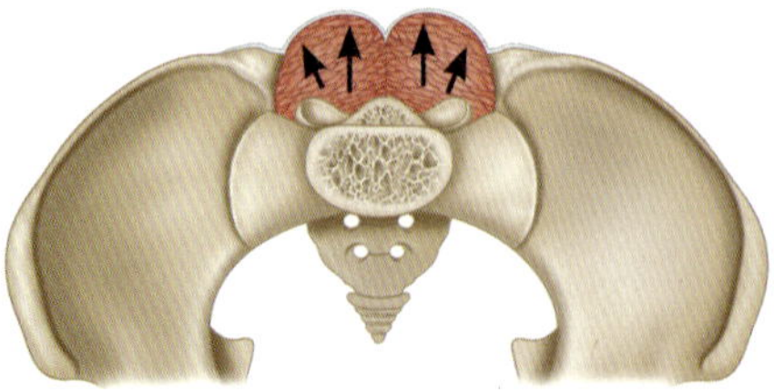

그림 2.8 : 뭇갈래근이 수축하면, 그것은 등허리 근막을 밀고 배가로근의 수축과 함께, 구획사이 (intersegmental) 안정을 제공한다.

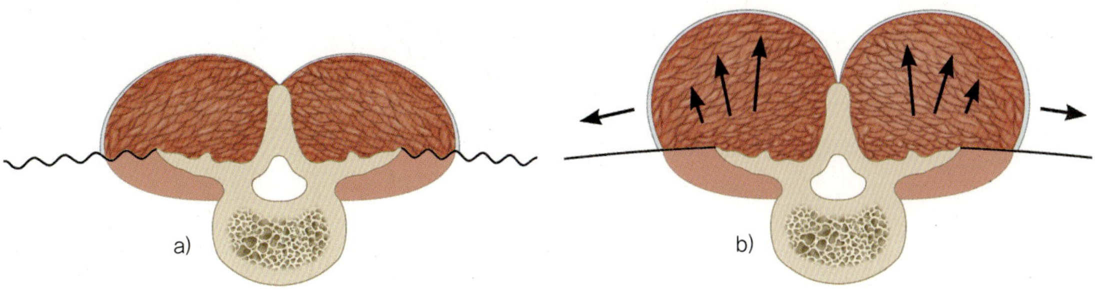

그림 2.9 : a) 이완된 뭇갈래근의 종단면 ; b) 배가로근과 뭇갈래근의 동시-수축은 등허리근막을 뻣뻣하게 만드는 장력을 만들어서 구획사이 안정을 제공한다

이 효과는 배가로근의 수축에 의해서 도움을 받는데, 배가로근은 수축하고 있는 척추세움근과 뭇갈래근 주위의 등허리근막을 팽팽하게 당겨서, 안정된 기둥을 만든다.

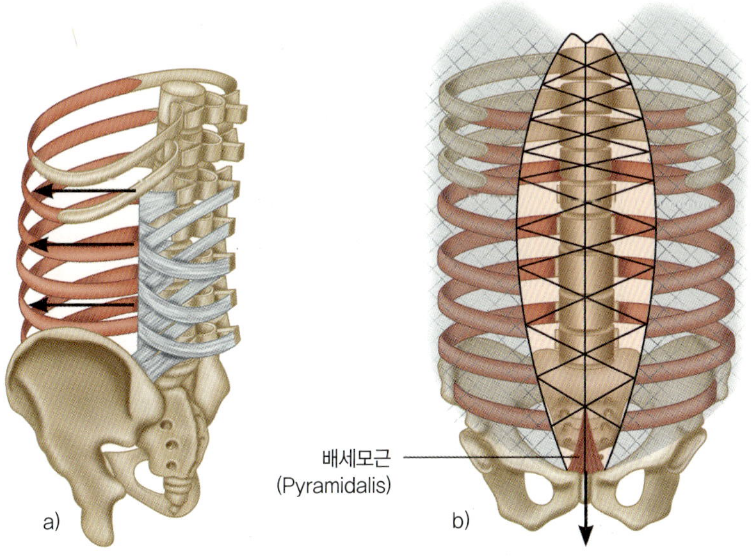

그림 2.10 : a) 배가로근이 수축함에 따라, 그것은 등허리근막을 긴장시키고, 그것은 뭇갈래근과 요추를 그것에 대항해서 수축하게 만들어서 척추의 늘림과 뻣뻣함을 돕는다 ; b) 배세모근의 수축은 백선(중앙건)을 긴장시켜서, 배가로근의 수축을 위해서 안정된 기반을 만든다

외부 코어 유니트: 통합된 근육근막 슬링 시스템
(The Outer Core Unit: The Integrated Myofascial Sling System)

외부 코어 유니트의 힘 폐쇄 근육들은 후방 세로, 가쪽, 전방 사선, 및 후방 사선 시스템이라고 알려진 4개의 근육근막 슬링로 구성된다 (그림 2.11-2.14). 이 근육근막 슬링들은 힘 폐쇄를 제공하고 그 결과 골반대를 위한 안정을 제공한다; 골반 안정을 확보하기 위한 이러한 슬링들의 어떤 것의 실패 또는 약화는 허리골반 통증 및 기능장애를 만들 수 있다. 비록 외부 코어 유니트의 근육들이 개별적으로 훈련될 수도 있지만, 효율적인 힘 폐쇄는 특정한 협동-활성과 최적 기능을 위한 이완을 요구한다.

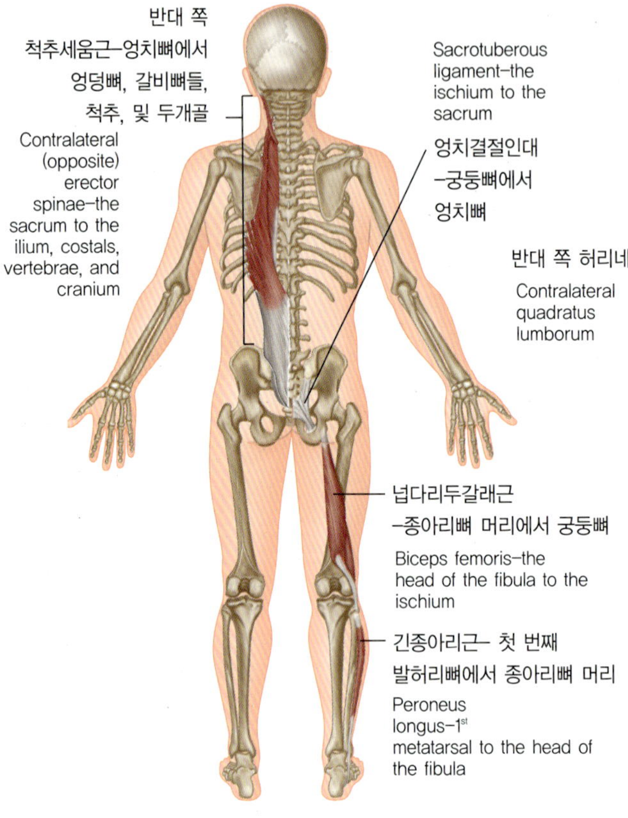

그림 2.11 : 후방 세로 시스템

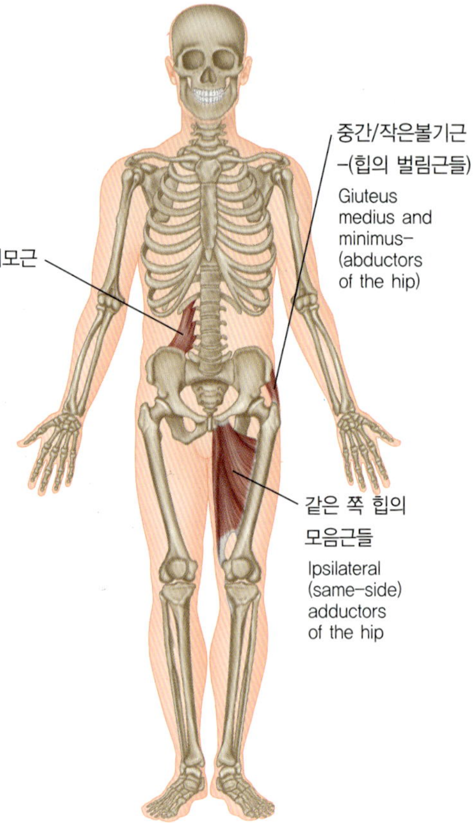

그림 2.12 : 가쪽 시스템

통합된 근육근막 슬링 시스템은 여러 힘들을 대표하며 여러 근육들로 구성되어 있다. 한 근육은 하나 이상의 슬링에 참여할 수도 있으며, 가까이에 있는 과업에 따라 슬링들은 겹치고 서로 연결 될 수 있다. 외부 유니트에 여러 근육근막 슬링 시스템들이 있는데, *관상면 슬링* (안쪽 및 가쪽 성분을 갖고 있음), *시상면 슬링* (전방 및 후방 성분을 갖고 있음), 그리고 *사선 나선 슬링*을 포함한다. 슬링들은 시작과 끝이 없으며, 힘들의 전달을 보조하기 위해서 필요할 때 연결된다는 가설이 있다. 슬링들은 하나의 상호 연결된 근육근막 시스템의 모든 부분이며, 어떤 특정한 동작 동안 알려진 한 슬링은 단순히 전체 슬링의 선택된 부분들의 활성화 결과일 가능성이 있다.

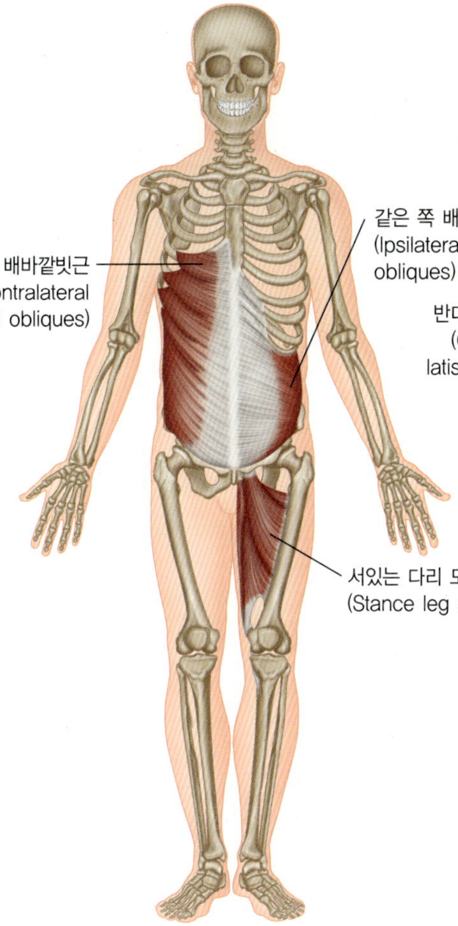

그림 2.13 : 전방 사선 시스템

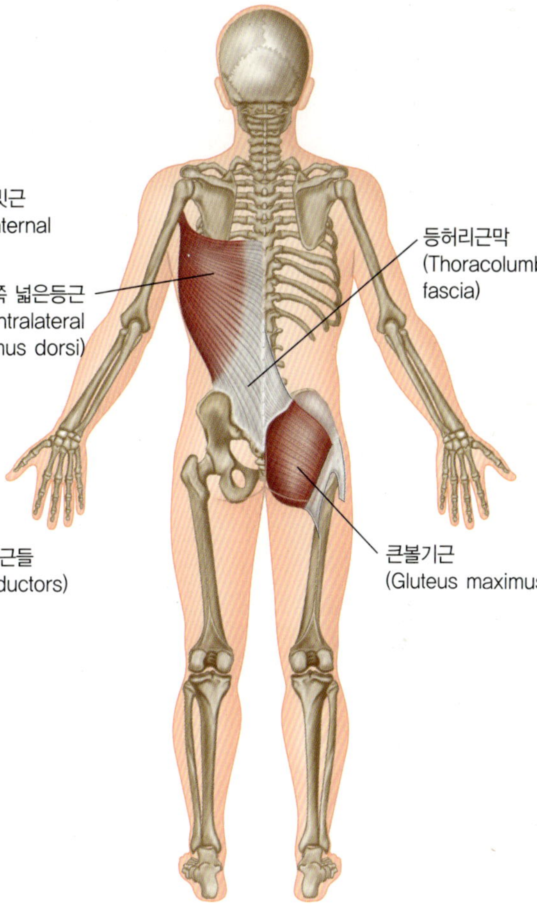

그림 2.14 : 후방 사선 시스템

특정한 근육 기능이상을 찾고 치료하는 것은 힘 폐쇄를 회복시킬 때 그리고 한 슬링의 부분들이 어떻게 움직임이 제한되며 지원이 부족한 이유를 이해하기 위해서 중요하다. 다음 것들을 주목해라:

- 외부 유니트의 네 시스템들은 효율적인 힘 발생 플랫폼을 만들기 위해서 필요한 안정과 관절 뻣뻣함을 위해서 내부 유니트에 의존한다.
- 외부 유니트 요구 존재 안에서 일을 하는 내부 유니트의 실패는 근육 불균형, 관절 부상, 및 잘못된 기능을 종종 만든다.
- 외부 유니트는 현대 저항 머신들의 사용에 의해서 효율적으로 단련될 수 없는데, 이런 종류의 머신들에 의해서 제공되는 특정 훈련은 일상의 기능적인 움직임들과 연관되지 않기 때문이다.
- 외부 유니트의 효율적인 단련은 운동들을 포함하는데 그것은 내부 외부 유니트들의 통합된 기능을 요구하며, 의뢰된 대상자의 운동 또는 스포츠 환경에 흔한 움직임 패턴을 사용한다 (Chek 1999).

나쁜 자세 (Poor Posture)

나쁜 자세는 여러 다른 요인들의 결과일 수 있다. 그것은 인체의 의해서 겪게 되는 외상, 근골격계 내의 어떤 형태의 기형, 또는 심지어 잘못된 하중에 기인할 수 있다. 앉아있는 것이 우리 몸이 오랜 시간 동안 유지하는 한 자세가 되기 때문에, 오늘날 사회의 대부분의 사람들은 중력과 싸우는 전투력을 잃어버리고 그들의 중력 중심을 바꾸게 만든다. 올바른 자세로서, 자세성 근육들은 상당히 비활성적이며 에너지 효율적인데, 오직 똑바로 선 자세를 유지하기 위해서 균형 붕괴에만 반응을 한다. 그러므로, 이상적인 정렬에서 벗어나서 움직일 경우, 자세성 근육 긴장이 증가하며, 그래서 더 커진 에너지 소비를 만든다.

시상면 자세 변위

자세성 변위들은 시상면에서 관찰될 수 있다, 그림 2.15–2.17. 단축되고 긴장되기 쉬운 특별한 근육들과, 펴되고 약해지기 쉬운 근육들을 보여준다.

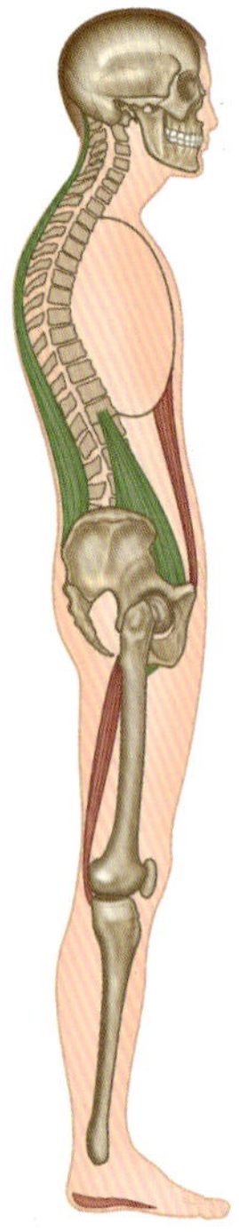

- 머리: 전방
- 목: 약간 펴짐
- 등: 하부 직선/ 상부 굽혀짐
- 허리: 굽혀짐(직선)
- 골반: 후방 기울기
- 힙: 펴짐
- 무릎: 펴짐 (또는 굽혀짐)
- 발목: 약간 발바닥 굽힘
- 약하고 펴된: 엉덩허리근, 등 펴근들 (약하지 않을 수 있음)
- 단축되고 강한: 햄스트링

그림 2.15 : 편평등 자세

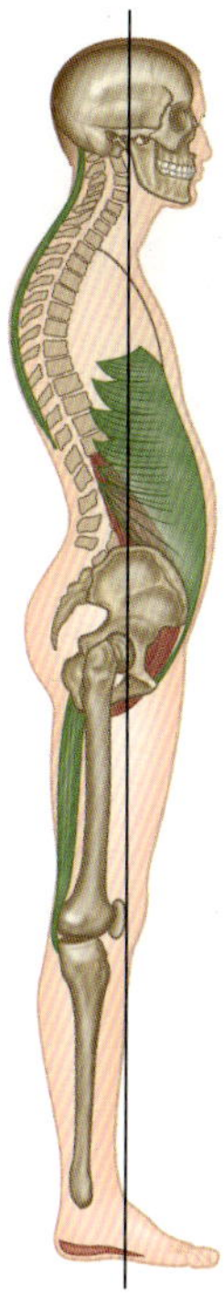

그림 2.16 : 후만증/전만증 자세

머리: 전방
목: 과다 펴짐
어깨뼈: 벌어짐
등: 과다척추후만
허리: 과다척추전만
골반: 전방 기울기
힙: 굽혀짐
무릎: 약간 과다 펴짐
발목: 약간 발바닥 굽힘
약하고 폄된: 목 굽힘근들
상부 등
햄스트링
(약하지 않을 수 있음)
배빗근
단축되고 강한: 목 폄근들
힙 굽힘근들

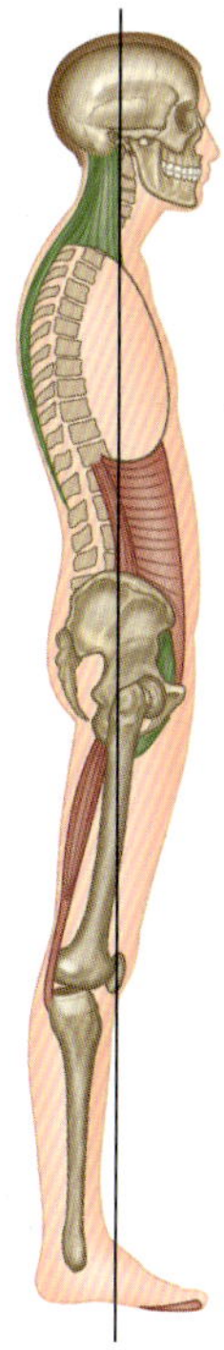

그림 2.17 : 굽은등(sway-back) 자세

머리: 전방
목: 약간 펴짐
등: 굽혀짐 (척추후만)
허리: 편평 (굽힘)
골반: 후방 기울기
힙: 과다 펴짐 및 전방
무릎: 과다 펴짐
발목: 중립 (골반 변위)
약하고 폄된: 엉덩허리근
배빗근
상부 등 폄근들
목 굽힘근들
단축되고 강한: 햄스트링
허리 (짧지 않음)
상부 배근육들

통증 경련 (spasm) 주기

나쁜 자세의 초기 단계들에서 허혈은 통증의 주된 원천일 것이다. 근육을 통한 혈류는 수축 또는 활성 레벨에 반비례하는데, 50-60% 수축에서 거의 제로에 도달한다. 일부 연구들은 10%가 넘는 지속적인 등척성 수축에서 항상성을 유지할 수 없다는 것을 보여 준다.

머리의 무게는 인체 체중의 약 7%이다 (어깨와 팔은 약 14%). 80kg 사람에서, 머리는 약 5-6kg을 뜻한다. 머리와 어깨가 앞쪽으로 움직일 경우, 이상적인 정렬에서 벗어나서, 목 폄근들의 활성은 인상적으로 늘어날 것이어서, 제한된 혈류를 만든다. 이 지속된 등척성 수축은 그 근육들을 무산소 대사로 가게 내몰아서, 젖산이 늘어나고 대사성 물질이 축적된다. 적절한 안정이 없다면, 이미 허혈이 된 근육들의 반사성 수축이 시작될 수 있다. 이 사람은 이제 통증 경련 주기로 접어들어갈 것이다 (그림 2.18).

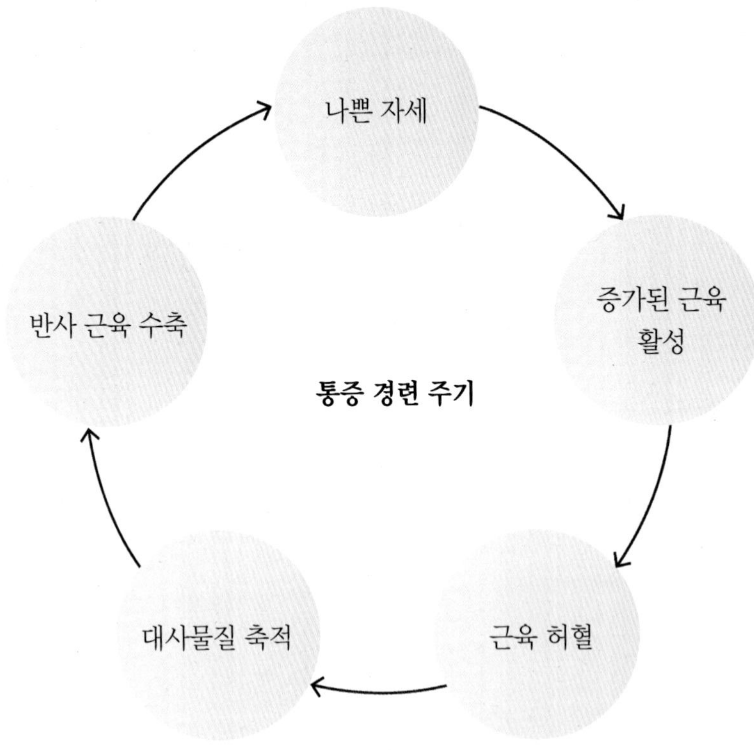

그림 2.18 : 통증 경련 모델

3

볼기근과 보행 주기

(The Glutes and the Gait Cycle)

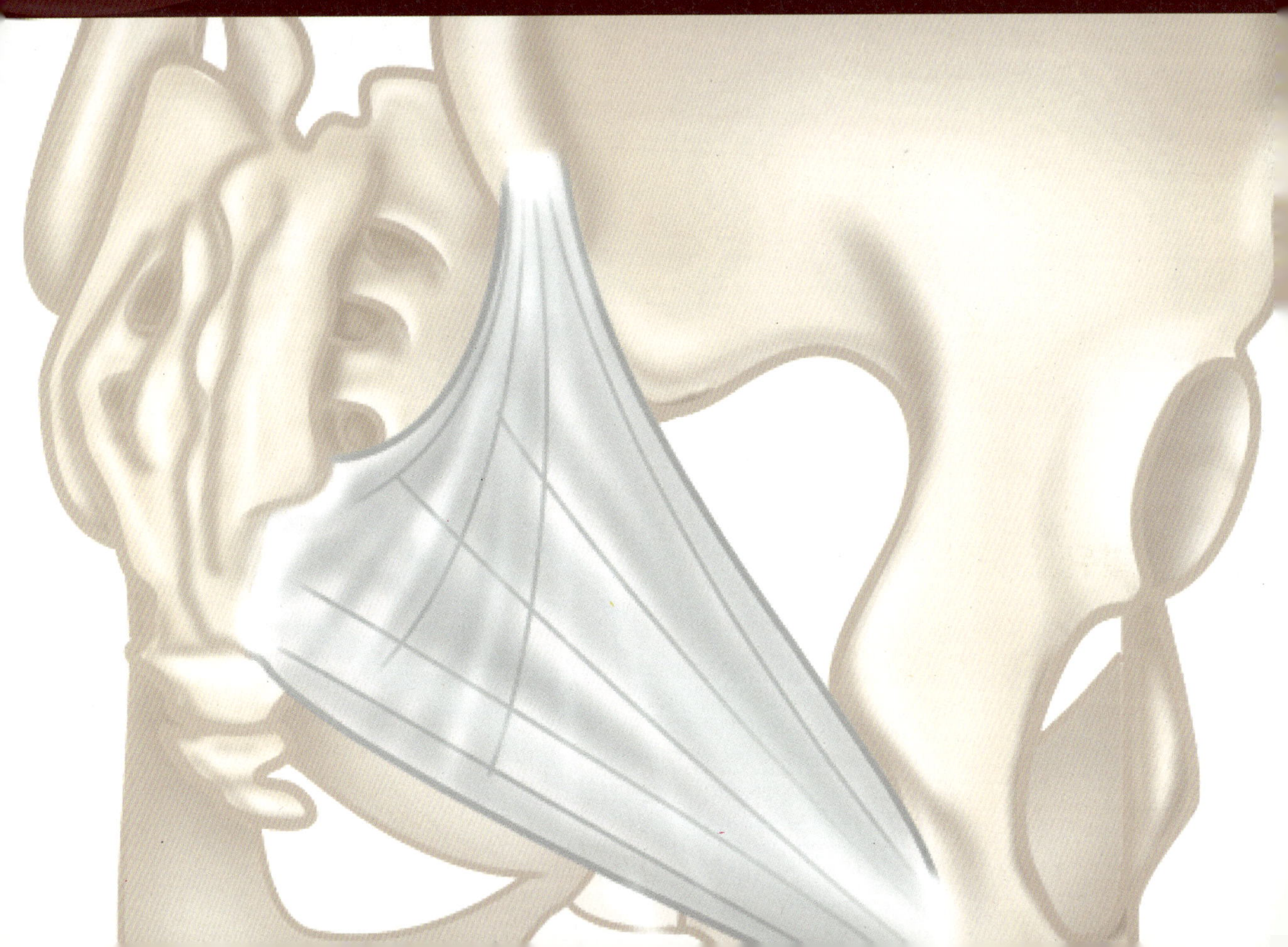

우리는 걷기가 매우 고통스럽게 느껴지기 전까지는 정확히 어떤 작용이 일어나는지 이해함이 없이 고마운 줄도 모른다. 이 장에서는 우리가 걸을 때, 정확히 무슨 일이 생기는 지를 자세히 논의하는 것이다 (당신은 움직임들이 기술된 대로 당신 자신이 해 보기를 원할 수도 있다).

보행 주기 (Gait cycle)

정의: *보행 주기*는 걷거나 달리기에서 사건들의 순서로, 한 발이 지면에 닿을 때 시작해서 같은 발이 지면에 다시 닿을 때 끝이 난다.

보행 주기는 두 개의 주요 단계로 나뉜다: 입각기(stance phase)와 유각기(swing phase). 각 주기는 입각기에서 앞선 다리의 초기 접촉(발뒤꿈치-닿기로도 알려짐)으로 시작해서, 유각기로 나아 가서, 같은 다리가 다시 지면에 닿는 것으로 끝이 난다. 입각기는 발뒤꿈치-닿기, 중간-입각기, 및 추진 단계(propulsion phase)로 다시 나뉜다.

인간의 보행은 매우 복잡하며, 조화로운 일련의 움직임들이다. 보행 주기를 생각하는 또 다른 방식은 입각기는 각각의 보행 주기에서 체중-지지 성분이다. 그것은 발뒤꿈치-닿기로 시작해서 같은 발의 발가락-떼기(toe-off)로 끝이 난다. 유각기는 발가락이 떨어지는 것으로 시작해서 발뒤꿈치-닿기로 끝이 난다. 입각기는 한 보행 주기의 대략 60%를 차지하고, 유각기는 대략 40%를 차지한다.

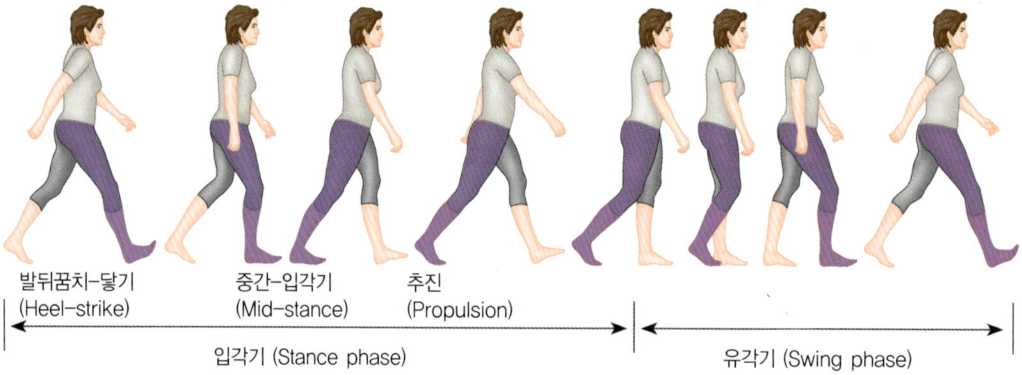

그림 3.1 : 보행 주기의 입각기와 유각기

발뒤꿈치-닿기 (Heel-Strike)

입각기의 접촉 단계 동안 우측 발이 지면에 닿기 바로 전 몸의 자세에 관해서 생각할 경우, 우측 힙은 굽힘 자세, 무릎은 펴져있고, 발목은 발등굽힘, 그리고 발은 뒤침 자세로 있다. 앞정강근은 뒤정강근의 도움과 함께 발등굽힘 및 안쪽번짐의 자세에 있는 발목/발을 유지하기 위해서 일을 한다 (안쪽번짐; inversion은 뒤침; supination으로 지칭되는 동작의 일부이다).

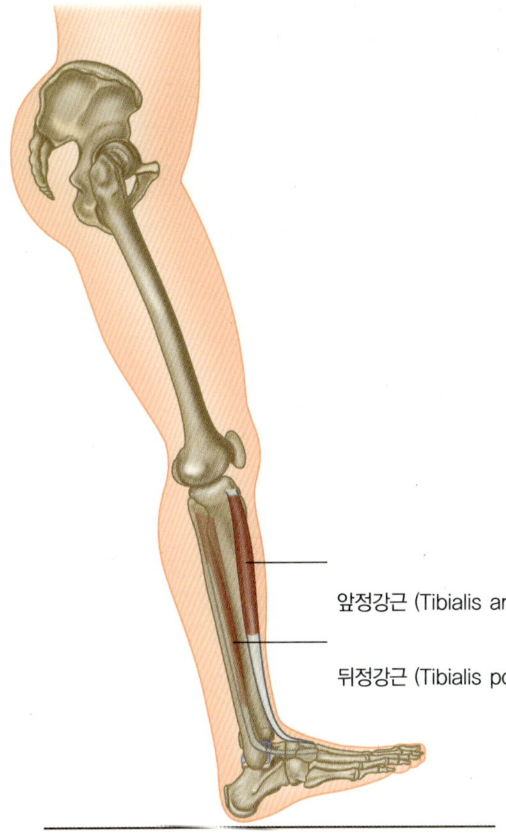

그림 3.2 : 발뒤꿈치-닿기 바로 전의 다리 자세

정상 보행에서, 발뒤꿈치-닿기의 시작에서 발은 대략 2° 뒤침된 자세로 지면에 닿는다. 그 다음 정상적인 발은 목말밑관절(subtalar joint; STJ)에서 대략 5-6° 엎침된 자세를 거쳐 대략 3-4° 엎침된 자세로 움직일 것인데, 이것이 그 발을 "움직이는 어댑터"로서 기능하게 해 준다.

근육근막 연계 (A Myofascial Link)

발등굽힘되고 뒤침되어 있는 발의 결과로서, 앞정강근은(이 해부학적 자세에 책임이 있는 주된 근육으로 안쪽 쐐기뼈와 발허리뼈에 종지를 갖고 있다) 이제 근육근막 슬링이라고 부르는 하나의 연계 시스템의 일부이다. 이 슬링은 앞정강근의 처음 기시에서부터 시작해서, (앞정강근의 경우처럼, 첫 번째 발허리뼈와 안쪽 쐐기뼈에 있는) 긴종아리근의 종지로 계속해서, 종아리뼈의 가쪽면과 머리에 있는 그것의 근육 기시까지 간다. 이 뼈 경계는 넙다리두갈래근이 종지하는 곳이다. 이제 그 슬링은 넙다리두갈래근이 두덩뼈 결절에 있는 그것의 기시를 향해서 계속되며, 거기서 그 근육은 엉치결절인대를 경유해서 결절에 부착한다; 종종 넙다리두갈래근은 두덩뼈 결절이 아닌 이 인대에 직접 부착하며, 그리고 일부 저자들은 잠재적으로 30%의 넙다리두갈래근이 엉치뼈의 아래 가쪽각(inferior lateral angle; ILA)에 직접 부착한다고 말하고 있다. 그 다음 이 슬링은 엉치결절인대로 옮겨가는데, 그 인대는 ILA에서 엉치뼈의 아래면에 부착되고 근막적으로 반대 쪽 뭇갈래근에 연결되며 그리고 척추세움근으로 가서 그것은 뒤통수뼈의 기저까지 계속된다. 이 근육근막 슬링은 *후방 세로 슬링(posterior longitudinal sling; PLS)*이라고 알려져 있다.

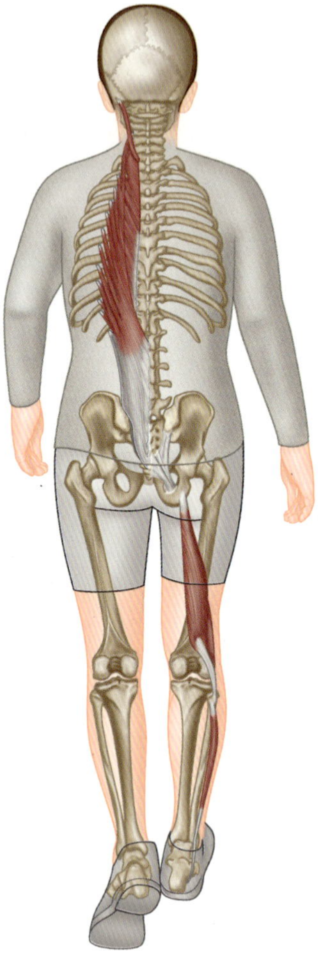

그림 3.3 : 후방 세로 근육들이 강조된 사람의 걷기

그렇게 당신이 지면을 닿기 전에 조차, 후방 세로 슬링은 근막적으로 긴장되고 있다; 증가된 장력은 넙다리두갈래근의 부착을 경유한 엉치결절인대에 집중된다. 이러한 연계는 SIJ의 힘 폐쇄 기전 과정을 도울 것이다; 즉, 이것은 체중-지지 보행 주기의 시작을 위해서 안정된 골반을 만든다. 우측 엉덩뼈(그림 3.4)가 유각기 동안 후방 회전을 하는 것을 알아차릴 수도 있는데 이것은 엉치결절인대의 증가된 장력으로 인해서 SIJ의 폐쇄를 도울 것이다.

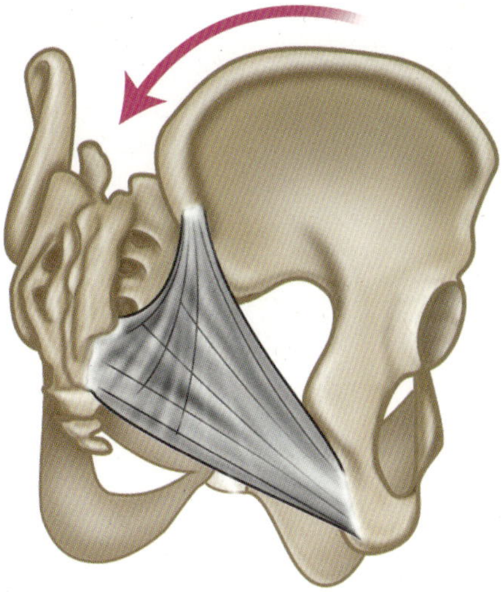

그림 3.4 : 후방 회전된 우측 엉덩뼈 – 긴장된 엉치결절인대

정상적으로 걷는 동안 몸이 느끼는 것을 알기 위해서 일어서서 다음 움직임들을 천천히 하기를 원할 수도 있다. 위에서 설명한 대로, 발뒤꿈치-닿기 단계 바로 전에, 힙은 굽혀지고, 무릎은 펴지고, 발의 뒤침과 함께 발목이 발등굽힘으로 될 것이다. 앞정강근과 뒤정강근은 발과 발목의 이 자세를 유지하고, 지면에 닿는 동안, 이 두 근육들은 편심으로 수축해서 발목밑관절을 통해서 엎침의 비율을 조절하는 책임을 가진다.

우측 다리가 발뒤꿈치-닿기에서 발가락-떼기로 움직임에 따라, 체중은 우측 다리 위로 움직이기 시작해서, 골반을 우측 가쪽으로 이동되게 만든다. 그 움직임이 발가락-떼기를 향해서 계속됨에 따라, 우측 골반 볼기뼈가 전방으로 회전하는 동안, 좌측 볼기뼈는 후방으로 회전하기 시작한다.

보행 주기를 계속함에 따라, 이제 보행의 중간-입각기로 들어서고 여기는 골반의 자연스러운 전방 회전과 엉치결절인대의 풀림에 의해서 햄스트링의 장력이 감소돼야만 하는 곳이다. 이 것은 중간-입각기 동안 Gmax가 폄의 역할을 해야만 하는 시점이다.

중간-입각기에서 Gmax의 상동성 수축이 일어난다: Gmax는 반대 쪽 넓은등근과 동시에 수축한다 – 넓은등근은 추진을 돕기 위해서, 역회전이라고 알려진 것을 통해서 팔을 뻗는 근육이다. 결합조직으로 된 시트 모양인 등허리근막은 Gmax와 반대 쪽 넓은등근 사이에 위치해 있고, 그리고 이 근막 구조는 그것의 장력이 증가되도록 강요 받는데, 그 이유는 Gmax와 넓은등근의 수축 때문이다. 이 증가된 장력은 힘 폐쇄를 통해서 스탠스 다리의 SIJ를 안정시키는 것을 도울 것이다.

Gmax의 활성화는 반대 쪽 넓은등근의 수축과 함께 생기며, 그것은 이제 추진하는 다리와 조화를 이뤄 팔을 뻗고 있다. Gmax와 넓은등근의 협력적인 수축은 등허리근막에 장력을 만들며, 그것은 보행 근육들을 도와 줄 에너지의 급증 안에서 방출될 것이어서, 보행 주기의 전반적인 에너지 소비를 줄여준다. Janda (1992, 1996)는 좋지 않은 Gmax 힘과 활성은 보행의 효율을 줄여주는 것 같다고 말했다.

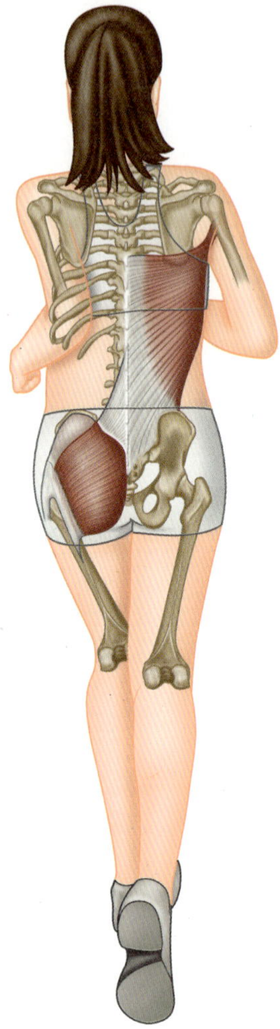

그림 3.5 : 후방 사선 근육들이 강조된 사람의 달리기

우리가 중간-입각기 단계에서 발뒤꿈치-들어올리기와 추진으로 진행함에 따라, 발은 다시 뒤침되기 시작해서 추진 단계가 시작할 때 중립 자세를 지나간다; 그 발은 발가락-떼기 동안 뒤침으로 계속된다. 중간-입각기 추진 기간 동안 발의 뒤침 결과로, 발은 "움직이는 어댑터"에서 "단단한 지레"로 전환되며 그 동안 중간-발목관절은 뒤침된 자세로 고정된다. 발가락-떼기 바로 앞의 시기 동안 단단한 지레로서 발이 기능하는 것과 함께(고정된 중간-발목관절의 결과로서), 체중은 보다 효율적으로 추진된다.

골반 움직임 (Pelvis Motion)

다음, 중간-입각기 동안 골반과 그것이 어떻게 기능하는가를 살펴 볼 것이다. 우측 볼기뼈가 처음 후방 회전된 자세에서 전방으로 회전하는 동안, 우측 사선축 상에서 우측 비틀림(R on R)이라고 불리는 것으로 움직이는 힘을 받게 될 것이다. 즉, 엉치뼈는 우측으로 회전하고, 옆은 좌측으로 기울어지는데, 좌측 엉치뼈 기저가 전방 앞쪽 굽힘 자세로 움직이기 때문이다. (또한 이것은 타입 I 척추 역학이라고 알려져 있는데, 회전과 옆-굽힘(side bending)이 반대 쪽으로 결합되기 때문이다), 그림 3.6a. 엉치뼈의 운동학으로 인해서, 요추는 좌측으로 회전하고 옆은 우측으로 기울어지며 (그림 3.6b), 흉추는 우측으로 회전하고 옆은 좌측으로 기울어지며, 목뼈는 우측으로 회전하고 옆은 우측으로 기울어진다. 목뼈의 결합(coupling)은 다른 척추들의 그것과는 반대인대 그 이유는 그것의 척추 역학들이 타입 II(타입 II는 회전과 옆-굽힘이 같은 쪽으로 결합되는 것을 뜻한다)이기 때문이다. 좌측 다리가 체중 지지에서 발가락-떼기로 움직이는 동안, 좌측 볼기뼈, 엉치뼈, 및 요추, 흉추는 비틀림, 회전, 및 옆-굽힘을 겪는데, 위에서 기술한 것과 비슷한 방식이지만, 그러나 반대 방향으로 움직임을 만든다.

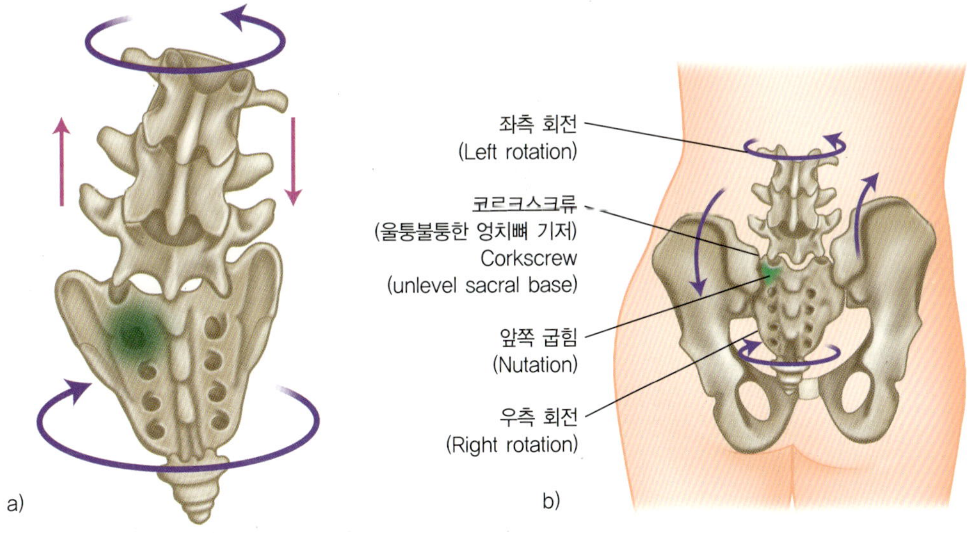

그림 3.6 : 엉치 회전과 허리 역회전

전방 배빗근 또한 스탠스 다리의 모음근들, 같은 쪽 배속빗근, 그리고 반대 쪽 배바깥빗근과 함께 일을 한다, 그림 3.7. 이러한 통합된 근육 수축들은 스탠스 다리의 꼭대기에서 몸을 안정을 돕고 그리고 뒤이어 일어나는 발뒤꿈치-닿기를 위한 준비로서 최적 추진을 위해서 골반을 앞쪽으로 회전하는 것을 보조한다.

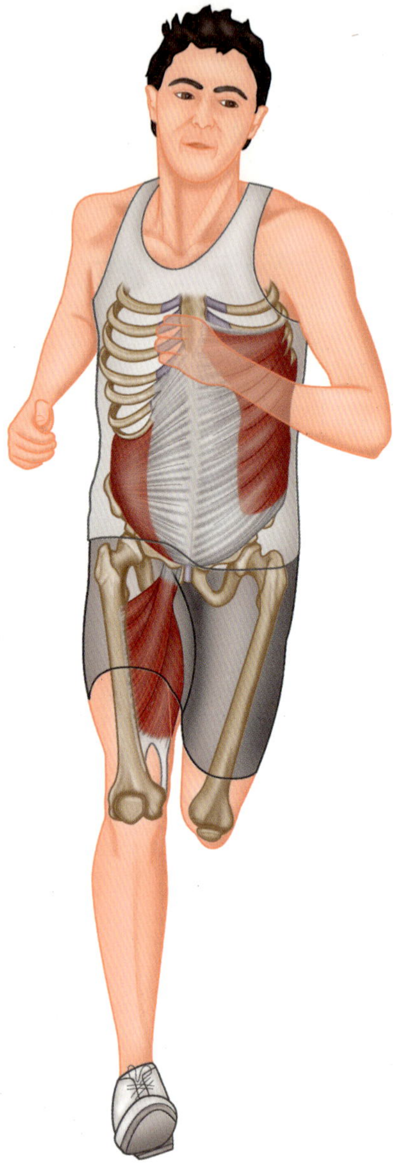

그림 3.7 : 전방 슬링 근육들이 강조된 사람의 달리기

한-다리 스탠스 자세로 들어가는 동안, 보행의 유각기는 가쪽 시스템을 활용한다. 이 슬링은 스탠스 다리의 중간볼기근(Gmed)과 작은볼기근(Gmin), 같은 쪽 모음근들을 반대 쪽 허리네모근(QL)과 연결시킨다. 좌측 Gmed와 모음근들의 수축은 골반을 안정시키고, 반대 쪽 QL의 활성화는 골반의 올림을 보조할 것이다; 이것은 그 다리가 보행의 유각기를 지나 가게 할 정도로 골반을 충분히 들어 올려준다. 가쪽 슬링은 중요한 역할을 하는데, 그것이 관상면에서 척추와 엉덩관절들을 안정시키는 것을 보조하고 골반과 몸통의 전반적인 안정에 필요한 기여자이기 때문이다.

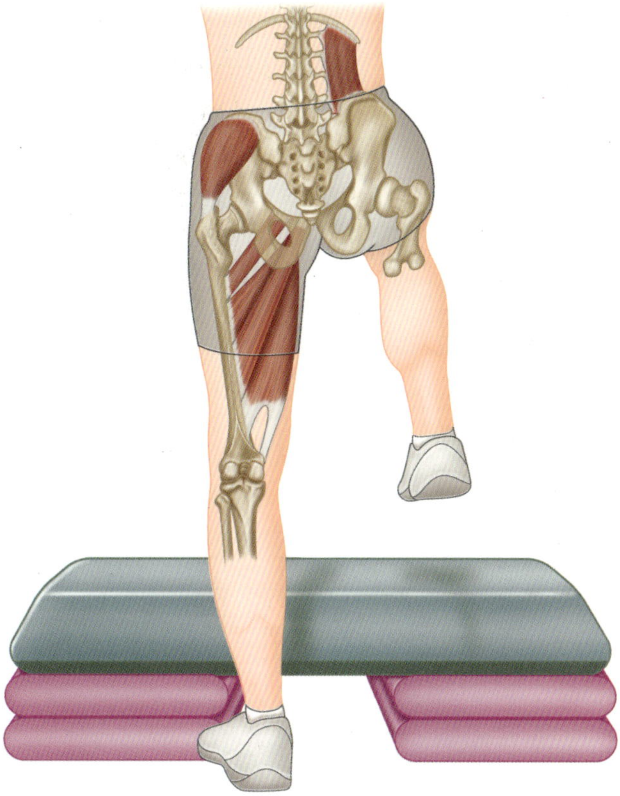

그림 3.8 : 스텝-업은 보행 유각기의 한 예를 보여준다, 가쪽 슬링 근육들이 강조되어 있다

Maitland (2001)은 말한다: 걷는 동안 올바른 인체 움직임은 좌측 사선축 상에서 좌측 비틀림 (L on L)과 우측 사선축 상에서 우측 비틀림 (R on R)과 에 대처하는 엉치뼈의 능력에 영향을 받는다. 대부분의 걷기가 비교적 똑바르고 수직인 척추 기둥으로 이루어지기 때문에, 이러한 논의의 목적을 위해서, 척추와 엉치뼈가 걷는 동안 중립으로 있다고 가정할 것이다.

걷는 동안 축 골격 시스템이 번갈아 옆-굽힘과 회전으로 흔들리는 방식은 매우 흥미롭고 우리의 전반적인 웰빙을 위해서 매우 중요하다. 그것은 뱀이 풀 사이를 스르르 나아가는 것처럼 그것의 흔들리는 동작을 생각나게 하는 하나의 움직임이다. 뱀과 인간 사의의 커다란 차이는, 물론, 우리의 척추가 결국 두 다리 위에서 걷도록 끝나는 것이다.

4

다리 길이 차이와 과도-엎침 —볼기근에 대한 영향

(Leg Length Discrepancy and Over-Pronation —the Effect on the Glutes)

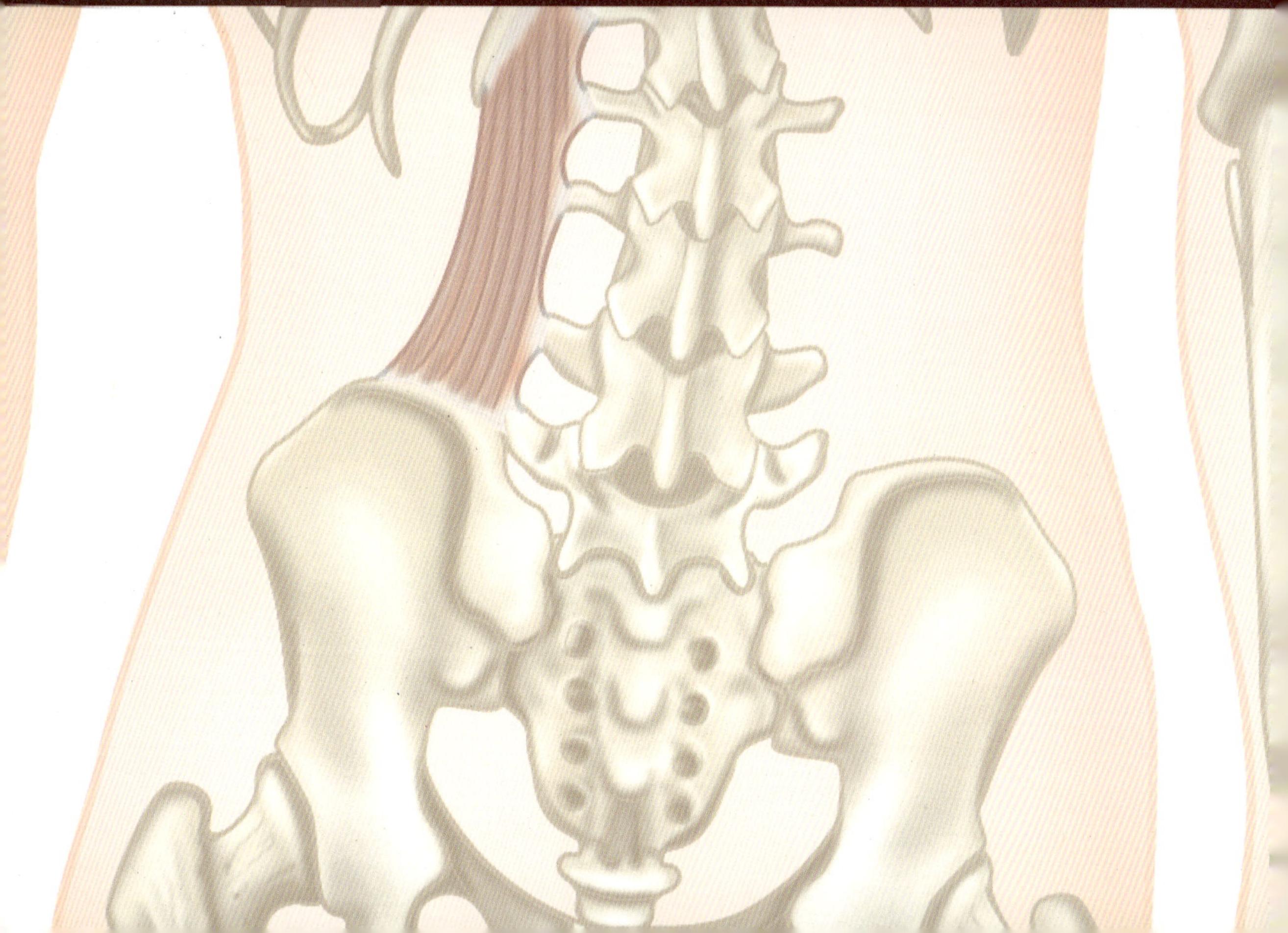

클리닉을 찾는 환자들의 대부분은 그들의 몸 안 여러 부위에서 통증이 발생한다. 나의 첫 평가의 일부는 환자에게 나에게서 등을 돌리고 서라고 한다; 이 자세에서부터, 나는 양 손을 그의 엉덩뼈 능선의 꼭대기에 놓고 골반이 기울어져 있는 가를 보는데 즉, 높고 낮은 쪽을 본다, 그림 4.1. 내가 자주 보는 것은 양 쪽 사이의 엉덩뼈 능선의 높이 레벨이 다른 것으로, 그것은 다리 길이 차이(leg length discrepancy; LLD), 또는, 짧은 다리 증후군 또는 긴 다리 증후군으로도 불린다. LLD는 가장 중요한 자세성 비대칭으로 그것 자체를 물리치료사에게 보여 준다. 양 쪽 사이의 상당한 차이의 존재는 우리가 매일 기능하는 방식뿐만 아니라, 보행 주기에 커다란 해를 끼칠 수 있다: 그 차이는 우리의 전반적 자세에 상당한 영향을 끼칠 수 있다.

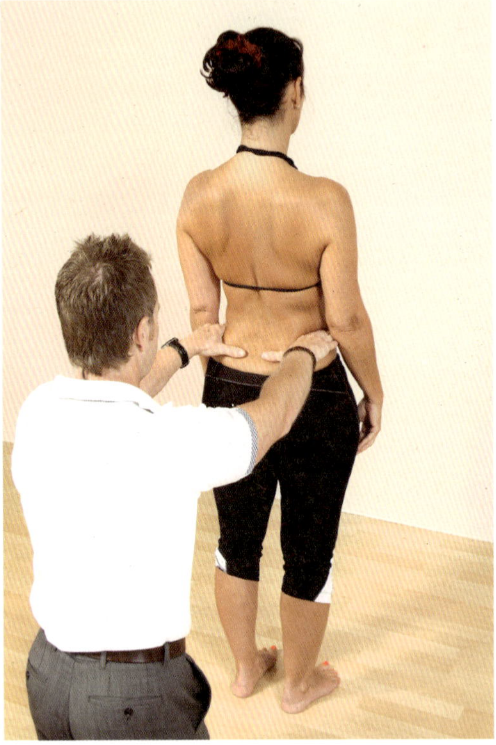

그림 4.1 : 엉덩뼈능선 (장골능선)을 촉진해서 다리 길이 측정

정의: *다리 길이 차이(Leg length discrepancy; LLD)*는 한쪽 다리가 다른 다리보다 짧은 상태이다.

"실제"로 다리 길이가 차이가 나는지 아니면 "외견상" 다리 길이가 차이가 나는 가를 결정해야만 하는데, LLD가 우리의 보행 및 달리기 역학과 관련한 모든 종류의 부족과도 연계되기 때문이다. LLD는 자세성 기능이상뿐만 아니라 증가된 척추측만 발생율, 허리 및 엉치엉덩 통증, 및 힙과 무릎의 골관절염과도 연결되어 있다. 힙, 척추, 및 하지의 스트레스 골절 조차도 다리 길이의 변화에 관련되어 왔다.

실제 다리 길이 측정은 일반적으로 줄자로 골반에 있는 한 점(앞위엉덩뼈가시; ASIS)에서부터 안쪽 복숭아뼈까지를 측정해서 결정된다, 그림 4.2; ASIS는 보통 지표로서 사용되는데, 엉덩뼈 능선 밑에 있는 넙다리뼈를 촉진하는 것이 불가능하기 때문이다. 이러한 측정을 하기 전에, 좌·우측 ASIS에서부터 배꼽까지의 거리를 측정하는 것이 유익한데 (그림 4.3), 골반의 어떤 회전이 있는 가를 확인하기 위해서이다. 두 개의 측정치의 차이가 있을 경우, 재측정을 하기 전에 골반 회전이 교정될 필요가 있다.

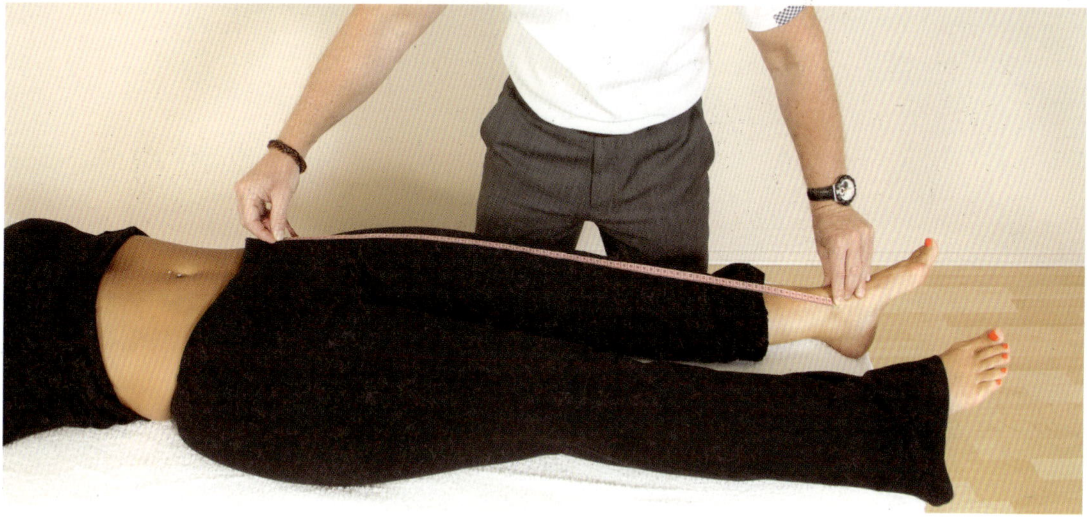

그림 4.2 : 실제 다리 길이 측정, ASIS에서 안쪽복숭아뼈까지

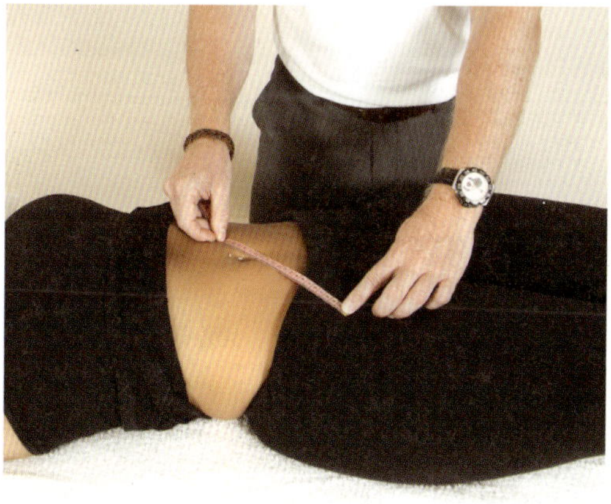

그림 4.3 : ASIS에서 배꼽까지 측정

양쪽에 ASIS부터 안쪽 복숭아뼈까지의 측정치가 동일할 경우, 각 다리의 길이가 동일하다고 가정할 수 있다; 반면에, 측정치가 다를 경우, 실제 다리 길이 차이가 있다고 가정할 수 있다.

외견상 다리 길이 측정은 배꼽부터 안쪽 복숭아뼈까지를 잰다, 그림 4.4. 양쪽의 측정치가 다를 경우, 어느 부위에선가 기능이상이 있다고 가정할 수 있고 그것은 자세한 조사를 요구할 것이다.

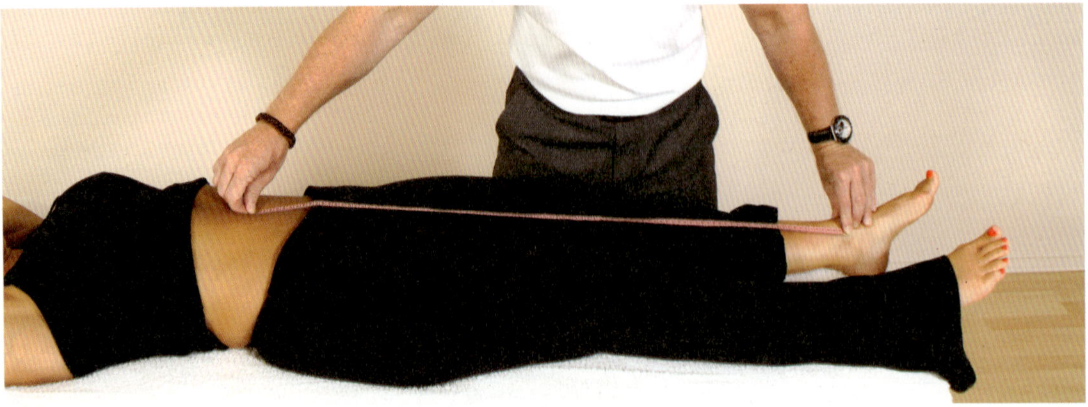

그림 4.4 : 외견상 다리 길이 측정; 배꼽에서 안쪽복숭아뼈까지

LLD의 타입들 (Types of LLD)

LLD는 3개의 주요 그룹으로 나뉠 수 있다:

1. **구조적:** 이것은 골격 시스템의 실제 단축으로, 일반적으로 네 가지 중의 하나가 원인이다:
   - 선천적 결손, 예, 엉덩관절의 선천적 형성장애
   - 수술, 예, 전체 힙 대체술
   - 외상, 예, 넙다리뼈 또는 종아리뼈 골절
   - 질병 과정, 예, 종양, 관절염, 또는 편평고(Perthes 질환)

   어린아이의 골절된 뼈는 치유 과정 이후 수년 동안 더 빨리 성장한다고 알려져 있다: 이것은 자연적으로 그 사지를 해부학적으로 더 길게 만들게 될 수 있다.

2. **기능성:** 이것은 하체의 변경된 생체역학에서 발달될 수 있다, 예를 들어, 발목과 발의 과도한 뒤침 또는 엎침, 골반 경사, 근육 불균형 (약한 Gmed 또는 긴장된 모음근들 결과로), 힙 또는 무릎 관절 기능이상, 및 심지어 잘못된 내부 코어 안정.
3. **원인불명:** 병력 청취와 평가 과정 동안 어떤 명백한 소견이 있을 경우, 물리치료사는 환자의 LLD의 원인에 관한 어떤 아이디어를 가질 수 있다. 그러나, 치료사가 현재 다리 길이의 변화에 관한 이유를 확신할 수 없을 경우, 그 상태는 원인불명으로 분류될 수 있는데, 그것은 독립적으로 생겨났고, 일부 다른 상태의 결과가 아니라는 것을 뜻한다.

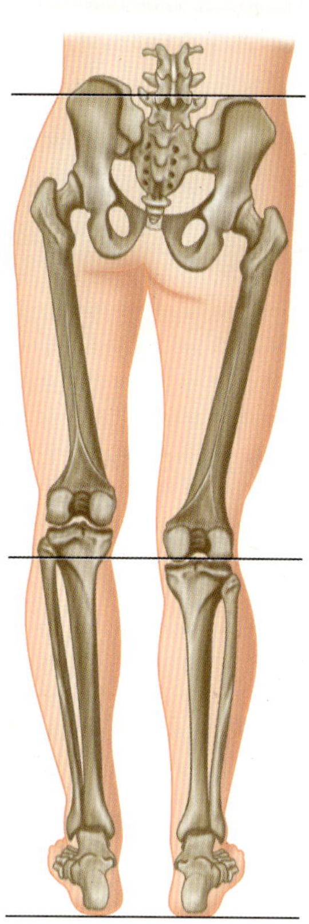

그림 4.5 : 좌측 긴 다리 증후군 대 우측 짧은 다리 증후군

평가 (Assessment)

치료사는 처음 평가 동안 매우 직감적이어야만 한다. 환자가 서 있는 자세에서 엉덩뼈능선을 촉진할 때, 치료사는 환자가 서 있는 동안 "골반 이동(shift)"을 알 필요가 있다. 예를 들어,: 환자가 좌측에서 약한 Gmed를 갖고 있을 경우, 골반이 우측으로 떨어져 변위되거나 또는 좌측으로 가쪽으로 이동한 것처럼 보일 것인데, 그것은 좌측 엉덩뼈능선이 좌측에서 올라가 있는 것처럼 보이게 만들 것이어서, 더 긴 좌측 다리 모습을 보인다.

그 환자가 클리닉에 왔을 때, 우리는 통증이 잠시 동안 있어왔다고 가정할 수 있고, 그래서 그것이 만성적 단계에 있다고 말할 수 있다. 만성에서 나타나는 자연적인 과다보상 기전 때문에, 자세 근육들은 아마도 단축되고 나중에 긴장된 자세로 유지된다; 단축되기 쉬운 하나의 근육은 허리네모근(QL)이다. 그 환자가 등을 대고 누워 있을 때 어떤 문제가 생길 수 있는데, 그래서 당신은 어떤 다리 길이 차이를 조사할 때 좌우측 안쪽 복숭아뼈들의 자세를 관찰 할 수 있다. 당신은 이제 좌측 복숭아뼈가 우측에 있는 것보다 환자의 머리에 가까운 것을 볼 수도 있어서, 긴장된 좌측 QL의 결과로서 짧은 좌측 다리 모습을 보인다. 그러나 그 환자가 서 있을 때, 환자의 좌측 다리가 더 길게 보인다고 자신에게 확신을 줄 수 있다.

이것은 처음에 혼란스럽게 여겨질 수도 있지만, 그러나 잠시 동안만 그것에 관해서 생각해 보자. 그것이 그 환자가 서있는 자세를 취할 때 좌측에 있는 Gmed가 약해서, 골반을 약한 쪽으로 이동되게 만드는 것을 뜻할 수도 있지 않은가? 역으로, 그 환자가 등을 대고 누웠을 때, 좌측 QL이 단축된 자세로 유지되며, 그것이 골반을 위로 당겨 올리는데 책임이 있어서, 그 다리를 머리와 더 가깝게 당기는 효과를 가져서 그 다리를 더 짧게 만드는 것이 가능하지 않은가?

서있을 때, 약한 근육들은 자신을 보여준다; 누워있을 때, 단축된 근육들은 자신을 보여준다.

발과 발목 자세 (Foot and Ankle Position)

환자들이 클리닉에 왔을 때 가장 소홀히 여겨지는 인체 중의 하나는 하부 사지의 자세이다. 정골요법사, 카이로프랙터, 및 물리치료사들은 처음에 허리와 엉치엉덩 통증을 보이는 많은 환자들을 본다. 전문 치료사들은 어떤 조직이 그 사람에게 통증을 만드는 가를 확인하기 위해서 골반과 요추를 관찰하고 평가하는데 자연스럽게 많은 시간을 소비한다. 그러나 이 현재 보이는 통증은 단지 하나의 증상이며, 그 통증의 원인은 그 외의 어느 곳에 있을 수 있는데, 실제 통증 부위와는 동떨어진 곳이다.

통증에 관심이 있는 유일한 사람은 당신의 환자이다; 치료사인 당신은 단지 아픈 곳만을 치료하면 안 되며, 그 통증의 원인을 찾으려고 노력을 해야만 한다.

당신의 환자들을 평가할 때 매우 중요한 것은 하부 사지의 자세 특히 발과 발목 복합체를 관찰하는 것으로, 그 이유는 잘못된 발과 발목 구조는 다리 길이 그리고 골반의 자연적인 자세에 심각하게 영향을 줄 수 있기 때문이다. 환자가 갖고 있는 가장 흔한 비대칭성 발 자세는 흔히 과도-엎침 발이라고 불리는 것임에 틀림없다, 그림 4.6. 우리가 실제로 진정한 다리 길이 차이가 있을 때, 몸은 긴 쪽 다리를 낮춰서 보상하려고 노력할 것으로 생각되는데, 그 발의 STJ(목발밑관절)에서 엎침시켜 안쪽 아치를 낮추는 것이다. 그 엎침 동작은 삼-평면 동작이라 불리며 세 가지 움직임으로 구성된다: 발목의 발등굽힘, 가쪽번짐, 및 발 복합체의 벌림. 이 증가된 엎침 자세는 기본적으로 인체가 그 다리를 "짧게 만들려고" 노력하는 자연적인 보상 기전인데, 그것이 해부학적으로 더 길기 때문이다.

발의 발바닥 면은 수천 개의 감각 수용기들을 갖고 있는데 그것은 발의 자세에 책임이 있다; 체중의 가장 작은 이동이라도 뇌에 신호를 보내서 보상 작용을 유도하기 충분하다. 반대 쪽에서 (더 짧은 다리), 보상 기전은 안쪽 아치를 뒤침된 자세로 가게 만들 것이다 (발바닥굽힘, 안쪽번짐, 및 모음의 삼-평면 동작). 그 보상 기전은 외견상 더 짧은 다리를 늘리려는 의도에서 아치 자세를 바꾼다. 물리치료사가 환자를 평가할 때 그는 이 보상 패턴을 확인할 필요가 있는데, 왜냐하면, 만약 놓칠 경우, 해부학적으로 더 긴 다리에서 기인한 과도한 발 엎침이 (보상으로서 반대 쪽 발의 차후 뒤침) 차례로 그 하부 다리의 내회전과 반대 쪽 외회전을 만들 것이다. 그 다음 이것은 발부터 죽 위로 뒤통수까지 전체 운동 사슬을 바꾸는 영향을 가질 것이다.

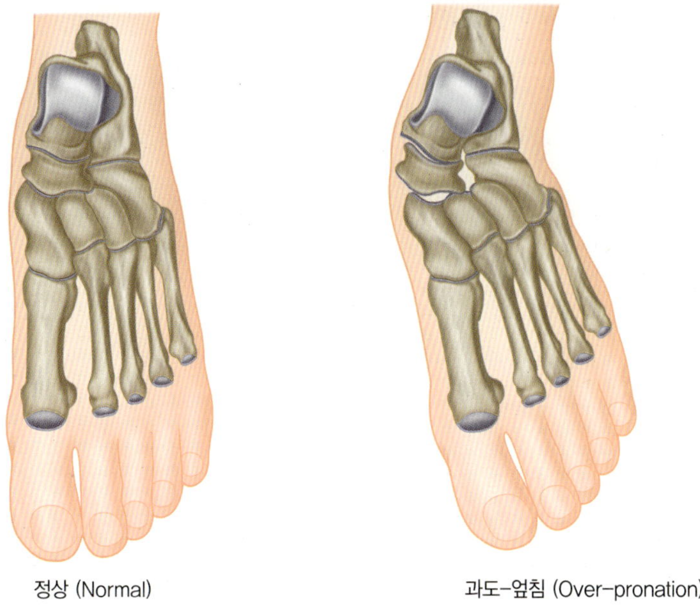

그림 4.6 : 과도-엎침 증후군

진정한 LLD와 골반과의 관계 (True LLD and Relationship to the Pelvis)

잠시 동안만 "사고 과정"을 계속해 보자. 이제 환자가 좌측에 더 긴 다리를 갖고 있는데, 엉덩뼈 능선의 더 높은 자세 그리고 같은 쪽에서 STJ의 가능한 보상 엎침으로 인해서 그것을 확인했다고 생각하자. 그 논의를 계속하기 전에, 예를 들어, 좌측 다리가 해부학적으로 더 길 경우 그 볼기뼈는 어떤 자세로 있는가를 생각해보아라.

볼기뼈 회전은 다리 길이 차이와 자연스럽게 짝을 이룰 것인데 보상 기전의 결과 때문이다: 다음 페이지의 그림 4.7의 경우, 긴-다리 쪽에 있는 넙다리뼈 머리가 볼기뼈를 상방 후방으로 회전된 자세로 가게 만드는 것을 볼 수 있다. 역으로, 낮은 넙다리뼈 머리 쪽의 볼기뼈는 그림 4.8에서처럼 밑으로 떨어져 전방으로 돌아간다. 그러므로 좌측 볼기뼈는 후방 회전으로 힘을 받고 우측 볼기뼈는 전방 회전으로 힘을 받는 것을 알 수 있다. 두 개의 볼기뼈 사이에 놓인 엉치뼈에 관해서 생각해 보자. 서로 반대 방향으로 볼기뼈들이 보상적 회전을 만든 결과로서, 엉치뼈의 한 동작이 생기는데, 좌측-상-좌측(left-on-left; L-on-L) 엉치뼈 비틀림이라는 정골요법 용어로 알려져 있다, 그림 4.9. L-on-L 엉치뼈 비틀림은 엉치뼈가 좌측 사선축 상에서 좌측으로 돌아가서, 우측으로 옆-굽힘된 것을 뜻하는데, 그것아 타입 I 척추 기전에 의해서 지배되기 때문이다 (회전과 옆-굽힘은 반대 쪽으로 짝을 이루는데, Fryette(1918)와 척추 기전의 법칙에서 규명되었다). 엉치뼈 비틀림과 짝을 이룬 볼기뼈 회전을 기술해 온 이 복잡성은 일반적으로 골반 비틀림(pelvic torsion 또는 pelvic obliquity)이라고 묘사되며, 하나의 치료 계획이 도입되기 전에 이해를 잘 해야만 할 것이다.

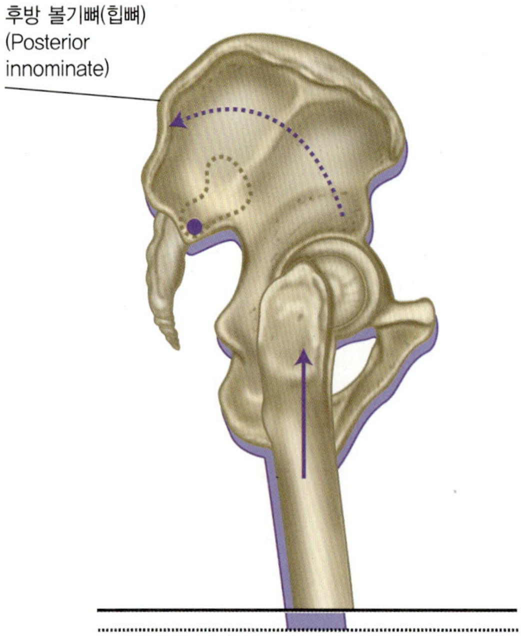

그림 4.7 : 긴 다리 볼기뼈 보상

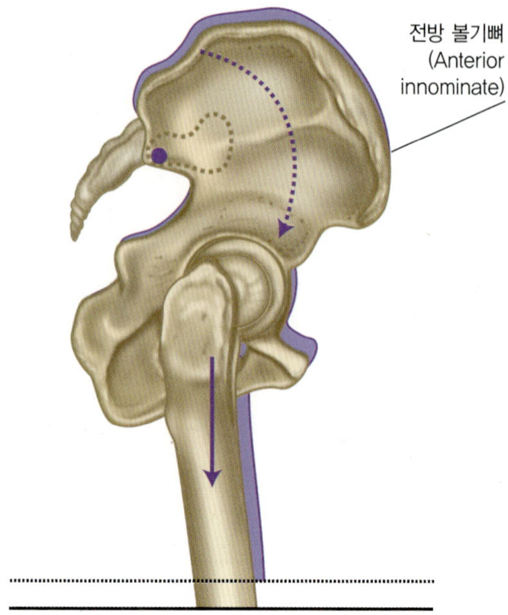

그림 4.8 : 짧은 다리 볼기뼈 보상

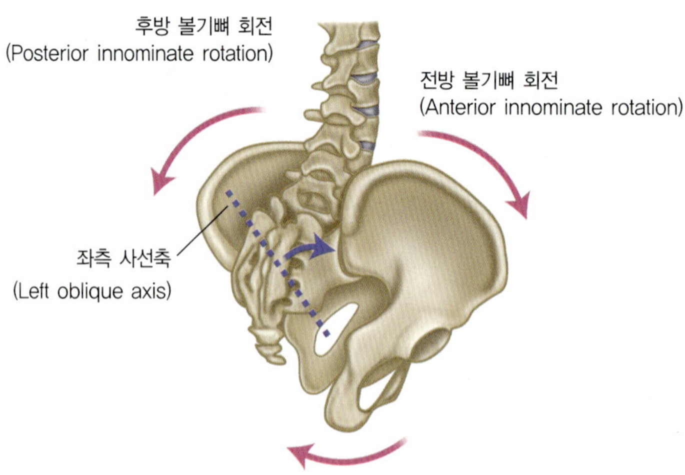

그림 4.9 : L-on-L 엉치뼈 비틀림

실제 LLD와 몸통과 머리 사이의 관계
(True LLD and the Relationship between the Trunk and the Head)

그림 4.10에서 볼 수 있는 것으로 몸 좌측의, 높은 볼기뼈 쪽에서 더 낮은 어깨 자세이다: 보상성기능성 척추측만의 경우에서 흔한 소견이다. 그러나 일부 저자들은 이것이 "잘 쓰는 손"의 결과로 생기는 것이라고 생각한다: 예를 들어, 왼손잡이일 경우, 좌측 어깨가 더 낮게 보일 수 있고, 오른손잡이일 경우, 오른쪽 어깨가 너 낮게 보일 수 있다.

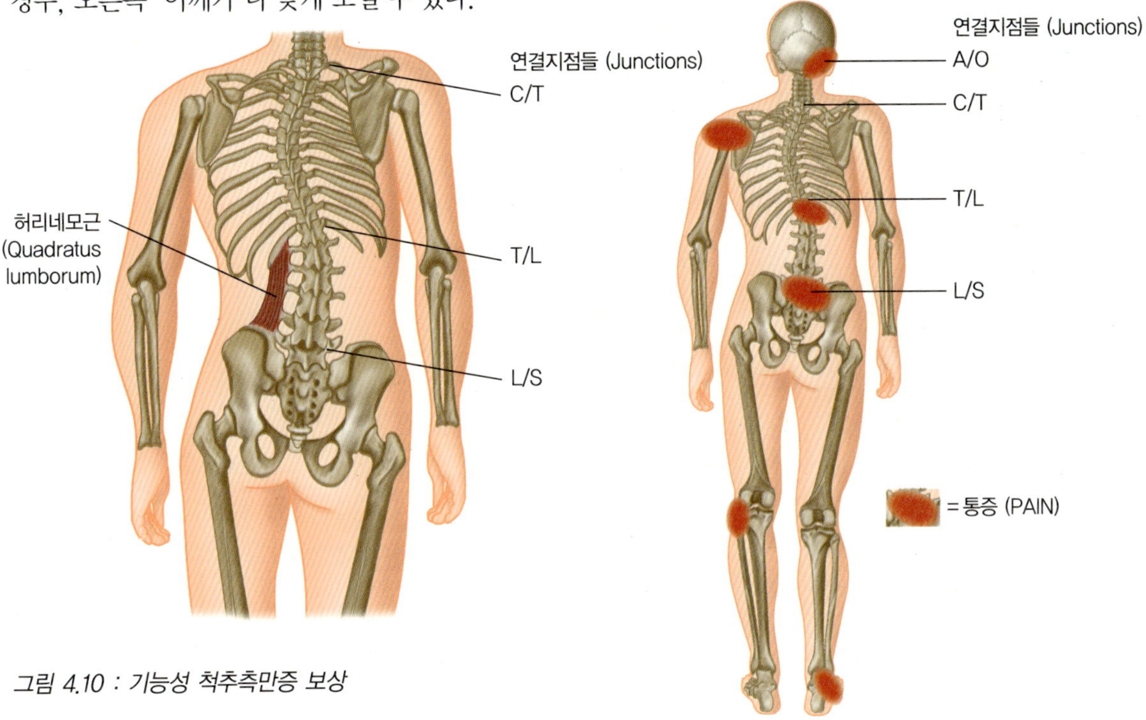

그림 4.10 : 기능성 척추측만증 보상

그림 4.10에서 더 관찰할 것은 무엇인가? 좌측 허리네모근으로 무엇이 생기는 가를 볼 경우, 이 근육이 단축된 자세로 유지되고 있다고 추정할 것인데, 좌측 볼기뼈가 더 높이 있기 때문이다. 이러한 추정은 정확한데, 요추가 더 긴 다리 쪽으로 옆으로 굽어져 있고, 더 짧은 우측 다리 쪽으로 돌아가 있는 것을 보기 때문이다.

위로 상승하는 기능성 척추측만의 결과로서, 우측 어깨가 더 높다. 또한 목뼈에서 짧은 "C" 만곡을 볼 수도 있다; 이것이 오른쪽에 있는 목갈비근, 목빗근, 상부 등세모근, 그리고 어쩌면 어깨올림근을 단축된 그리고 차후로 긴장된 자세를 취하게끔 만들 것이다. 이 전형적인 근육 불균형의 적응은 눈 레벨과 같은 똑바로 선 머리 자세를 유지하는 것을 도울 것이다. 인체는 결과의 여부를 막론하고 항상 수평으로 있기를 원할 것이어서, 평형을 유지하기 위해서 통증을 견디는 것을 포함해서, 이것을 이루기 위해서 어떤 것이라도 할 것이다. 환자들이 보일 수 있는 흔한 통증 상태들은 두통, 활동성 통증유발점들, 이명, 측두하악관절기능이상, 및 눈과 안면 통증이 있다.

LLD와 보행 주기 (LLD and the Gait Cycle)

우리가 걷는 동안, 실제 또는 외견상 LLD 때문에, 보행 주기가 바뀌었을 경우, 짧은 다리는 계단을 내려가는 것처럼 느낄 것이고, 긴 다리는 일종의 "뛰어 넘는" 동작으로 보상할 것이다. 그것은 마치 매 발걸음에서 작은 움푹 패인 곳 속으로 걷는 것과 거의 같다; 이것을 하루에 적어도 만 번 이상 반복한다고 상상해 보아라 - 그것은 잠재적인 기능이상 통증 패턴을 쉽게 만들 것이다. 환자에게 걸어 보라고 시킬 때 흔한 보상을 종종 본다. 짧은-다리 쪽에서, 환자는 아마도 발가락으로 걷는 경향을 보이고, 긴-다리 쪽에서, 환자는 무릎을 굽히고 잇는 경향일 것이지만, 그러나 이것은 그 차이에 달려있을 것이다.

보행 주기 동안 인체가 효율적인 보행을 하려면, 잘 정렬되고 대칭적인 인체가 필수적이다. 골반 볼기뼈들의 자세이 실제 또는 외견상 다리 길이 차이로 인해서 바뀔 경우, 환자들이 통증을 보이는 방식을 보기가 쉬운데, 엉치엉덩관절과 요추뿐만이 아니라 인체의 그 밖의 어느 곳에서라도 보상 패턴이 진행되는 것을 본다.

나는 인체의 한 쪽에서 Gmed의 약화가 있고, 그리고 다른 쪽에 있는 넙다리근막긴장근과 엉덩정강 밴드가 단축된 문제가 있을 수 있다고 이전에 말했다. Gmed의 약화가 있을 경우, 그 환자는 트렌델렌브르크 보행 패턴 또는 보상성 트렌델렌브르크 보행 패턴을 갖고 있을 수 있다 (이것은 6장에서 보다 자세히 다룰 것이다). 당신이 어떤 방식을 보는 것에 상관이 없이, 그 환자는 진통보행을 갖게 된 것인데, 그것은 그냥 그들이 절름거리는 형태로 걷는 것을 뜻한다. 이 보상은 시간이 가면서 한 가지를 만들 수 있으며 그것은 통증이다.

엉덩허리근의 보상 요약

- 엉덩허리근은 일반적으로 짧은 다리 쪽에서 긴장되어 있다. 좌측 엉덩허리근 경련은 골반을 우측 옆으로 이동 시켜서, 짧은 좌측 다리를 흉내 낸다.
- 볼기뼈는 짧은 다리 쪽에서 전방으로 회전해서 보상을 할 수도 있는데, 기능적으로 그 다리를 늘리는데, 그 동안 긴 쪽의 볼기뼈는 정반대를 한다.
- 엉덩허리근의 편측 경련은 반대 쪽의 허리 오목을 만들며 그 경련과 반대 쪽에서 양성 옆 이동을 준비한다. 물리치료사는 의심스러운 짧은 다리 또는 양성 골반 가쪽 옆 이동 경우의 엉덩허리근 경련을 평가하고 치료하는 것이 항상 중요하다.
- 엉덩허리근 경련 통증은 앉아 있다가 서는 것에서 더 악화되며, 엉덩허리근을 스트레칭 하면 통증이 덜 해진다.

엉치뼈와 허리 척추(요추)의 보상 요약

- 엉치뼈는 일반적으로 긴 다리 쪽으로 회전하며 짧은 다리 쪽으로 옆-굽힘을 한다.
- 후방 엉치뼈는 같은 쪽 궁둥구멍근 경련과 관련되어 있을 수 있다.
- 전방 엉치뼈는 같은 쪽 Gmed 경련과 관련되어 있을 수 있다.
- 요추는 일반적으로 긴-다리 쪽으로 옆-굽힘을 하고, 낮은 엉치 기저면/짧은 다리 쪽으로 회전한다.
- 압박으로 인한 면관절 통증은 요추의 오목 쪽에 흔하다.
- 엉덩허리인대는 요추의 볼록 쪽으로 당겨져서 통증을 일으킬 수 있고 서혜부, 고환, 및 당겨지는 인대와 같은 쪽의 안쪽 넙다리로 통증을 연관한다고 주장된다.

요약해서, 엉덩뼈 능선의 레벨을 관찰할 때, 우리는 다리 길이 차이가 있는 가를 결정해야만 한다. 있을 경우, 그 기능장애가 진정한 차이인지 아니면 기능적 차이인지를 확인해야만 하는데, 진단에 따라서 보상 패턴이 바뀔 수 있기 때문이다. 예를 들어, 진정한 해부학적 다리 길이 차이를 발견했을 때, 긴 다리 쪽의 볼기뼈는 이미 설명한대로 그림 4.7에서 보듯이, 후방으로 회전해서 보상하려고 할 것이다. 게다가, 해부학적으로 긴 다리에 있는 넙다리뼈와 하부 다리는 그림 4.5에서 보는 것처럼, 안쪽으로 회전시키는 보상 모델을 따를 것이어서, 그 발은 목말밑관절에서 엎침을 하려 할 것인데, 그 이유는 더 긴 다리가 그 자신이 짧아지려고 시도하기 때문이다. 동시에, 실제 짧은 다리는 발목 장붓구멍에서 뒤침을 만들어 보상할 것이다; 이것은 사실상 종아리뼈와 넙다리뼈를 외회전시키게 만들고, 그 다리가 자신을 더 길어지게 만들려고 노력함에 따라 볼기뼈를 전방으로 돌아가게 할 것이다.

과도-엎침 증후군 (Over-Pronation Syndrome)

다리 길이 차이를 가진 것처럼 보이는 한 환자의 또 다른 보상 모델을 살펴보자. 이 경우에서 그것은 기능성 LLD인데, 환자는 긴 다리를 짧아지게 엎침시켜 그것을 보상하는 것이 아니라, 외견상 짧은 다리가 STJ에서 과도-엎침을 보인다. 그 결과, 인체는 종아리뼈와 넙다리뼈를 내회전되게 만들어서 보상을 하려고 할 것이다 (그림 4.11); 이것은 볼기뼈가 전방으로 돌아가는 효과를 가질 것이어서, 차례로 증가된 요추 척추전만과 차후의 허리 통증을 만들 수 있다.

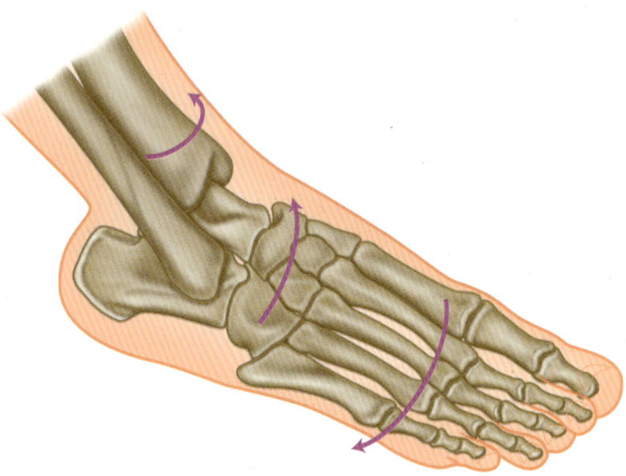

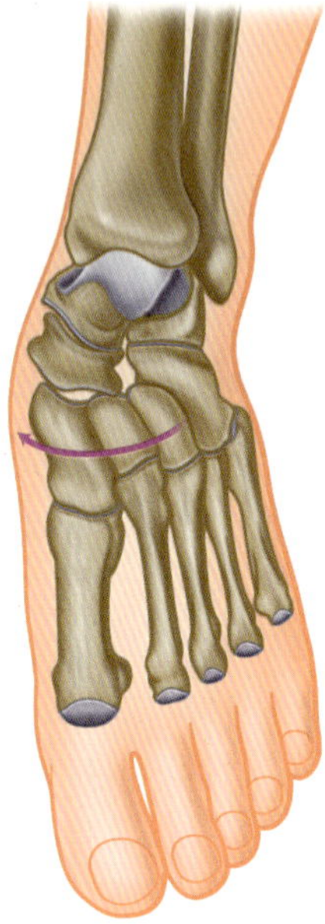

그림 4.11 : 정강뼈 내회전과 함께한 과도-엎침된 발

과도-엎침은 대부분의 사람들에게서 보는 어느 정도 흔한 패턴이다. 그것은 맨발로 서 있는 환자에게서 제일 잘 볼 수 있다. 커다란 단서는 한 아치가 다른 것보다 더 낮거나 평탄하다: 낮은 아치 쪽은 과도-엎침되어 있다. 때때로, 양 쪽이 과도-엎침되어 있을 수도 있으나, 일반적으로 한 쪽이 다른 쪽보다 과도-엎침되어 있거나, 한 쪽이 정상이고 다른 쪽이 낮다. 그 상태를 확인하는 것은 쉬운데 그냥 손가락 하나를 환자의 아치 밑에 넣어서, 손가락이 얼마나 깊게 들어가는 가를 보고서, 다른 쪽과 비교하는 것이다. 똑같은가 아니면 다른가? 만약 한 쪽이 눈에 띄게 더 낮다면, 과도-엎침 증후군을 갖고 있는 환자를 찾은 것이다. 과도-엎침을 확인하는 또 다른 테스트는 뒤쪽에서 아킬레스건을 관찰하는 것이다: 낮은 아치를 가진 쪽에서 휘어져 있는 것(bowing)을 볼 것이다.

과도-엎침 증후군은 발과 발목뿐만이 아니라 그 쪽의 볼기뼈에서 비롯될 수 있다는 것이 주목되어야만 한다. 발과 발목 복합체가 과도-엎침될 때, 볼기뼈는 보통 전방으로 회전할 것이다. 그러나, 우리가 다른 방식으로 그것을 관찰할 경우, 볼기뼈의 전방 회전은 그 발의 안쪽 아치를 과도-엎침된 자세로 가게 강요한다. 이것은 닭이 먼저냐 달걀이 먼저냐의 문제이다. 그러나 그것은 적절하지 못한데, 왜냐하면 유일한 고려사항은 그것 자체가 무엇이던지 지금 보여주고 있는 것이기 때문이다. 내 경험으로 볼 때, 당신은 볼기뼈의 회전과 과도-엎침을 교정하는 것이 필요한데, 환자의 현재 증상들을 줄여주기 위해서다.

당신은 두 가지 보상 기전들이 목말밑관절에서 엎침 문제를 갖고 있음을 이미 볼 수 있다; 그러나, 긴 다리의 실제 다리 길이 보상은 볼기뼈를 *후방으로* 회전하게 강요하는 반면, 과도-엎침 증후군의 기능성 다리 길이 차이는 볼기뼈를 *전방으로* 회전하게 만든다.

당신은 위에서의 모든 정보에서 운동 사슬 전체에서 동시에 아주 많은 것들이 진행되고 있다는 것을 알 것이다; 언급된 모든 것들은 다리 길이에 영향을 줄 수 있다. 논의의 이 분야는 약간 복잡하며, 어디서 평가 또는 치료 프로그램을 시작하는 지를 알기가 힘들 수도 있다.

위에서 언급된 모든 것에서, 환자 증상과 기능이상이라는 직소 퍼즐에 관한 잠재적인 해결책이 있다. 그 문제를 풀기 위한 열쇠는 존재한다; 그러나 물리치료에 있어서 다루기 어려운 점은 어디서 시작하고 어디에 열쇠를 꽂느냐이다.(이 표현에는 양해를 구합니다) 경험이 많지 않은 치료사들이 수년에 걸쳐, 그 열쇠를 잘못된 곳 즉, 환자가 통증을 느끼는 곳이지만 그 문제가 있지 않은 곳에 많이 꽂을 것이라는 것을 확신한다. Ida Rolf박사의 현명한 문구를 기억해라!

내가 오늘날 물리치료사들을 가르칠 때, 실습 세션 동안 종종 나는 말한다, "당신이 찾은 것을 치료해라: 인체는 바라건대 올바른 경로로 안내해 줄 것이다. 3~4차례의 물리치료 세션을 한 다음, 환자의 증상들이 줄어들지 않을 경우, 그 때 물리치료사인 당신은 사고 과정을 바꿔야만 되며, 환자의 현재 통증 패턴의 원인과 연관되어 있지 않으며 처음에 느꼈던 다른 곳을 치료해라.

LLD와 볼기근 (LLD and the Glutes)

이 모든 것이 볼기근에 어떻게 영향을 미치는가? 보상 패턴을 갖고 있을 때, 넙다리뼈는 횡단면에서 보상하기 위해서 회전할 뿐만 아니라, 관상면에서 벌림과 모음이라는 보상 기전을 겪는다. 이와 같이, 간단한 의미로, 만약 하부 다리가 모음 자세로 유지되어 있을 경우, 그 때 벌림 근육 그룹은 늘어나는 힘을 받아서 차후에 약해진 자세에 있을 수 있으며, 반면에 모음근들은 단축되어 차후에 긴장된 자세로 유지될 것이다. 벌림으로 유지된 다리는 그 반대 상황에 있다.

그림 4.5를 다시 본다면, 더 높은 좌측 엉덩뼈 능선 때문에 좌측 다리가 더 길게 보이는 것을 볼 것인데, 좌측 볼기뼈가 후방으로 회전되고, 좌측 넙다리뼈가 내회전되고, 좌측 발은 엎침되어 있다. 이 보상에서 좌측 다리는 모음 자세에 있을 것이고 (그림 4.12), 나중에 우측 다리는 벌림 자세로 유지될 것이다 (그림 4.13). 이것은 관련 부위들에 있는 근육들에게 영향을 끼칠 것이다: 이 근육들 중의 일부는 단축된 자세로 유지되고 일부는 신장된 자세로 유지될 것이다.

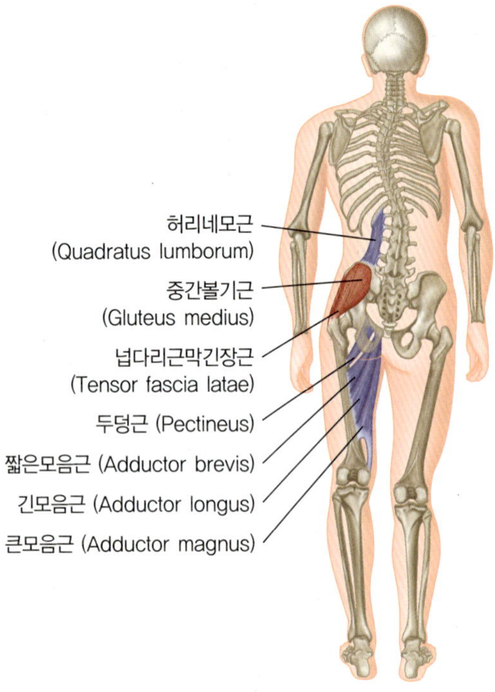

그림 4.12 : 좌측 다리 보상들 –모음근들과 QL이 짧고 긴장, Gmed와 TFL이 길고 약함

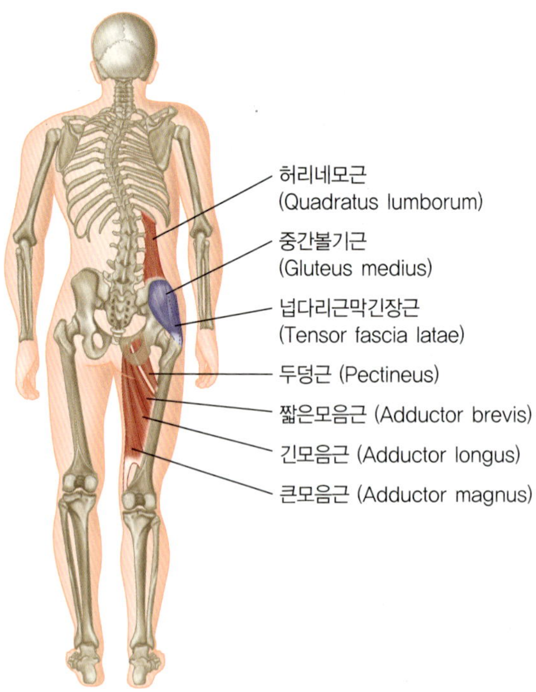

그림 4.13 : 우측 다리 보상들 –모음근들과 QL이 길고 약함, Gmed와 TFL이 짧고 긴장

서서 균형 테스트 (Standing Balance Test)

환자에게 한쪽 다리로 서서 반대 무릎을 허리 쪽으로 들어 올리라고 시켰을 때, 환자가 체중을 한쪽 다리로 옮기는 동안 물리치료사는 PSIS의 레벨을 관찰할 필요가 있다. 환자는 자신의 체중을 스탠스 다리로 보낼 수 있어야만 하는데 (그림 4.14에서 우측 다리), 그 다리의 Gmed를 잘 조절하는 것이다. 들어올려진 다리(그림 4.14의 좌측 다리)의 PSIS가 수평으로 유지되지 않고 밑으로 떨어진다면, 다른 쪽에 있는 Gmed가 그 움직임을 조절하지 못한다고 가정할 수 있다; 그 때 그 환자는 보행 주기로 갈 때 바뀌어진 보행 패턴을 갖고 있을 수 있다, 그림 4.15. 이 변경된 보행 패턴은 트렌델렌브르크 보행이라고 불리며, 그림 4.6에서 약한 좌측 Gmed를 볼 수 있다. 이러한 기능이상 보행이 오랜 시간 동안 계속 될 경우, 보상성 트렌델렌브르크가 발달할 수 있다, 그림 4.17. 이 변경된 보행의 이유는 아주 많지만, 하나의 원인을 들면, 다리 중의 하나가 모음근들의 단축 때문에 모음 자세로 유지되어 있는 것일 수 있다 (위에서 언급한 대로). 이 변경된 패턴은 차례로 상호 억제(reciprocal inhibition)를 만든 것이다: 벌림근들, 특히 Gmed가 이제 신장된 자세로 유지될 것이어서 그것이 Gmed를 약하게 만드는 경향이 있다.

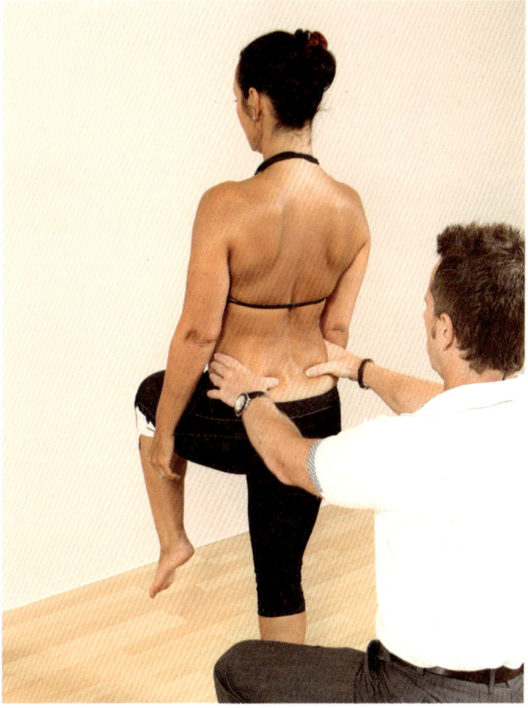

그림 4.14 : 서서 균형 테스트 - 정상

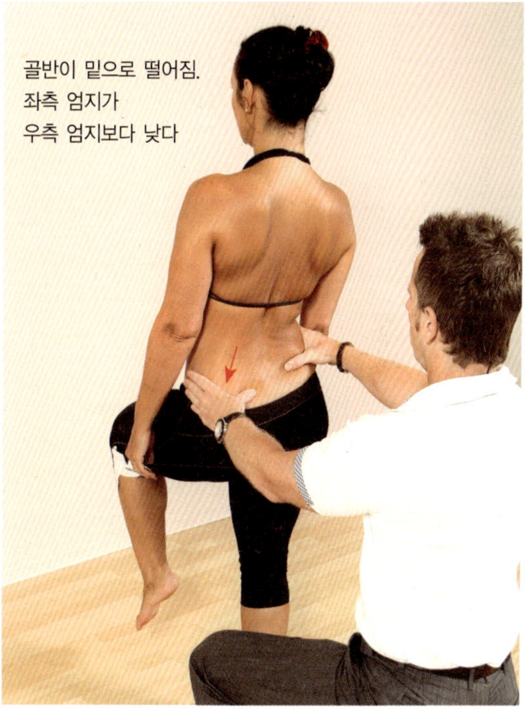

그림 4.15 : 우측 Gmed가 약한 양성 테스트-PSIS가 좌측에서 밑으로 떨어짐

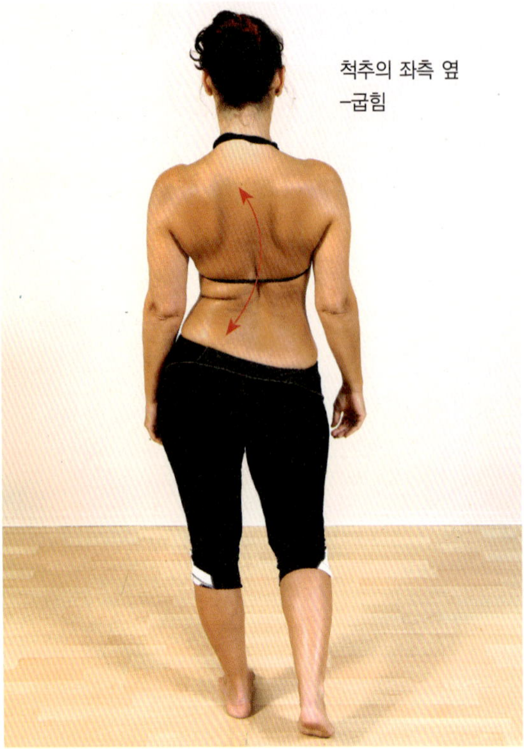

그림 4.16 : 트렌델렌브르크 보행 -약한 좌측 Gmed

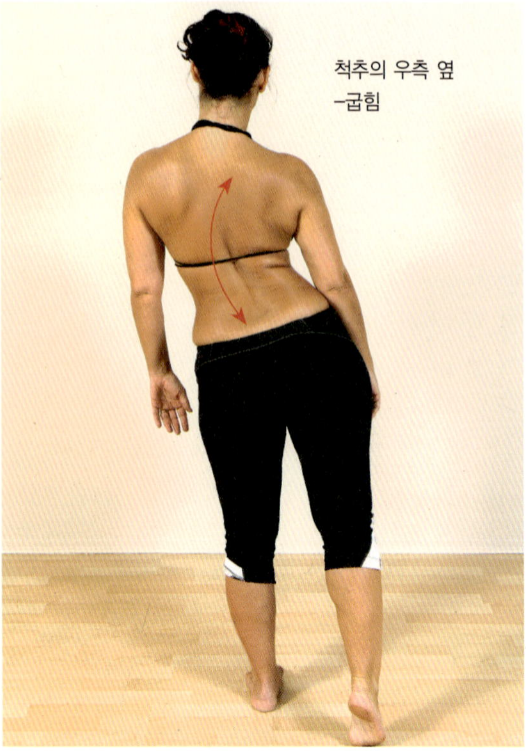

그림 4.17 : 보상성 트렌델렌브르크 보행 - 약한 좌측 Gmed

서서 균형 테스트를 가르칠 때 (그림 4.14), 3가지를 살펴야만 한다고 학생들에게 말한다. 첫째는, 위에서 언급한 대로, 환자가 체중을 한 다리에서 다른 다리로 옮기는 동안 PSIS의 자세이다. 둘째는 환자가 체중-지지 다리 위로 옮겨가는 동안 얼마나 큰 움직임이 일어나는 가이다; 한 쪽이 다른 쪽보다 더 많이 이동하는 것을 볼 수도 있는데, Gmed 약화를 나타낼 가능성이 있다. 마지막으로, 셋째는 환자가 한 다리로 서있을 때 다른 다리와 비교해서 얼마나 안정되게 있는 가이다. 매우 많은 탄탄한 운동선수들이 한 다리로 서서 균형을 유지하기 힘들어 하는 것을 보고 놀랄 수도 있다.

바라건대, 이 장을 읽고 난 다음, 한 환자가 다리 길이 차이, 과도-엎침 증후군, 및 근육 불균형 따위의 근골격계 기능이상을 보일 때 생길 수 있는 일들을 약간 이해했을 것이다. 다음 장에서 나는 이 테마를 갖고 여행을 계속할 것인데, Gmax의 기능성 해부학을 살펴볼 것이다. 그 다음 6장에서, Gmed의 기능 그리고 그것이 어떻게 우리 보행 패턴을 바꿀 수 있는 가를 보다 면밀하게 살펴볼 것이다.

5 큰볼기근의 기능성 해부학 (Functional Anatomy of the Gluteus Maximus)

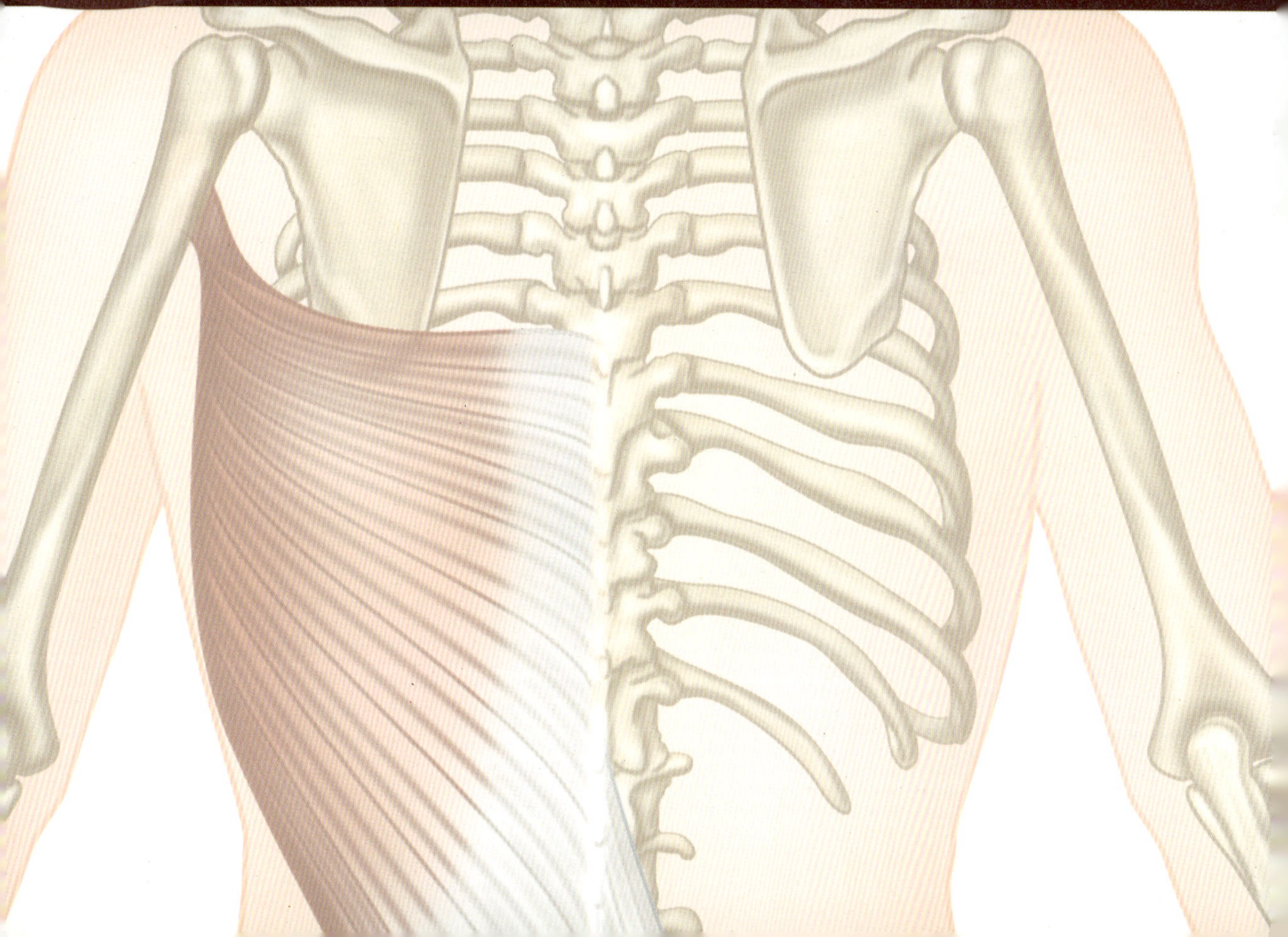

이 장은 큰볼기근(gluteus maximus; Gmax)에 초점을 맞춰서 환자들과 운동선수들이 갖고 있는 많은 질환 특히, 허리 부위의 아픈 증상들에 어떻게 이 근육이 원인이 될 수 있는 가를 다룰 것이다. Gmax는 내가 접하고 있는 대부분의 물리치료사들이 비교적 소홀히 하고 있는 근육이라고 느낀다. 이러한 소홀의 이유는 보통 자체가 통증을 보이지 않기 때문이며, 그래서 이 놀라울 정도로 기능적인 근육은 잊혀져서 방치된 현안 문제이다.

큰볼기근 해부학 (Gmax Anatomy)

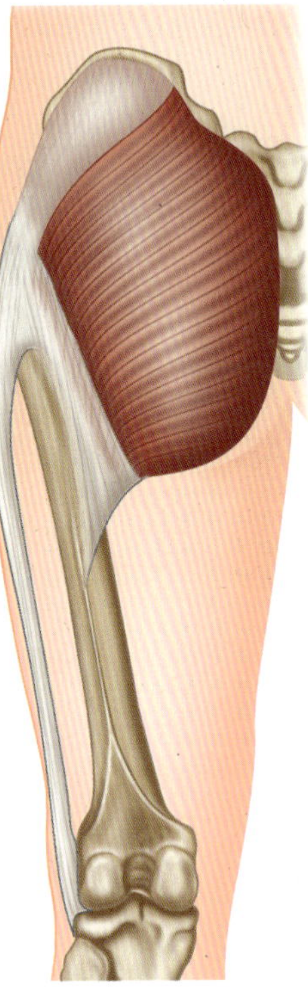

기시

후방 볼기선 뒤 엉덩뼈의 바깥면 그리고 엉덩뼈의 위쪽 및 뒤쪽 부분. 엉치뼈와 꼬리뼈의 뒤쪽과 가까운 면. 엉치결절인대. 척추세움근의 건막.

종지

먼쪽 부위의 깊은 섬유들: 넙다리뼈의 볼기결절.
나머지 섬유들: 넙다리근막의 엉덩정강 근막띠.

동작

엉덩관절 모음 보조. 엉덩정강 근막띠로의 종지를 통해서, 무릎을 펴서 안정시키는 것을 도움.
상부 섬유들: 엉덩관절의 가쪽 회전 그리고 벌림을 도움.
하부 섬유들: 엉덩관절의 폄 및 가쪽 회전 (달리기 또는 앉았다가 일어서는 동안 힘을 준 폄). 몸통 펴기.

신경

아래볼기신경 (L5, S1, S2)

그림 5.1 : Gmax의 기시, 종지, 동작, 및 신경지배

큰볼기근의 기능 (Function of the Gmax)

기능적인 면에서 볼 때, Gmax는 골반, 몸통, 및 넙다리뼈 사이의 관계를 조절하는 여러 중요한 역할을 한다. 이 근육은 힙을 벌리고 가쪽으로 돌릴 수 있는데, 그것은 아래 다리와 함께 무릎의 정렬을 조절하는 것을 돕는다. 예를 들어, 계단 오르기에서, Gmax는 힙을 가쪽으로 돌리고 벌려서 하부다리를 최적 정렬로 유지시키며, 그러는 동시에 힙은 펴져서 몸을 다음 계단 위로 옮긴다. Gmax가 약하거나 잘못된 발화될 경우, 무릎이 몸쪽으로 변위되는 것을 볼 수 있으며 골반이 가쪽으로 기울어지는 것을 관찰할 수 있다.

또한 Gmax는 SIJs를 안정시키는 역할을 하고 있어서 힘 폐쇄 근육들 중의 하나로 기술된다. Gmax 섬유들의 일부는 엉치결절인대와 등허리근막에 붙어있는데, 그것은 매우 강하고, 수축이 안 되는 결합조직으로 그것에 연결되어 있는 근육들의 활성에 의해서 장력을 받는다. 이 근막으로의 연결들 중의 하나가 넓은등근이다. Gmax는 등허리근막을 통해서 반대 쪽 넓은등근과 동업자 관계를 형성한다 – 이 동업자 관계 연결은 *후방 사선 슬링(posterior oblique sling;* 그림 5.2)이라고 알려져 있다. 이 슬링은 보행 주기에서 체중-지지 한-다리 스탠스 동안 SIJ로 가는 압박력을 증가 시킨다.

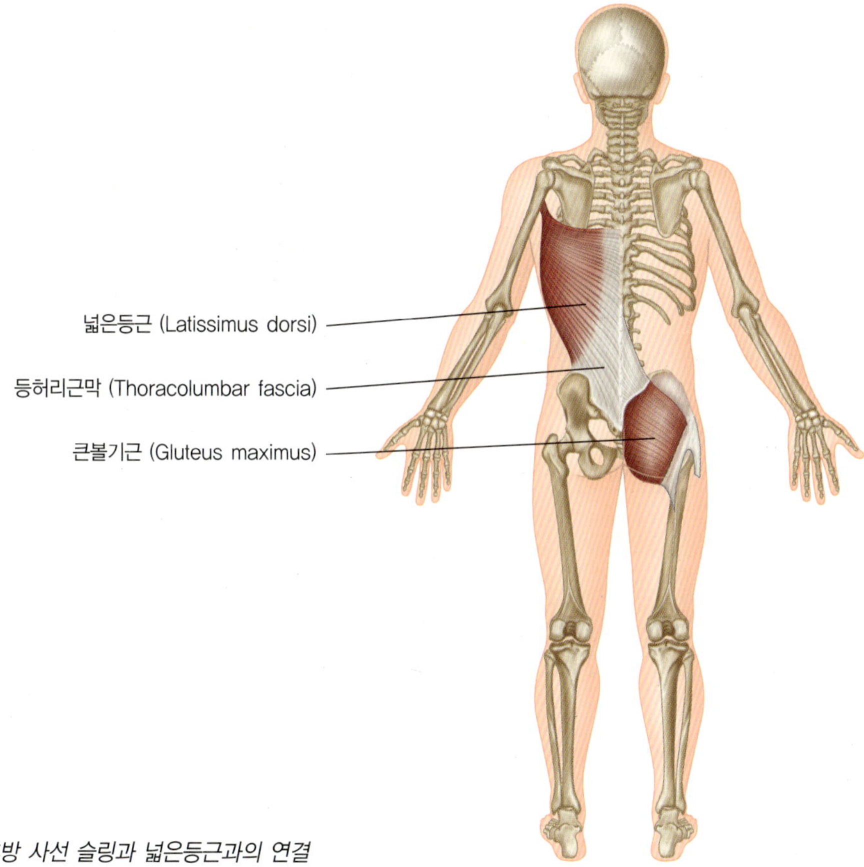

그림 5.2 : 후방 사선 슬링과 넓은등근과의 연결

Gmax의 약화과 잘못된 발화는 후방 사선 슬링의 효율을 떨어뜨리는데, 그것은 SIJ가 차후에 부상을 입기 쉽게 만들 것이다. 그 경우 몸은 등허리근막을 통한 장력을 늘려서, 이어서 반대 쪽 넓은등근의 활성을 증가시켜서 이러한 약화를 보상하려 한다. 다른 어떤 보상 기전에서처럼, "구조가 기능에 영향을 주며" 그리고 "기능은 구조에 영향을 준다." 이것은 몸의 다른 부위들이 영향을 받는 것을 뜻한다: 예를 들어, 어깨 역학들이 바뀌게 되는데 넓은등근이 위팔뼈와 어깨뼈에 붙어있기 때문이다. 보상으로 인해서 넓은등근이 특히 활성적일 경우, 계단 오르기 또는 런지 타입의 동작 동안 한 어깨가 다른 것에 비해서 더 낮아 보이게 관찰될 수 있다.

3장에서 설명한 것처럼, Gmax는 보행 주기에서 중요한 역할을 하는데, 햄스트링과 협력해서 일을 한다. 발뒤꿈치-닿기 바로 전에, 햄스트링이 활성화 될 것인데, 그것은 엉치결절인대에 있는 부착을 통해서 SIJs로 가는 장력을 증가시킬 것이다. 이러한 연결은 체중-지지 주기를 위해서 SIJs의 고정 기전을 보조한다. 보행 주기에서 발뒤꿈치-닿기에서 중간-유각기(mid-stance) 사이에, Gmax는 그것의 활성을 늘리고 햄스트링은 줄인다. Gmax는 후방 사선 슬링의 부착들을 통해서 초기 및 중간-입각기 동안 SIJs의 안정을 상당히 증가시킨다.

Gmax의 약화 또는 잘못된 발화는 SIJs의 안정과 골반의 자세를 유지시키기 위해서 보행 주기 동안 햄스트링이 활성적으로 남아있게 만들 것이다. 그 결과인 햄스트링의 과도 활성화는 그것을 계속적이고 비정상적인 부하에 빠지게 만들 것이다.

내가 전에 말한 것처럼, 이 장의 초점은 Gmax가 관여될 때 무엇이 생기는 가를 보는 것이다. 일반적으로 Gmax는 그 길항근들이 짧아지고 긴장될 경우 약해지는 경향을 따른다. 그러나, 어떤 신경학적 장애가 L5와 S1 신경근에 영향을 주어서, 차례로 근육 수축에 영향을 줄 경우, Gmax가 검사상 약할 수 있다. 이것은 11장에서 더 자세히 다룰 것이다.

Gmax에 신경학적 방해를 일으킬 수 있는 주된 근육들은 엉덩허리근, 넙다리곧은근, 및 모음근들인데, 그것들이 모두 *힙 굽힙근*들로 분류되며, Gmax의 힙 폄 작용에 길항적인 근육들이다.

엉덩허리근 그리고 관련된 다른 단축된 길항근들에 대한 평가는 8장에서 논의할 것이다. 일단 그 평가가 완전히 이해되었다면, 나는 그 때 근막 및 근에너지 기법을 사용해서 당신에게 긴장되고 단축된 길항근들을 정상화 시키는 방법을 가르칠 것이다. 심화된 기법들을 마스터한 다음, 물리치료사는 긴장된 조직들의 늘리는 것을 조장하는 목적을 갖고서 그들 자신의 치료 방식에 적용할 수 있다. 그 때 이것은 골반과 허리 척추의 정상적 중립 자세를 조장할 것이며, 차례로 약해진 Gmax가 제대로 역할을 하게 만들기를 바란다.

큰볼기근의 평가 (Assessment of the Gmax)

이 섹션에서 나는 힙 폄 발화 패턴 테스트를 논의할 것인데, 그것은 (큰볼기근을 포함한) 힙 폄근들의 정확한 발화순서를 결정하는데 사용된다. 테스트의 목적은 마치 엔진의 실린더들처럼, 모든 것들이 정확하게 발화되고 있는가를 확실히 하기 위해서 근육 그룹들의 실제 발화 순서를 확인하는 것이다. 잘못된 발화된 패턴은 운동선수들과 환자들에서 흔히 발견될 것이다.

힙 폄 발화 패턴 테스트

그림 5.3은 엉덩관절 폄의 적절한 발화 패턴을 보여준다. 정상적 근육 활성 순서는 다음과 같다:

1. 큰볼기근
2. 햄스트링
3. 반대 쪽 허리 폄근들
4. 같은 쪽 허리 폄근들
5. 반대 쪽 등허리 폄근들
6. 같은 쪽 등허리 폄근들

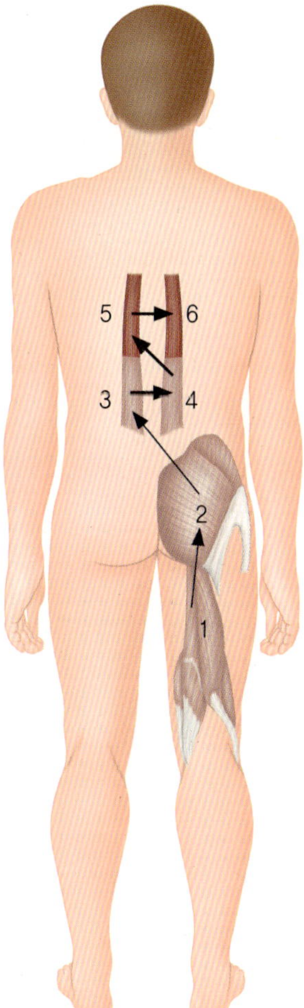

근육 활성 순서

1.	햄스트링	보통 1. 2. 중 어느 한 쪽이
2.	큰볼기근	먼저 활성화 될 수 있다
3.	반대 쪽 허리 폄근들	
4.	같은 쪽 허리 폄근들	
5.	반대 쪽 등허리 폄근들	
6.	같은 쪽 등허리 폄근들	

그림 5.3 : 힙 폄 발화 패턴

힙 폄 발화 패턴 테스트는 적용 방식이 독특하다. 당신 자신을 엔진 안에 여섯 개의 실린더가 있는 차라고 생각하자: 기본적으로 그것이 바로 당신의 몸이다 – 하나의 엔진. 엔진은 어떤 방식의 발화를 하고 있으며 몸도 그렇다. 예를 들어, 차의 엔진은 각각의 실린더들이 1-2-3-4-5-6의 순서대로 발화하지 않을 것이다; 미리-정해진 최적 순서로 발화될 것이다, 예를 들어, 1-3-5-6-4-2. 만약 자동차 서비스를 가서, 정비사가 선두 두 개를 잘못된 순서로 맞추었다고 할 경우, 엔진은 여전히 작동할 것이지만 효율적이지는 않을 것이다; 더욱이, 나중에 망가질 것이다. 우리의 몸체 또한 다르지 않다: 우리의 경우에서, 특별히 활동적이지만 잘못된 발화되는 기능장애일 경우, 우리의 몸체 또한 망가질 것이어서, 결과적으로 통증을 일으킨다.

순서 1

치료사는 손가락 끝들을 환자의 좌측 햄스트링과 좌측 Gmax에 가볍게 대고 (그림 5.4(a)와 (b)), 환자에게 좌측 다리를 치료대에서 5cm 들어올리라고 말한다 (그림 5.4(c)). 치료사는 어떤 근육이 먼저 발화하는 가를 찾은 다음, 이 첫 번째 순서 결과를 테이블 5.1에 기록한다.

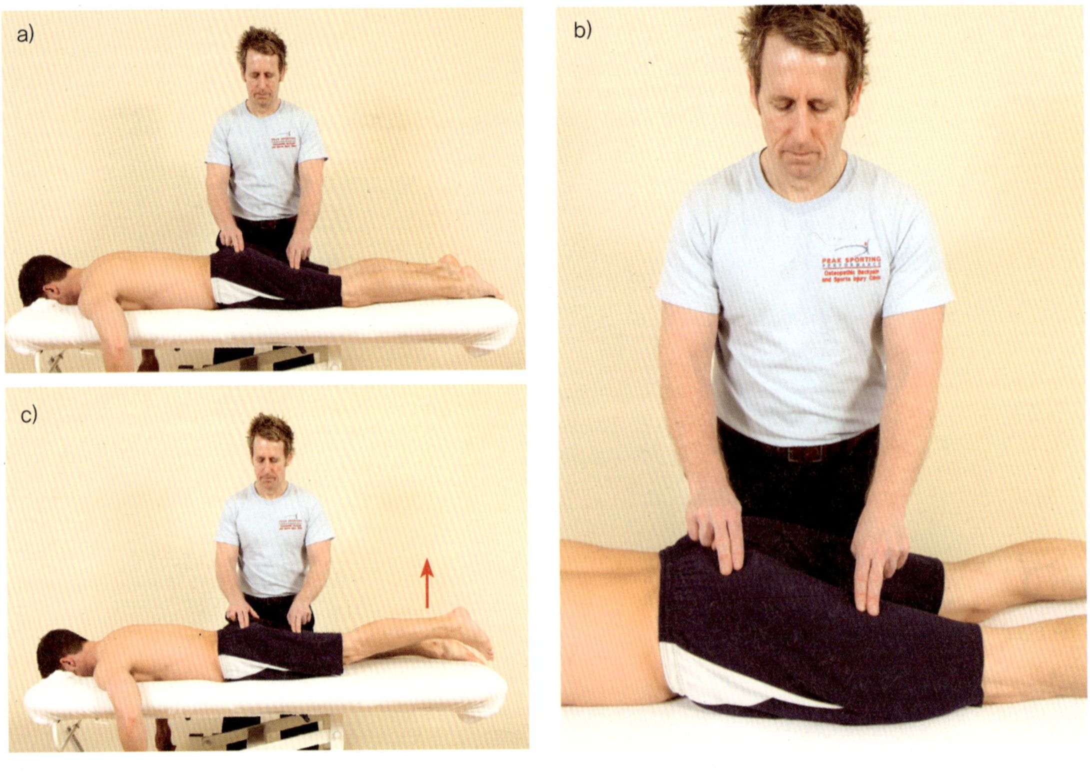

그림 5.4 : 힙 폄 발화 패턴 –순서 1: (a) 치료사는 환자의 좌측 햄스트링과 큰볼기근을 가볍게 촉진한다; (b) 확대한 치료사의 손 자세; (c) 환자는 좌측 다리를 치료대에서 들어올린다

순서 2

치료사는 엄지들을 환자의 좌우 척추세움근에 가볍게 대고, 환자에게 좌측 다리를 치료대에서 5cm 들어 올리라고 시킨다, (그림 5.5(a)와 (b)). 치료사는 어느 쪽 세움근이 먼저 발화하는 가를 찾아서 기록한다.

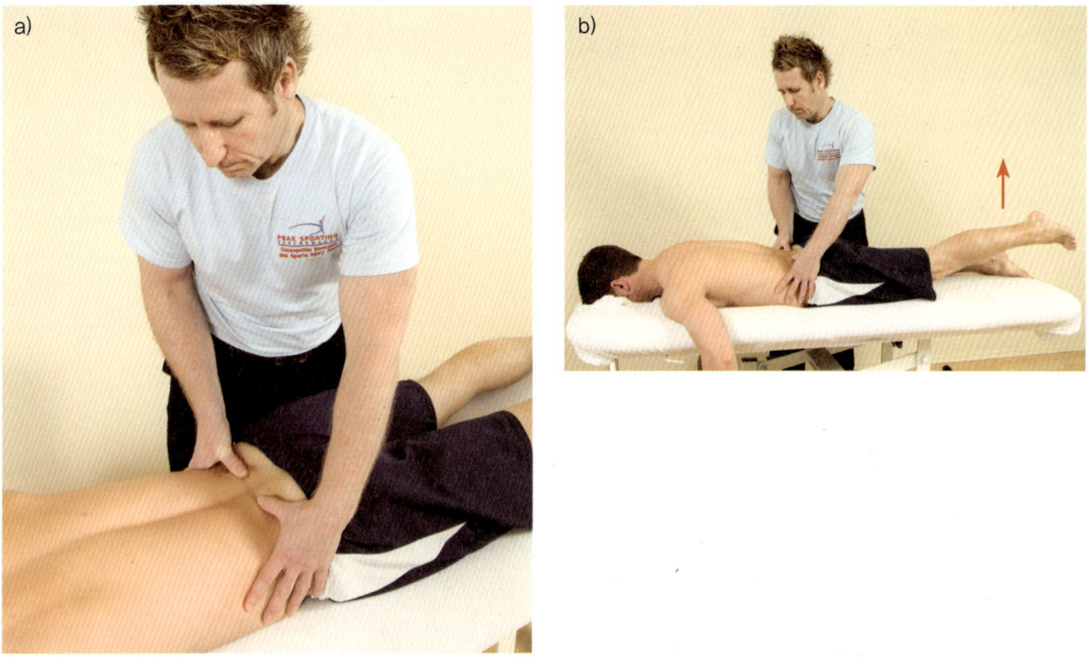

그림 5.5 : 힙 폄 발화 패턴 –순서 2: (a) 치료사는 환자의 척추 세움근들에 가볍게 촉진한다; (b) 환자는 좌측 다리를 치료대에서 들어올린다

	첫째	둘째	셋째	넷째
큰볼기근	○	○	○	○
햄스트링	○	○	○	○
반대 쪽 척추 세움근	○	○	○	○
같은 쪽 척추 세움근	○	○	○	○

테이블 5.1: 힙 폄 발화 패턴 – 좌측

	첫째	둘째	셋째	넷째
큰볼기근	○	○	○	○
햄스트링	○	○	○	○
반대 쪽 척추 세움근	○	○	○	○
같은 쪽 척추 세움근	○	○	○	○

테이블 5.2 : 힙 폄 발화 패턴 – 우측

순서 1과 2를 우측 다리에서 반복하고 그 결과를 테이블 5.2에 기록해라. 이것을 함으로써, 치료사는 근육들이 제대로 발화하는 지를 알 수 있다. 발화 패턴은 다음과 같아야만 한다: (1) 큰볼기근; (2) 햄스트링; (3) 반대 쪽 허리 폄근들; (4) 같은 쪽 허리 폄근들.

순서 1에서 촉진할 때, 큰볼기근이 먼저 발화될 경우, 이것이 적절하다고 안전하게 말 할 수 있다. 똑같은 것이 순서 2에서 적용된다: 만약 반대 쪽 척추세움근들이 먼저 발화될 경우, 이 또한 올바른 순서이다.

그러나, 그 순서에 있어서 햄스트링이 넘버 1이거나, 같은 쪽 척추세움근들이 넘버 1이고, 큰볼기근의 수축이 느껴지지 않을 경우, 이것이 잘못된 발화 패턴이라고 추정할 수 있다. 만약 잘못된 발화 기능이상이 교정되지 않을 경우, 우리 몸(엔진)은 망가지기 시작할 것이고 기능이상 보상 패턴이 생겨날 것이다.

내 경험에서, 내가 찾은 것은 수 많은 환자들에게서, 햄스트링과 같은 쪽 척추세움근들이 일반적으로 먼저 수축되고 Gmax가 순서에서 네 번째라는 것이다. 이러한 경우에서 척추세움근들과 햄스트링은 폄 움직임에서 힘을 보조하는 우세한 근육들이 될 것이다. 이것은 골반의 과도한 전방 기울기와 그 결과로의 척추과도전만을 일으킬 것인데, 그것은 요추 면관절들의 염증을 만들 수 있다. 잘못된 발화 순서를 교정하기 위해서 우리는 단축되고 긴장된 조직을 치료하고 정상화 시키기 위한 MET와 근육 근막 기법의 사용 및 근육 길이 검사에 관한 8장을 볼 필요가 있다.
근육들 5와 6에 관한 발화 패턴들이 이 장에서 논의되지 않은 것을 주목해라. 그 이유는 근육들 1-4의 올바른 발화 순서가 세워졌다는 것을 확인할 필요가 있기 때문이다. 또한 나는 근육 1-4 발화 순서가 교정되었을 때, 근육 5와 6의 발화 패턴이 일반적으로 자기-교정되고 정상적 발화 패턴 순서를 따르기 쉽기 다는 것을 알았다.

사례 연구 (Case Study)

나는 운이 좋게도 여러 해 동안 옥스퍼드대학 보트 클럽을 돌보는 스포츠 정골사로 있었다. 특히 캠브리지대학과의 연례 보트 경주를 준비했었다. 거기서 있는 동안 나는 아주 많은 선수들을 평가하고 치료했었다. 스포츠 부상 클리닉에서 선수들이 보이는 가장 흔한 불편함은 허리 통증이었다. 이런 타입의 통증은 면관절 증후군, 요추 디스크 팽창, 엉덩허리인대 염좌, 뭇갈래근 염좌 등을 포함하는 여러 병적 측면들을 포함할 수 있다.

통증이 있는 부위를 서둘러 치료하기 전에, 물리치료사는 자신에게 다음의 질문을 물어 보아야만 한다: 환자의 통증이 하나의 "증상"인가, 아니면 그 통증이 실제 "원인"인가? 롤핑 기법의 창시자인 Ida Rolf박사는 말한다: "통증이 있다고 생각한 곳에 문제가 있지 않다." 나는 내 환자들을 평가할 때 이 말을 진정으로 믿고 있다.

조정 선수단과 처음 이야기하는 동안, 내가 묻는 질문 중의 하나는 다음과 같다: “누가 허리가 아픈가?” 반응은 일반적으로 상당히 일관성을 갖고 있다: 대략 전체 선수단의 30-40%가 그렇다고 말하는데, 전년과 비슷한 수치이다. 30-40%중에서, 허리 통증을 보이고 있는 선수들의 최소한 50-60%에서, Gmax가 그들이 느끼는 증상의 주된 주범이다.

솔직히, 나는 Gmax를 포함하고 있는 약간의 문제가 되는 주된 원인을 가진 허리 통증의 많은 특정한 사례들을 말 할 수 있다. 만약 그러나 이 책에서, 나는 특히 한 환자의 사례 연구에 초점을 둘 것인데, 나는 그를 Mr. Fit라고 부르겠다.

Mr. Fit는 24살의 엘리트 선수로서 올림픽 수준의 경쟁력을 갖고 있어서, 그의 조정 기법은 분명히 결점이 없었다; 이것이 정말 문제였는데, 조정 코치들이 그들의 일을 올바르게 수행했기 때문이다. Mr. Fit가 기억하는 한, “긴장된” 햄스트링과 허리 통증의 문제가 항상 있어왔다. 그가 조정에 더 능동적일수록, 허리 통증과 긴장된 햄스트링을 느끼는 것이 심해졌다. 그는 나에게 말하기를 그는 항상 매일 햄스트링을 스트레칭 했지만, 이 근육들의 길이에 어떤 진전을 보지 못했다고 했는데, 오래 한 것에 상관이 없었다.

대부분의 조정선수들은 내부 코어 체력을 조장하고 팀이 추구하는 조정의 어떤 원칙에서 효율적인 팀 멤버가 되는 것에 요구되는 안정성을 조장하는 것을 돕기 위해서 종종 맨몸 운동들과 중량을 사용해서 훈련을 할 것이다. 이런 종류의 트레이닝은 그들의 프로그램 안에 정기적으로 스케줄이 잡혀있고 그 운동선수들의 발전을 위해서 일반적으로 매우 긍정적이다. 그럼에도 불구하고, 어떤 경우에서 조정선수들이 어김없이 따르는 그 특정 트레이닝은 그들의 전반적인 웰빙에 해를 줄 수 있으며 그들의 조정 경력에서 나중에 통증의 전조가 될 수 있다.

정골의사가 되기 전에, 나는 영국 육군에서 신체 트레이너였었다. 그래서 나는 운동선수들의 신체적 요구사항들을 충족시키고 트레이닝 하는데 매우 경험이 많았다. 육군에 있었던 동안, 나는 많은 부상을 보아왔는데, 내가 느끼기에 그것들은 부정확한 트레이닝 결과인 것 같았다; 군대의 사고방식은 당신에게 점프하라고 시키면, 당신은 그냥 해야만 하는데, 그 이유는 당신이 무엇을 하라고 말을 들은 것에 의문을 가지면 안 되기 때문이다. 나는 그런 것들이 요즈음은 다르다고 즐겁게 말한다. 그리고 이제 트레이닝 프로그램은 지난 10년 동안 발전을 해왔고, 부상을 당하는 병사들과 운동선수들은 감소되었다.

운동 전력

Mr. Fit와의 면담에서 특수한 질문을 통해서 분명해진 것은, 수 년 동안 그가 심하게 웨이트-트레이닝 프로그램을 받아 왔는데 그것은 많은 깊은 스쿼트, 데드-리프트, 및 메디신 볼을 사용한 싯-업에 초점을 둔 것이었다.

Mr. Fit에게 그의 운동 시간 동안 그가 하고 있는 운동들의 약간을 해 보이라고 시켰다; 특히 스쿼트, 데드-리프트, 및 런지를 하는 기법을 보려고 시켰다. 너무 자세히 가지 않고서, Mr. Fit가 스쿼트와 런지를 수행할 때, 무릎들이 운동의 편심 동작 에서 안쪽으로 변위 하는 것이 보였고, 그리고 전반적인 움직임이 불안정하게 보였다. 그 운동선수의 햄스트링 안에서 느껴진 긴장으로 인해서, 그가 데드-리프트를 시연할 때, 그의 ROM은 매우 제한되어 있었다. 그는 요추를 중립으로 유지하지 못하고 허리를 둥그렇게 만들고 있는 것이 관찰되었는데, 그것은 이 운동을 통한 움직임의 대부분이 다른 어떤 근육들을 거의 사용하지 않고 허리를 사용하고 있는 것을 뜻한다.

Mr. Fit이 매일 하고 있는 싯-업은 그의 엉덩허리근을 과도하게 활성화 시키고 있었다: 엉덩허리근은 싯-업에서 주된 일차적 동력원이므로, 이것은 좋은 복부 운동이 아니다. 그는 물리치료사에게서 허리 통증을 막기 위해서 싯-업을 하라는 조언을 들었는데, 그 치료사는 그것이 “좋은 코어 운동”이라고 말했었다. 그러나 그 운동은 사실상 시간이 가면 엉덩허리근을 만성적으로 단축되고 긴장되게 만드는 것이다. 싯-업이 좋은 코어 운동이라는 그 물리치료사의 말에 강력히 동의를 할 수 없어서, Mr. Fit에게 이 운동을 계속할 경우 그의 허리 통증이 계속되는 원인을 갖고 잇는 것이라고 말했다. 그 때부터 죽 Mr. Fit는 싯-업을 그만두고 내가 그에게 보여준 대체 운동들을 하기 시작했다.

검사

Mr. Fit의 자세는 허리 부위에서 매우 척추전만을 보이는데, 골반의 양측성 전방 기울기를 보였다; 통증은 허리 중앙인 대략 L5/S1 부위에 국한되어 있었다. 검사에서 다음 근육들이 단축된 자세에 있었고 차후에 긴장되어 있다고 간주될 것들이다.

- 엉덩허리근
- 넙다리곧은근
- 모음근들
- 허리 척추세움근들
- 허리네모근

그림 5.6은 특정 근육들이 수축할 때를 보여주는데, 볼기뼈는 전방으로 돌아갈 것인데, 그것은 차후에 전방 기울기와 허리 척추전만을 일으킬 것이다.

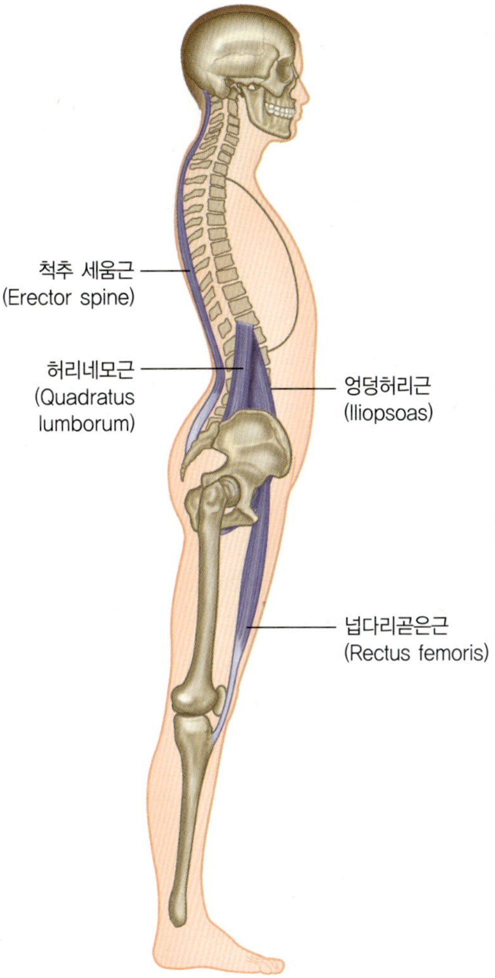

그림 5.6 : 척추과도전만 자세와 관련 근육

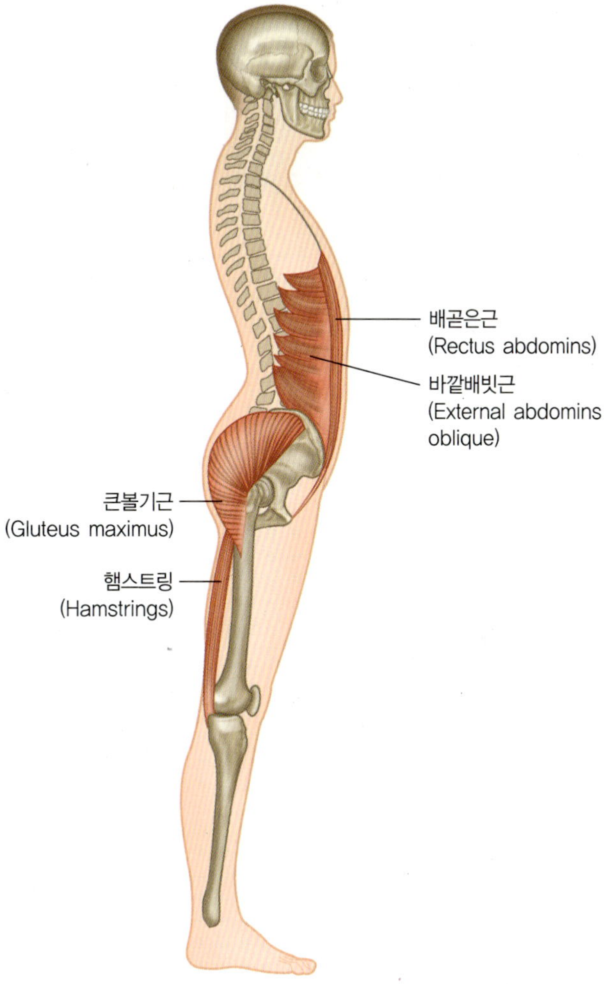

그림 5.7 : 볼기뼈의 후방 기울기 또는 후방 회전에 관련된 근육들

나는 8장에 있는 위의 목록 안의 근육들에 (그리고 특히 엉덩허리근에) 초점을 더 둘 것인데, 내 생각에 이러한 긴장된 근육 그룹들이 많은 허리 통증에 책임이 있기 때문이다. 지금은, 우리가 이 변경된 자세를 가질 때 그림 5.7에 있는 길항근들에 무슨 일이 생기는 가를 보기를 원한다.

그림 5.6의 자세는 허리 척추전만과 함께한 전방 기울기를 보여 준다; 그림 5.7에 열거된 근육들은, 볼기뼈를 후방으로 회전시킬 뿐만 아니라 요추를 굽혀지게 만들어서, 그 골반을 다시 중립 자세로 옮겨줄 책임이 있는 것들이다. 그러나, 증가된 전방 기울기와 척추전만 때문에, 그림 5.7에 열거된 그 근육들은 (볼기근들, 복근들) 신장된 자세로 가도록 힘을 받는다. 그래서 이 근육들은 보상성 결과로서 약해지게 될 수 있는데, 단축된 자세로 유지되고 있는 반대 쪽 근육들로 (엉덩허리근, 넙다리곧은근, 및 허리 척추세움근) 인한 신경학적 억제 때문이다.

큰볼기근 발화 패턴 평가

다음으로 내 평가 기준 안에서 나는 Mr. Fit Gmax 기능성 잠재력을 평가하려고 하는데, 이것은 보트를 효율적으로 추진시키는 것을 돕는 주된 노를 젓는 근육이기 때문이다. 내가 그에게 힙 폄 발화 패턴 테스트를 수행했을 때 (그림 5.3을 보라), 그는 "모든 실린더에서 잘못된 발화"를 하고 있었다, 이러한 표현을 사용한 것에 죄송한 마음이다, 그러나 그는 그랬었다. 그는 햄스트링 그리고 같은 쪽 요추에서 매우 우세해서 Gmax는 실질적으로 "잠을 자고" 있었고 내가 느끼기에 그것은 스위치가 꺼져있는 듯이 동면을 하고 있는 곰과 같았다.

치료

Mr. Fit를 위한 내 치료 프로토콜은 이 책의 각 장들 안에서 기본적으로 기술된 하나의 플랜을 따르는 것이다; 치료 및 재활 세션을 정기적으로 실행하고 곧 있을 장들에서 보여지고 논의될 운동과 교정 처치를 도입했다. 정말로, 이 전체 책은 Mr. Fit의 치료 계획을 기반으로 쓰여졌다고 말할 수도 있는데. 이 특별한 사례 연구를 당신인 독자에게, 기능이상인 패턴들의 이해와 치료사로서 우리가 올바르게 재활을 수행하기 위해서 그 상자 바깥에서 생각할 필요가 있는 방식을 주려는데 초점을 둔 것이다. (Mr. Fit의 사례에서, 나는 다음을 기쁜 마음으로 보고한다: 내 치료 체계는 그의 허리 통증과 햄스트링 문제를 성공적으로 해결해 주었고, 이러한 제한을 벗어나게 해서 경쟁력 있는 조정선수를 계속하게 해 주었다.)

곧 있을 장들의 각각을 주의 깊게 읽은 다음, 이 사례 연구와 치료 계획에 관한 자신만의 결론을 세웠으면 한다. 다음에 있는 것들을 생각해 보아라; 감별 진단과 가설 그리고 나의 최종 결론과 증상과 내재 문제를, 단지 경감시키는 것이 아닌, 그것을 고치기 위한 각기 치료에 접근하는 방식들이다. 이런 것들을 하지 않을 경우, 증상들을 악화시킬 수 있고 나중에 더 많은 문제들을 만들 수 있다.

결론 (Conclusion)

다가오는 장들의 각각을 읽는 동안 내가 바라는 것은 직소 퍼즐의 또 하나의 조각들이 자리를 찾아가서, 12장에 위치해 있는 마지막 조각을 맞추면서 모든 것이 명백해 질 것이다. 당신이 어떤 항목을 읽을 때 당신은 때때로 내 사고 과정에 의문이 들거나 동의 할 것이라고 나는 확신한다; 그러나 결국, 잘 이해하게 될 것이다. 게다가, 나는 당신에게 사고를 위한 양식을 제공해서 전체로서 인체에 관해서 생각하기 시작하며 슬링 및 사슬 그리고 기능이상 패턴들에 익숙하게 될 것이라고 생각한다. 그 때 당신은 환자들/고객들을 완전히 재활시키기 위한 특수 운동과 여러 종류의 처치를 자신 있게 사용할 수 있을 것이다. 특정한 결론에 도달하고 치료 동작 과정을 결정하기 위해서 나의 사고 과정과 임상적 추론을 이해하려고 노력을 해라, 그것이 내가 필요하다고 느끼는 것이다.

위의 Mr. Fit를 위한 사례 연구는 스포츠 부상 클리닉에서 만날 수 있는 많은 가능성이 있는 다양한 상황들의 단지 하나의 예이다. 테이블 5.3의 좌측 열은 운동선수들, 비-운동선수 환자들이 갖고 있을 수 있는 통증 및 기능이상의 약간의 흔한 예들이다; 그들의 현재 증상들에 관한 잠재적 소견들이 테이블 우측 열에 보여진다.

<table>
<tr><th>다음을 보이는 운동선수</th><th>그것이 의미하는 것</th><th>추정 소견</th></tr>
<tr><td>긴장된/아픈 햄스트링 또는 허리 척추주위 근육들</td><td rowspan="3">잘못된 후방 체인 근육 활성 패턴</td><td rowspan="3">큰볼기근 약화 또는 같은 쪽에서 지연된 타이밍</td></tr>
<tr><td>다리로 전방 또는 상방으로 불충분한 파워 발생</td></tr>
<tr><td>달릴 때 골반 자세이 떨어진다</td></tr>
<tr><td>긴장된/아픈 큰모음근
(안쪽 허벅지)
비대칭 몸 지향성</td><td rowspan="3">잘못된 힙 폄 패턴: 힙을 펴기 위해서 큰모음근이 과도하게 사용되고 있다.</td><td rowspan="3">같은 쪽에서 줄어든 큰볼기근 기능</td></tr>
<tr><td>비대칭 몸 지향성</td></tr>
<tr><td>좌우측 비대칭 균형</td></tr>
<tr><td>과도하게 긴장된 넓은등근
(많이 사용하는 팔이 종종 다른 것보다 약간 덜 유연하다는 것을 기억해라)</td><td>잘못된 후방 사선 슬링</td><td>반대 쪽에서 줄어든 큰볼기근 기능</td></tr>
</table>

테이블 5.3 : Gmax 요약 (원천: Elphinston 2013)

6 중간볼기근의 기능성 해부학
(Functional Anatomy of the Gluteus Medius)

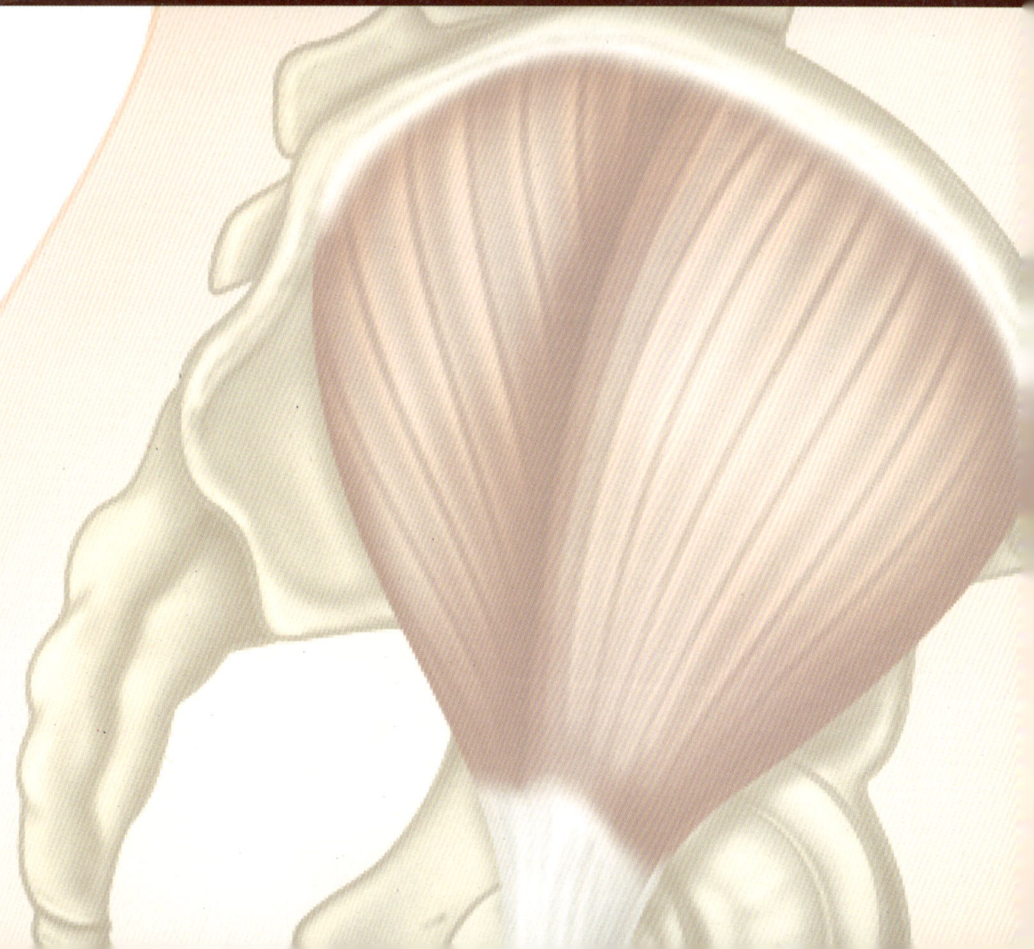

중간볼기근 (Gmed) 해부학

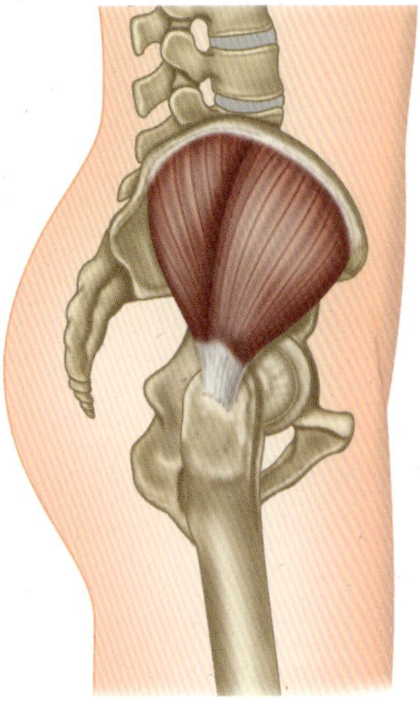

기시
엉덩뼈 바깥면, 엉덩뼈 능선의 아래쪽, 뒤볼기선과 앞볼기선 사이.

종지
넙다리뼈 큰돌기의 가쪽면에 있는 비스듬한 능선

동작
상부 섬유들: 엉덩관절의 외회전과 벌림 보조
전방 섬유들: 엉덩관절의 내회전과 굽힘 보조.
후방 섬유들: 엉덩관절의 외회전과 폄

신경
위볼기신경 (L4, L5, S1)

그림 6.1 : 중간볼기근의 기시, 종지, 동작, 및 신경지배

중간볼기근의 기능 (Function of the Gmed)

3장에서 설명한 것처럼, Gmed는 보행 주기에서 두드러지게 사용되는데, 특히 지면과 처음 접촉하는 동안 그리고 입각이기에서다. 넓은 의미로, Gmed는 A 지점에서 B 지점으로 걷은 동안 골반의 자세를 유지하는 책임이 있다.

Gmed는 환자가 보일 수 있는 모든 달리기 부상에서 평가해야만 한다. 많은 운동선수들은 하지와 몸통에 과도 사용 달리기 종류의 부상으로 내 클리닉을 찾는다. 그들 대부분은 잘못된 Gmed기능을 갖고 있다. 이 근육에 대한 체력과 조절은 가장 중요한 전반적 구성성분으로, 생체역학적으로 효율적인 달리기 패턴을 이루는데 중요하다. 달리기 동안 당신은 언제나 완전히 공중에 있거나 아니면 역동적으로 한 다리로 균형을 잡고 있는 것을 고려할 때 놀라운 일이 아니다. 모든 물리치료사들은 Gmed 기능을 평가하고 회복시킬 수 있어야만 한다.

Gmed의 해부를 자세히 살펴보자: 근육은 엉덩뼈 능선의 전체 길이를 따라, 앞뒤 볼기선들 사이의 바깥 엉덩뼈에, 볼기근막에, TFL의 후방 경계에, 그리고 위를 덮고 있는 ITB에 부착되어 있다. Gmed는 세 개의 명백한 부분들로 나뉘어져 있다- 전방, 중간, 후방- 그들은 총체적으로 넙다리뼈 큰돌기를 둘러 싸고, 그것으로 종지하는 넓게 결합된 건을 형성한다. 더 수직으로 있는 Gmed의 전방과 중간 부분은 보다 수평으로 있는 후방 부분보다 힙을 벌리는데 좋은 위치에 있는 것처럼 보인다.

Gmed가 내회전 또는 외회전 동안 어디에서 일차적으로 활성화 되느냐에 관한 많은 논쟁이 있어왔다. 2003년 Ireland등의 연구에서 보여주는 것은 슬개넙다리 통증을 갖고 있는 여성 실험 대상들에게서 대조군에 비해서 힙 벌림과 외회전이 상당히 약하다는 것을 보여준다. 이 외회전의 약함은 Gmed 기능이상에 기인한다. 대조적으로, Earl(2005)가 관찰 한 것은, 벌림과 내회전이 조합에 관련된 과업에서 Gmed의 높은 활성을 보이는 것이다.

위에서 언급한 대로, Gmed는 그것의 구조 안에 전방 성분뿐만 아니라 후방 섬유들을 갖고 있다; 치료사로서 우리가 관심이 있는 것은 후방 섬유들이다. Gmed 후방 섬유들은 Gmax와 함께 일을 하며, 이 근육들은 힙이 외회전으로 가는 자세를 조절하는데, 그것은 보행 주기가 시작되는 동안 힙, 무릎, 및 하지의 정렬을 돕는다.

하나의 예로, 치료사가 관찰을 하고 있는 동안 환자에게 걸으라고 시키는 것을 생각해 보자. 그 환자가 주기의 초기 접촉 단계에서 체중을 좌측 다리로 둘 때, Gmed는 하지의 안정 기전을 위해서 부분적으로 책임을 가진다; 또한 이것은 하지의 전반적인 정렬을 보조할 것이다. 환자가 보행 주기를 계속해서, 이제 입각기로 들어선다. 이 단계에서 Gmed는 우측 힙을 벌리는 책임을 지는데, 그 다음 그것은 좌측보다 약간 더 높이 들어올려지기 시작하는 것을 볼 수 있다. 이 과정은 매우 중요한데, 그것이 보행의 유각기 동안 우측 다리를 흔들게 해 주기 때문이다.

좌측 Gmed에 몇몇 약화가 있을 경우, 인체는 보행 주기 동안 두 가지 방법 안에서 보상을 할 것이다: 골반이 스탠스 나리의 반대 쪽에서 밑으로 기울어져서 (이 경우에서 우측으로) 트렌델렌브르크 패턴의 보행을 보이거나 (그림 6.2(a)); 아니면 보상성 트렌델렌브르크 패턴을 채택해서, 환자는 전체 몸통을 약간 힙 쪽으로 과도하게 이동시키는 것을 볼 수 있을 것이다 (그림 6.2(b)).

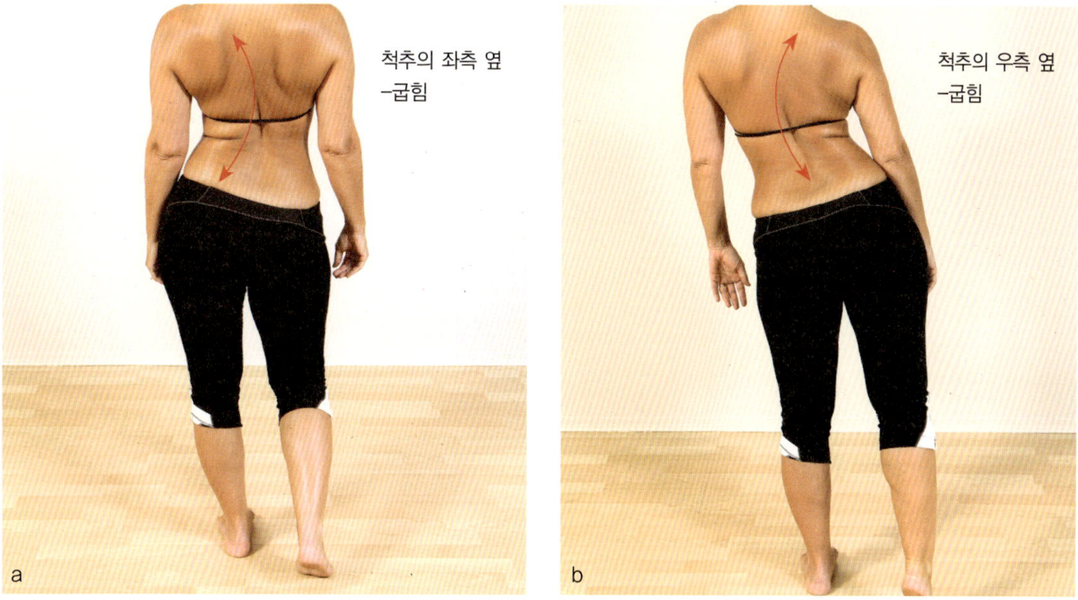

그림 6.2 : (a) 트렌델렌브르크 보행; (b) 보상성 트렌델렌브르크 보행

한 다리로 설 때, 우리는 가쪽 슬링을 활성화 시키는데, 그것은 Gmed, Gmin, 같은 쪽 모음근들, 및 반대 쪽 QL로 구성되어 있다 (그림 6.3). 전에 설명한대로, 약화를 보일 경우, 이것은 보상 과정으로 인한 다른 근육들 내의 과도활성의 결과이다. Gmed(후방 섬유들)의 약화를 보이는 환자들은 모음근들 그리고 TFL과의 연계를 통한 ITB의 과도활성을 갖는 경향이 있다; 또한 Gmed 후방 섬유들이 약하다고 여겨질 경우, 궁둥구멍근의 과도활성을 가질 수 있다.

Gmed는 역동적인 골반 안정에 대한 열쇠이다. 경험상 잘못된 역동성 골반 안정을 가진 달리기선수들은 발을 내딛는 거리가 줄어들 것이고 접촉 시 지면 반작용을 줄이기 위해서 보다 발을 끌며 걷는 패턴을 채택하므로, 골반 자세를 유지하는데 필요한 근육 조절 양을 줄인다.

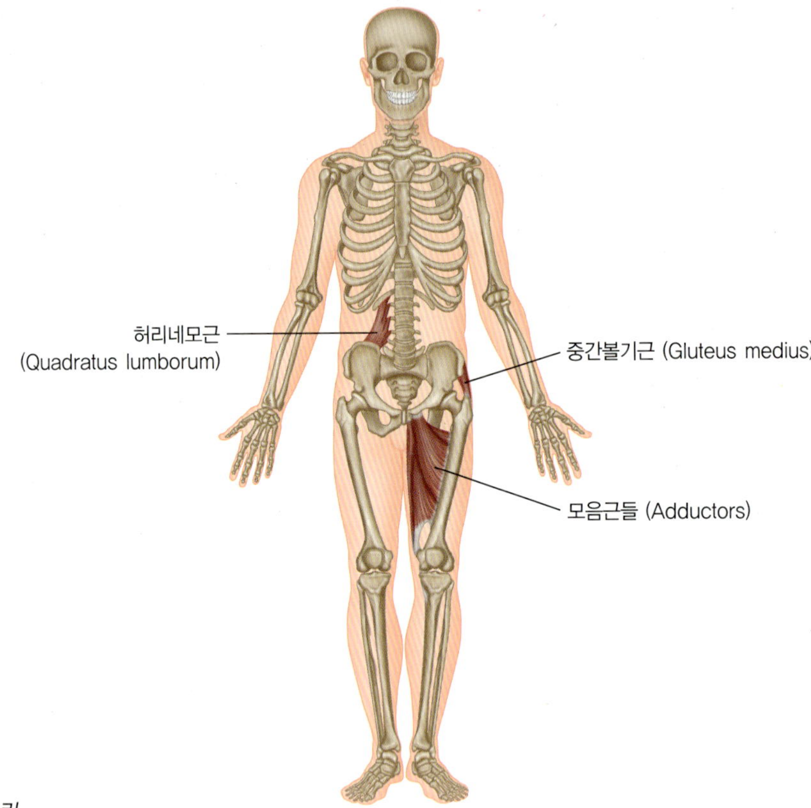

그림 6.3 : 가쪽 슬링

Gmed 약화는 그 운동 사슬을 전체를 따라 영향을 줄 것이다. 발뒤꿈치-닿기부터 중간 입각기까지, Gmed의 약화는 다음을 만든다:

- 넙다리뼈의 과도한 모음 및 내회전;
- 무릎을 외반 자세로 또는 어쩌면 내번 자세로 이동시킨다;
- 하지(정강뼈)를 발의 자세에 비해서 안쪽으로 회전시킨다;
- 발의 안쪽면으로 체중을 더 두게 만든다;
- STJ의 증가된 엎침.

당신이 위의 Gmed 기능의 약화 결과에서 볼 수 있듯이, 운동선수는 몇몇 스포츠와 연관된 부상을 입을 계속적인 위험을 갖고 있어서 STJ의 증가된 및/또는 오래된 과도-엎침과 관련을 갖는데, 예를 들어, 안쪽 정강뼈 스트레스증후군 (정강스프린트), 발바닥근막염, 또는 아킬레스건염 들이다.

강한 큰볼기근과 중간볼기근은 안정된 무릎이다.

중간볼기근의 평가 (Assessment of the Gmed)

무릎 또는 하부 허리 통증을 갖고 있는 환자들을 볼 때마다, 내 평가 과정의 일부는 볼기근들 특히 Gmed의 힘을 확인하는 것을 포함한다. 이 섹션에서 나는 힙 벌림 발화 패턴 테스트를 논의할 것인데, 그것은 (Gmed를 포함한) 힙 벌림근들의 올바른 발화 순서를 정하는데 사용된다.

힙 벌림 발화 패턴 테스트

좌측의 발화 순서를 확인하기 위해서, 환자는 옆으로 누워서 양다리를 붙이고 좌측 다리를 위로 가게 둔다. 이 순서에서, 세 가지 근육들이 테스트될 것이다: Gmed, TFL, 및 QL. 치료사는 오른손을 가볍게 QL 위에 대고 촉진을 한다. 다음, Gmed와 TFL을 촉진하기 위해서, 치료사는 왼손가락들을 TFL에 그리고 엄지를 Gmed에 댄다, 그림 6.4(a)와 (b).

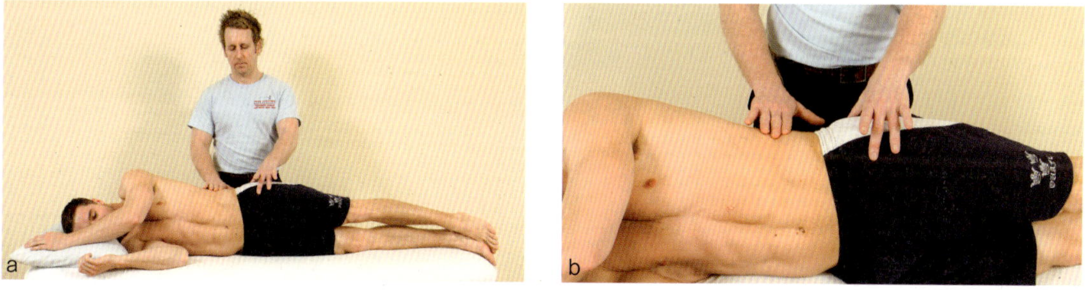

그림 6.4 : (a) 허리네모근, 중간볼기근, 및 넙다리근막긴장근의 촉진; (b) 확대된 손 자세

환자에게 좌측 다리를 우측다리에서 약 10cm 벌리라고 시킨다, 그 동안 치료사는 발화 순서를 기록한다 (그림 6.5). 어떤 보상성 또는 속이는(cheating) 동원이 있는 가를 확인하는 것이 중요하다. 이 테스트의 아이디어는 환자가 다음을 함이 없이 힙을 벌릴 수 있어야만 한다 (1) 골반의 좌측을 끌어당기는 것 (힙 끌어당김은 허리네모근을 활성화 시키고 있는 것을 의미한다), (2) 골반을 전방 기울기로 떨어뜨리는 것, 또는 (3) 골반을 뒤쪽으로(치료사 쪽으로) 기울어지게 하는 것.

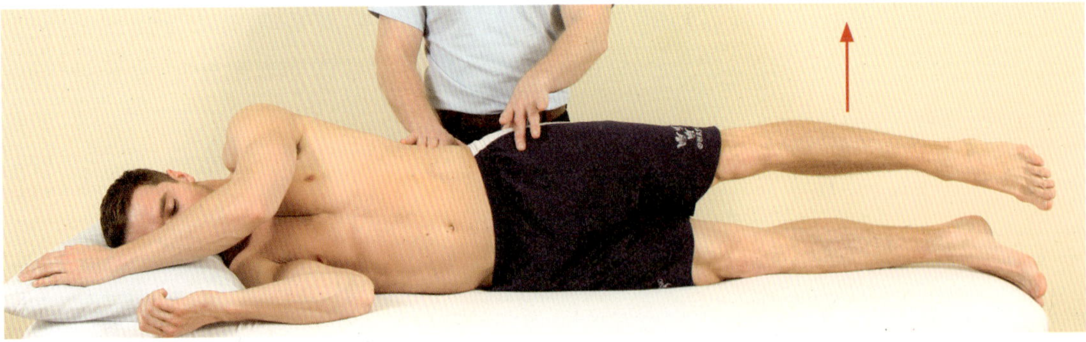

그림 6.5 : 환자가 좌측힙을 벌리는 동안, 치료사는 발화 순서를 기록한다

올바른 발화 순서는 Gmed, TFL, 마지막으로 약 25°의 골반 올리기에서 QL이어야만 한다. QL 또는 TFL이 먼저 발화될 경우, 이것은 잘못된 발화 순서를 나타내며, 순응적 단축을 만들 것이다.

일단 힙 벌림의 발화 순서를 확인했을 경우, 우리는 다음 단계를 결정해야만 한다. 대부분의 환자들은 체육관으로 가서 약한 Gmed를 강화시킬 필요가 있다고 느낄 것인데, 특히 그들이 Gmed가 약하다는 말을 들었을 때, 그리고 그들은 옆으로-누워서 벌림 운동을 많이 할 것이다. 외견상 약한 Gmed를 강화시키는데 있어서 어려움은 이 특별한 운동이 Gmed를 강화시키지 않는다는 것이다, 나는 아니다를 강조하는데, 특히 TFL과 QL이 우세한 벌림근일 경우에서 그렇다. 또한 궁둥구멍근이 관여될 것인데, 그것이 약한 벌림근이기 때문인데, 그것은 골반/엉치엉덩 기능이상을 일으킬 수 있고, 더 나아가 내재 문제들을 복잡하게 만든다.

그러므로 해답은 처음에 Gmed의 강화를 연기하고 단축되고/긴장된 모음근, TFL, 및 QL의 조직들에 초점을 두는 것이다. 이론상으로, 긴장된 조직들을 늘림으로써, 늘어나서 약해진 조직은 줄어들어서 자동적으로 그것의 힘을 되찾을 것이다. 오랜 시간 이후 (2주가 추천된다), Gmed가 그것의 힘을 되찾지 못할 경우, 이 근육을 위한 특정한 기능적 체력 운동들이 더해질 수 있다.

중간볼기근 전방/후방 섬유 강도 테스트

좌측 Gmed를 테스트하기 위해서, 환자는 옆으로 누워서, 좌측 다리가 위로 가게 한다. 치료사는 오른손으로 환자의 Gmed를 촉진하고, 환자에게 좌측 다리를 우측다리에서 위로 10cm 벌려 올리라고 시킨 다음, 시작하기 위해서 이 자세를 등척성으로 유지하고 있으라고 시킨다. 오른손을 환자의 무릎 가까이 놓고, 치료사는 다리를 누르는 힘을 가한다. 환자에게 그 압력에 저항하라고 시킨다 (그림 6.6); 그가 그렇게 할 수 있을 경우, Gmed는 정상이라고 분류된다.

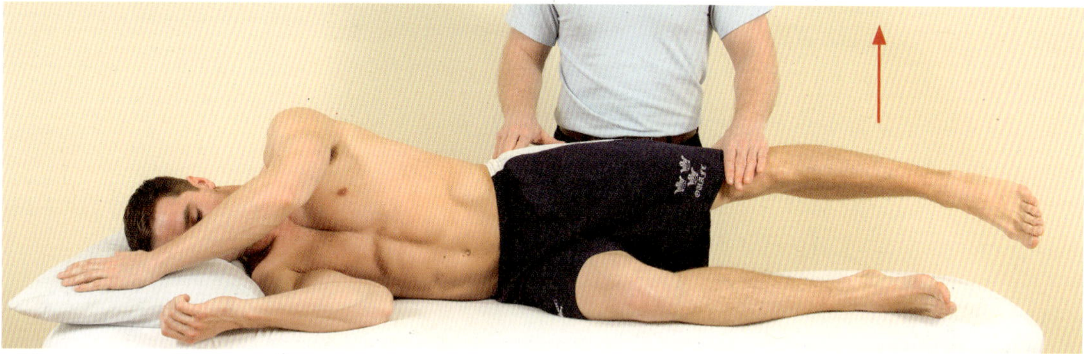

그림 6.6 : 치료사의 저항에 맞서서 환자는 좌측힙을 벌린다

중간볼기근 후방 섬유 강도 테스트

Gmed의 후방 섬유들에 더욱 더 중점을 두고 좌측을 테스트 하기 위해서, 치료사는 환자의 좌측 힙을 조절해서 약간 펴면서 외회전 시킨다 (그림 6.7). 치료사는 전처럼 아래쪽 힘을 가한다 (그림 6.8); 환자가 이 힘에 견딜 수가 있을 경우, Gmed 후방 섬유들은 정상이라고 분류된다. 힘이 아니라 근육 지구력을 평가하기를 원할 경우, 환자에게 벌린 다리를 그대로 둔 채로 적어도 30초 동안 이 자세를 유지하라고 시킨다.

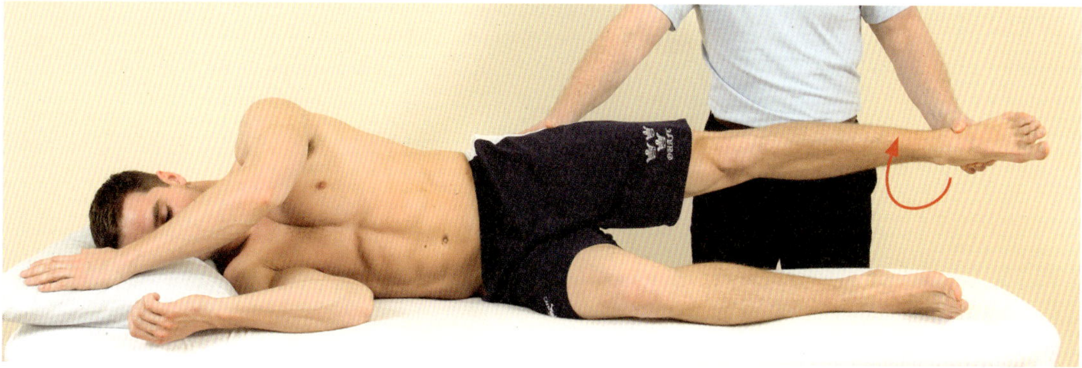

그림 6.7 : Gmed 후방 섬유를 강조하는 힙의 외회전

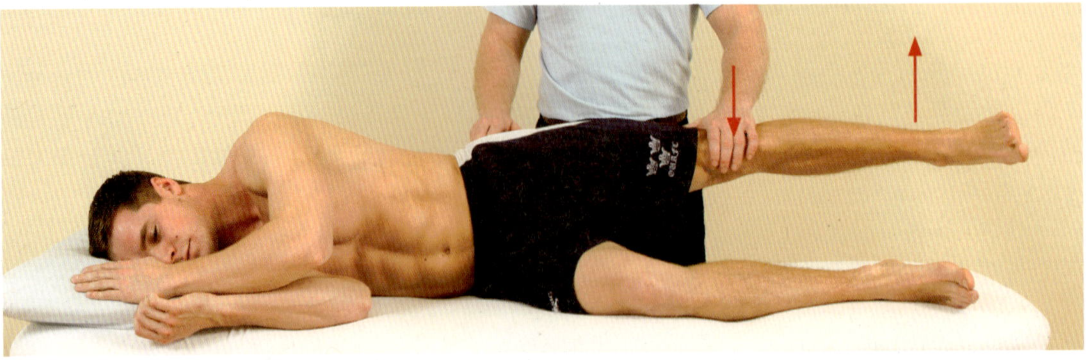

그림 6.8 : 환자가 힙을 벌리는 것에 맞서서 치료사는 하방 압력을 가한다.

테이블 6.1 (Gmax를 위한 5장의 테이블 5.3과 비슷하다) 에 제시된 정보는 당신에게 Gmed와 관련된 가능한 통증 및 기능이상 가능성을 구별하게 해 줄 것이다.

다음을 보이는 운동선수	그것이 의미하는 것	추정 소견
건들거리며 걷기 또는 진자 보행	잘못된 체중 지지 전략	Gmed 약화/타이밍 문제
긴장된 허리네모근 (몸통 옆 근육들)	보행에서 골반 위로 몸통을 수직으로 지향시키기 어려워, 몸통 옆 근육들의 과도사용을 요구한다.	Gmed 기능이상 (어느 한쪽)
긴장된 궁둥구멍근 (이상근)	더 큰 관상면 조절을 요구하는 체중 지지에 있어서 잘못된 골반 조절	Gmed 기능이상, 같은 쪽
긴장된 장경인대/가쪽 무릎 통증/무릎 덮개 통증	잘못된 힙 벌림 또는 힙 굽힘 전략	Gmed 또는 허리근 기능이상, 같은 쪽

테이블 6.1 Gmed 요약 (자료: Elphinston 2013)

7

근에너지 기법
(Muscle Energy Techniques)

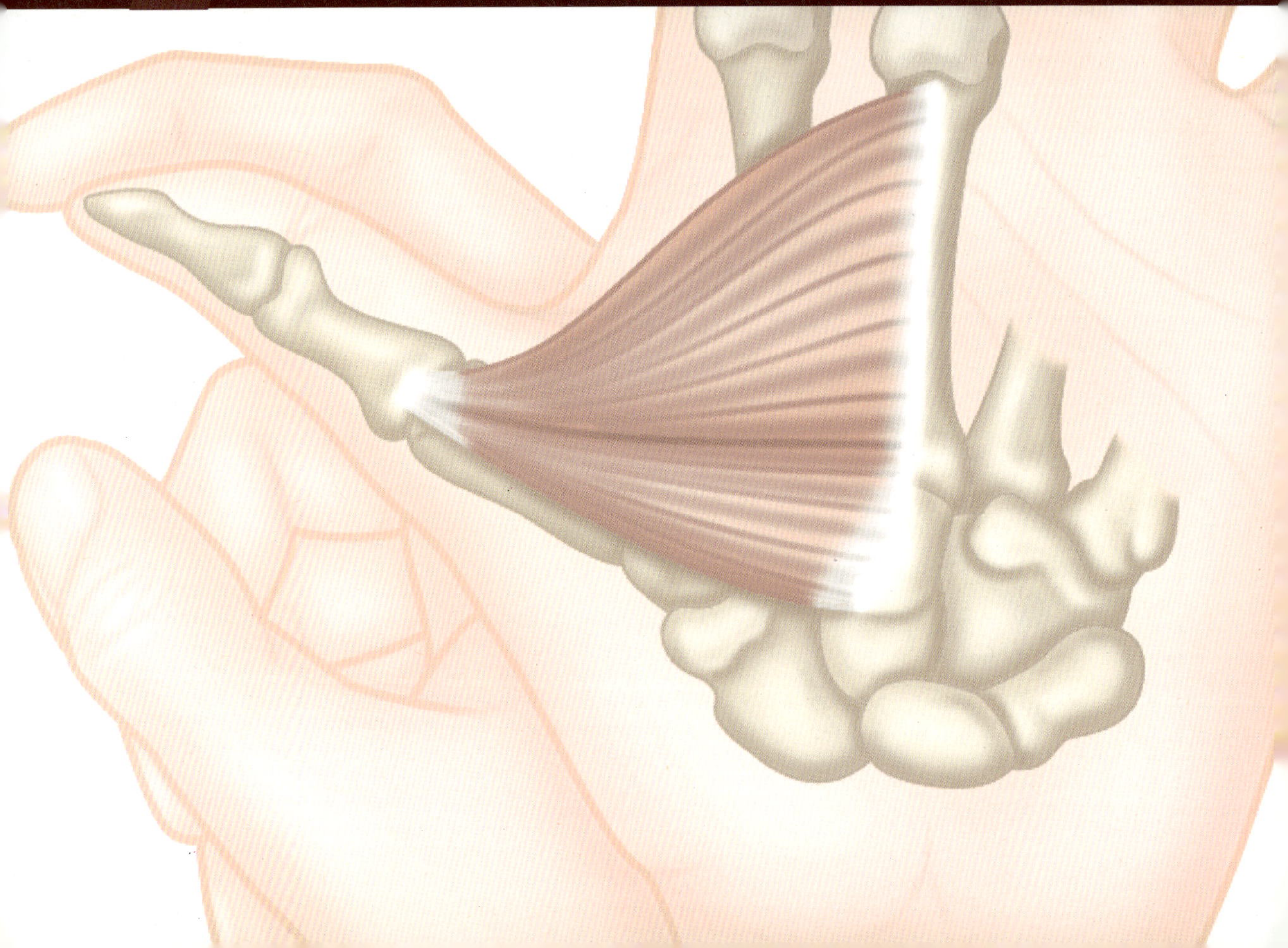

긴장된 길항근들을 늘림으로써 볼기근들을 최대로 활용하는 방법을 논의하고 있으므로, 나는 근에너지 기법(muscle energy technique; MET)의 역할을 설명할 필요가 있다. 그래야 이런 종류의 치료를 쓰는 시기와 이유를 잘 알게 될 것이다. 물리치료사들은 근육들을 풀어주고 이완시키기 위해서 가까이 사용할 수 있는 여러 기법들을 담은 도구 상자를 갖고 있다. 그것은 환자 인체가 치유 기전을 조장하게 도울 것이다. 1948년 Mitchell에 의해서 기술된 MET는 올바르게 사용될 경우, 환자의 웰빙에 커다란 영향을 가질 수 있는 하나의 도구이다. (독자는 MET에 대한 자세한 설명을 보려면 Gibbons(2012)를 참조해라.)

정의: *근에너지 기법(Muscle energy technique; MET)*은 정골요법의 도수 진단 및 치료의 한 형태로서 거기서 환자의 근육은 요구에 능동적으로, 정확히 조절된 자세에서, 어떤 특정한 방향에서, 그리고 확실히 시행된 저항력에 맞서서 사용된다.

MET는 환자가 처음 힘을 쓰고 치료사는 단지 그 과정을 용이하게 하는 그것의 적용에 있어서 독특하다. 일차적인 힘은 환자 연부조직들(근육들)의 수축에서 나오며, 그 다음 그것은 현재의 근육골격 기능이상을 보조하고 교정하기 위해서 활용된다. 이 치료 방식은 일반적으로 간접적이 아니라, 직접적인 형태의 기법으로 분류되는데, 그 이유는 조절된 자세에서, 특정한 방향에서, 그리고 일반적으로 치료사가 멀리서 만드는 대항력에 저항해서 근육의 힘이 사용되기 때문이다.

Mets의 이점 (Some of the Benefits of METs)

많은 학생들에게 MET의 개념을 가르칠 때, 내가 강조하는 이점들 중의 하나는 관절의 유연성을 개선하는 것이라기 보다 관절의 정상 범위 안에서 그것을 사용하는 것이다. 이것은 반직관적인 것처럼 들릴 수도 있다; 예를 들어, 환자가 목(목뼈)을 좌측으로 돌릴 수 있는 만큼 우측으로 돌릴 수 없을 경우, 그는 목뼈의 제한이 우측에서 있다. 목뼈의 정상적 회전 범위는 80°이지만, 환자가 오직 우측으로 70°만 돌릴 수 있다고 하자. 여기가 MET가 적용될 지점이다. MET를 긴장되고 제한된 근육들에 적용한 다음, 그 다음 목뼈는 80°까지 돌릴 수 있을 것이다 – 그 환자는 모든 노력을 했고 치료사인 당신은 목뼈가 우측으로 더 가도록 조장을 해왔다. 이제 당신은 그 관절 범위를 정상으로 개선시켰다. 이것은 엄격한 의미에서 스트레칭이 아니다 – 비록 전반적인 유연성이 개선됐다 하더라도, 그것은 정상 관절 범위라고 간주되는 범위까지만 도달한 것이다.

MET가 사용된 개념과 종류에 따라, 이 치료의 목적은 다음을 포함할 수 있다:

- 과긴장성 근육에서 정상 탄력 회복
- 약한 근육 강화
- 차후 스트레칭을 위한 근육 준비
- 관절 가동성 늘리기

과긴장성 근육에서 정상 탄력 회복

간단한 MET 과정을 통해서, 물리치료사로서 우리는 과긴장성 단축 근육들의 이완을 이루려고 노력을 한다. ROM이 제한된 한 관절을 생각할 경우, 그 때 과긴장성 구조들을 처음에 파악했다면, 우리는 그 조직들 내의 정상화를 이루는 것을 도울 기법들을 쓸 수 있다. 특정 종류의 마사지 처치 또한 이 이완 효과를 이루는 것을 도울 수 있으며, 일반적으로 MET가 마사지 처치와 함께 적용된다. 나는 개인적으로 동작과 함께 한 마사지가 물리치료사가 가질 수 있는 최상의 도구들 중의 하나라고 느낀다.

약한 근육 강화

MET는 약한 또는 탄력 없는 근육들의 강화에 사용될 수 있는데, 그 동안 환자는 신장 과정을 하기 전에 근육들을 수축하라고 요청을 받는다. 치료사는 MET를 수정할 수 있어야만 하는데, 약하다고 분류된 근육을 환자에게, 치료사가 가하는 저항에 맞서서, 수축하라고 시키는데, 그것의 타이밍은 바뀔 수 있다. 예를 들어, 환자에게 그들의 최대 잠재력의 20-30%를 사용해서 5-15초 동안 움직임에 저항하라고 시킬 수 있다. 그 다음 그들에게 그 과정을 5-8번 반복을 하라고 시키는데, 반복 사이에 10-15초 동안 쉰다. 환자의 퍼포먼스는 기록되고 시간을 두고 향상될 수 있다.

차후 스트레칭을 위한 근육 준비

몇몇 상황에서, 환자가 참여하고 있는 몇몇 스포츠는 그들이 관절들에서 갖고 있는 ROM의 크기에 의해서 결정될 것이다. 모든 사람들은 그들의 유연성을 증진시킬 수 있으며, MET는 이 목표를 이루는 것을 돕기 위해서 사용될 수 있다. MET의 초점이 한 관절의 정상적 ROM을 개선시키려고 노력하는 것임을 기억해라.

환자의 유연성을 정상적인 위치를 지나가게 개선하기를 원할 경우, 보다 공격적인 MET 접근법의 추천될 수 있다. 이것은 환자에게 그 근육의 표준인 잠재력의 10-20% 보다 약간 더 세게 수축하라고 시키는 것이다. 예를 들어, 우리는 환자에게 그 근육의 잠재력의 40-70%를 사용해서 수축하라고 시킬 수 있다. 이 증가된 수축은 더 많은 운동 단위체들이 발화하게 자극하는 것을 도울 것이며, 차례로 골지힘줄기관(GTO)의 증가된 자극을 만든다. 그 다음 이것은 그 근육을 더 이완시키는 효과를 가져서, 그것을 훨씬 더 늘어나게 해 줄 것이다. 어떤 방식이던지, 일단 MET가 치료 계획에 포함되었다면, 유연성 프로그램은 따라올 수 있다.

관절 가동성 늘리기

내가 근육 검사 코스를 가르칠 때 내가 즐겨 말하는 것은: "뻣뻣한 관절은 긴장된 근육이 될 수 있으며, 긴장된 근육은 뻣뻣한 관절이 될 수 있다." 확실히 이해하겠는가?

MET를 올바르게 사용할 때, 비록 당신이 근육들을 처음에 이완시키고 있더라도, 그것은 관절의 가동성을 증진시키기 위한 최선책들 중 하나이다. MET의 초점은 환자에게 근육들을 수축하라고 시키는 것이다; 이것은 차후에 이완 기간을 만들게 해서, 그 특정 관절 안에서 더욱 커진 ROM을 이룰 수 있게 해 준다.

METs의 생리학적 효과 (Physiological Effects of METs)

2장에서 자세 변위들을 기술했고, 이 책 안에 보여준 기법들을 사용해서, 우리는 어떤 근육들이 단축된 것으로 분류되는지 그리고 이것이 우리의 몸 자세와 볼기근과 관계에 무슨 영향을 갖고 있는 지를 처음에 파악할 수 있다. 일단 주어진 특정 검사들을 통해서 이 근육들을 파악했을 경우, MET를 사용해서 기능이상들을 교정할 수 있다; 그 다음 교정 치료 계획은 볼기근들을 최대한 활용하기 위해서 디자인될 수 있다.

MET의 두 가지 주된 효과가 있고, 이것들은 두 가지 명백한 생리학적 과정을 바탕으로 설명된다:

- 등척성-후 이완(Post-isometric relaxation; PIR)
- 상호 억제(Reciprocal inhibition; RI)

MET를 사용할 때, 몇몇 신경학적 영향들이 생긴다. PIR/RI의 주된 과정을 논의하기 전에, 스트레칭 반사에 포함된 두 종류의 수용기를 생각할 필요가 있다:

- 근방추, 그것은 변화, 그리고 변화의 속도, 근육 섬유들의 길이에 민감하다.
- GTO(골지힘줄기관), 그것은 장력의 지속적 변화를 감지한다.

근육을 스트레칭 하면 근방추로부터 척수의 뒤뿔세포(PHC)로 가는 자극들이 증가된다. 차례로, 앞뿔세포(AHC)는 증가된 운동성 자극들을 근육 섬유들로 전달해서, 스트레칭에 저항하기 위한 보호성 장력을 만든다. 그러나, 증가된 장력은 몇 초 후 GTO안에서 감지되어, GTO는 자극들을 PHC로 전달한다. 이러한 자극들은 AHC에서 증가된 운동성 자극을 억제시키는 효과를 가진다. 이 억제 효과는 운동성 자극들을 줄어들게 만들어서 차후에 이완을 만든다. 이것은 근육들의 지속적인 스트레칭이 스트레칭 잠재력이 늘어나게 만들 것을 의미하는데, 그 이유는 GTO들의 보호성 이완이 근방추들이 만드는 근방호를 능가하기 때문이다. 그러나, 근방추들에 대한 빠른 스트레칭(fast stretch)은 즉각적인 근육 수축을 만들 것이나, 그것이 지속되지 않기 때문에, 거기에 억제 작용은 없을 것이다. 이것은 *기본적 반사궁*

*(basic reflex arc)*이라고 알려져 있다.

PIR은 등척성 수축이 지속될 때, 척수를 거쳐서 근육 자체로 가는 신경학적 피드백의 결과로서, 수축되었던 근육의 탄력이 줄어들게 만든다. 이 탄력의 줄어듦은 20-25초 동안 지속되며, 그 시간 동안 조직들은 새로운 안정 길이로 보다 쉽게 움직일 수 있다.

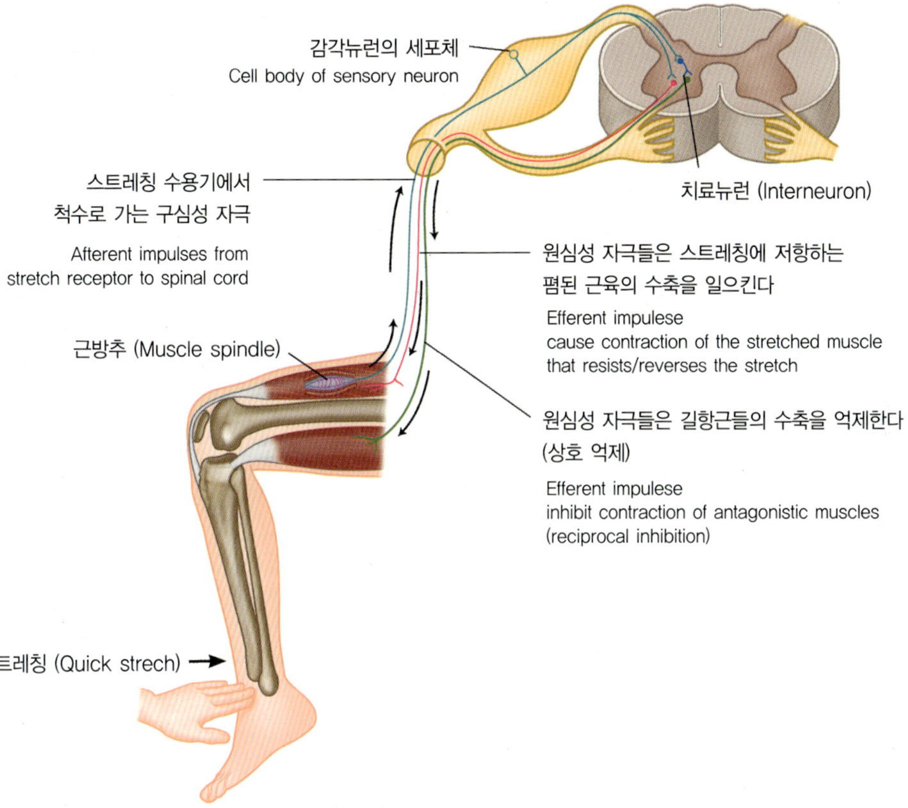

그림 7.1 : '스트레칭 반사궁'. 근방추를 활성화 시키는 손에 의한 빠른 스트레칭

RI를 사용할 때, 탄력의 감소는 한 근육의 수축에 대한 길항근들의 생리학적 억제 효과에 의존한다. 주동근을 수축시키는 운동성 뉴런들이 구심성 경로로부터 흥분 자극을 받을 때, 대립하는 길항근의 운동성 뉴런들은 동시에 억제 자극을 받아서, 그것이 수축하는 것을 막는다. 그런 다음, 주동근의 수축 또는 지연된 스트레칭은 길항근의 이완을 만들거나 그것을 억제한다; 그러나, 주동근의 빠른 스트레칭(fast stretch)은 주동근의 수축을 용이하게 만들 것이다.

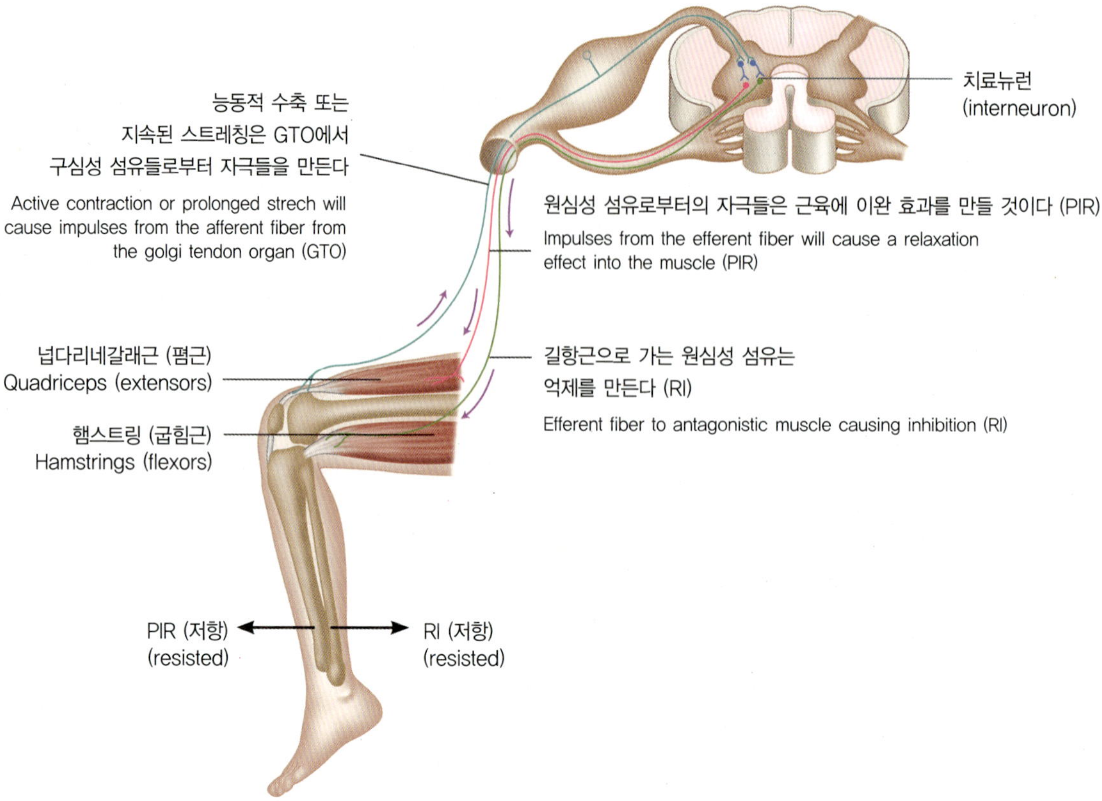

그림 7.2 : 등척성-후 이완 (PIR)과 상호 억제 (RI)

약 20초인 불응기는(안정 잠재력을 회복시키기에 필요한 짧은 기간) RI와 함께 생긴다; 그러나, RI는 PIR보다 덜 파워풀하다고 여겨진다. 치료사들은 두 접근법들을 모두 사용할 필요가 있는데, 종종 통증 또는 부상으로 인해서 주동근의 사용이 부적절할 수 있기 때문이다. MET에서 쓰는 힘의 양은 최소한이기 때문에, 부상 또는 조직 손상의 위험은 줄어들 것이다.

MET 적용 방식 (MET Method of Application)

"구속점"(Point of Bind)"또는 "제한 장벽(Restriction Barrier)"

이 책에서 "구속(bind)"이라는 단어가 많이 나온다. 구속점 또는 제한 장벽은 치료사의 촉진 손/손가락에 의해서 저항이 처음 느껴질 때 생긴다. 경험과 계속적인 수련을 통해서, 치료사는 이환된 부위를 구속점으로 부드럽게 가져가는 동안 연부조직의 저항을 촉진할 수 있을 것이다. 구속점은 스트레칭 자세이 아니다- 그것은 스트레칭 자세 바로 전의 자세이다. 치료사는 그 차이를 느낄 수 있어야만 하며 환자가 당겨진다고 말하는 것을 기다리지 말하라.

MET의 대부분 적용에서, 구속점 또는 구속점 바로 전이 MET를 시행하기 위한 최적 자세이다. 명백히, MET는 다른 기법들과 비교해서 상당히 부드러운 형태의 스트레칭이다. 그러므로 재활 과정에서 보다 적절하다고 볼 수 있다. 근육 단축이 있는 대부분의 문제는 자세성 근육들에서 생긴다는 것을 명심해라. 이 근육들은 느린-연축 섬유들로 주로 구성되어 있으므로, 부드러운 형태의 스트레칭이 더 적절할 것이다.

절차

- 환자의 팔/다리를 저항이 느껴지는 점까지 즉, 구속점까지 끌고 간다. 치료하려고 하는 이환 부위에서 구속점 약간 전에 있는 점에서 늦출 경우 환자는 더 편안할 것인데, 특히 만성 단계에 있는 조직 경우에서 그렇다.
- 환자에게 치료할 근육(PIR) 또는 길항근(RI)을 등척성으로 수축하라고 시키는데, 치료사가 가하는 저항에 맞서서 근육의 힘 잠재력의 대략 10-20%를 사용한다.
- 접근 방식이 PIR일 경우, 환자는 주동근을 사용해야만 한다; 이것은 긴장되고 단축된 구조들을 직접적으로 이완시킬 것이다.
- RI MET 방식을 사용할 경우, 환자에게 길항근을 등척성으로 수축하라고 시킨다; 이것은 맞서는 근육 그룹(주동근)의 이완 효과를 유도할 것인데, 그 주동근은 여전히 긴장되고 단축된 구조들로서 분류되기 때문이다. (아래에 있는 PIR 예를 보아라.)
- 환자에게 10-12초 동안 천천히 등척성 수축을 하라고 시키는데, 치료 부위를 갑자기 움직이지 말라고 해라. 위에서 설명한 대로, 이 수축은 GTO들을 장전하기 위해서 필요한 시간이며, 그것은 GTO들이 활성화 되게 해주어서 근방추들에서 추내근 섬유들에 영향을 준다. 이것이 근방추들에서 온 영향을 능가하는 효과를 가져서, 근육 탄력을 억제한다. 그 때 치료사는 이환 부위를 최소의 노력으로 새로운 자세를 취할 기회를 갖는다.
- 환자가 만드는 수축은 불쾌감 또는 부담을 일으키면 절대 안 된다.
- 환자에게 숨을 들이 마시면서 완전히 이완시키라고 말하고, 그 다음, 숨을 내쉬는 동안, 치료사는 과긴장성 근육을 늘려 특정 관절을 수동적으로 새로운 자세로 보내며, 관절 범위를 정상화 시킨다.
- PIR을 유도시키는 등척성 수축을 한 다음, 15-30초의 이완 기간을 갖는다; 이 기간은 그 조직을 새로운 안정 길이로 스트레칭 할 완벽한 시간일 수 있다.
- 더 이상의 진전이 만들어지지 않을 때까지 이 과정을 반복해라 (보통 3-4회) 그리고 25-30초 동안 마지막 안정 자세를 휴지해라. 25-30초 기간은 신경학적 시스템을 이 새로운 안정 자세로 고정시키기에 충분한 시간으로 간주된다.
- 이런 종류의 기법은 긴장되고, 단축된 조직들을 매우 적절하게 이완시키고 풀어준다.

급성/ 만성 조건

MET를 사용해서 치료되는 연부조직 상태는 일반적으로 급성 또는 만성으로 분류되며, 이것은 약간의 과도긴장 또는 외상 형태를 갖고 있는 조직과 관련이 있기 쉽다. MET는 급성과 만성 상태 모두에 사용될 수 있다. 급성은 증상, 통증, 또는 경련이라는 면에서 명백히 급성일 뿐만 아니라 3-4주 이전 동안 생긴 어떤 것을 포함한다. 덜 명백하게 급성인 것과 더 오래된 것은 만성으로 간주되어 이에 따라 MET 변형을 정할 수 있다.

현재 상태가 비교적 급성이라고 느낄 경우 (지난 3주 이내에 발생), 등척성 수축이 구속점에서 실행될 수 있다. 환자가 근육을 10초 동안 등척성으로 수축시킨 다음, 치료사는 이환 부위를 새로운 구속점으로 갖고 간다.

만성 상태에서 (3주 이상 지속된), 등척성 수축이 구속점 바로 전 자세에서 시작한다. 환자가 근육을 10초간 수축을 한 다음, 치료사는 구속점을 지나가게 해서 특정 부위를 새로운 자세로 조장시킨다.

PIR 대 RI (PIR versus RI)

환자가 얼마나 커다란 통증을 갖고 있는 가는 일반적으로 처음에 적용할 방식을 결정하는데 결정요인이다. PIR 방식은 일반적으로 단축되고 긴장되었다고 분류된 근육들에 우선 선택권을 가지는데, 이 근육들이 풀어지고 이완되는 과정에서, 처음에 수축하는 근육이기 때문이다.

그러나, 때때로 주동근 즉, 단축된 구조가 수축될 때 환자가 불쾌감을 겪는다; 이 경우 맞서는 근육 그룹(길항근)을 수축하는 것이 보다 적절하다고 여겨지는데, 이것이 환자의 통증 인지를 줄이기 때문인데, 그러나 여전히 아픈 조직들 내에서 이완을 유도한다. 그러므로, 보통 통증이 없는 길항근을 사용하는 RI 방식의 사용은 일차적으로 단축된 조직들 안에 증가된 민감성이 있을 경우 첫 번째 선택권이다.

환자의 처음 통증이 적절한 치료에 의해서 줄어들었을 때, PIR 기법들이 포함될 수 있다 (전에 설명한 대로, PIR은 긴장되고, 단축된 구조들의 등척성 수축을 사용하는 반면, RI 방식에서는 길항근들이 사용된다). 최선의 접근법을 결정하는데 있어서 어느 정도, 주된 요인은 민감한 조직이 급성 단계에 있는지 아니면 만성 단계에 있는 지이다.

PIR과 RI를 정기적으로 사용한 다음, 내가 알아낸 것은 과긴장성 구조들을 늘리는데 있어서 최고의 결과는 PIR을 사용해서 얻어진다는 것이다 (환자가 이 기법 동안 통증이 없을 경우). 그러나, 일단 내가 PIR 방식을 시행했는데, 더 많은 ROM이 단축되고 긴장된 조직에서 필요하다고 느낄 경우, 나는 RI 방식을 사용한 길항근들을 이용하는데, 대략 두 번 더 반복한다. 내 환자들을 위한 이러한 접근법은 전반적인 ROM을 개선시키는데 있어서 바람직한 효과를 본다.

PIR 예

이제 우리는 엄지모음근에 대한 MET 치료의 PIR 방식을 적용하려고 한다. 볼기근과 관련된 예로서 MET가 어떻게 작용하는 가를 보여주는 것이 더 적절하지 않냐고 생각할 수도 있다; 그러나, 나는 치료사가 그 기법을 자신에게 연습할 수 있기를 바라고 있는데, 그렇게 해야 MET 개념을 더욱 잘 이해할 수 있을 것이다. 일단 그 기법을 이해했다면, 이 간단한 예를 사용해서 연습을 해 보아라. 그 다음 치료사는 극히 중요한 볼기근의 기능을 회복시키는 것을 도울 목적을 갖고서 보다 복잡한 MET를 다룰 준비가 될 것이다.

왼손을 백지 위에 놓고서 가능한 크게 손가락을 벌린 다음, 손가락 주위를 따라 선을 그려라 (그림 7.3).

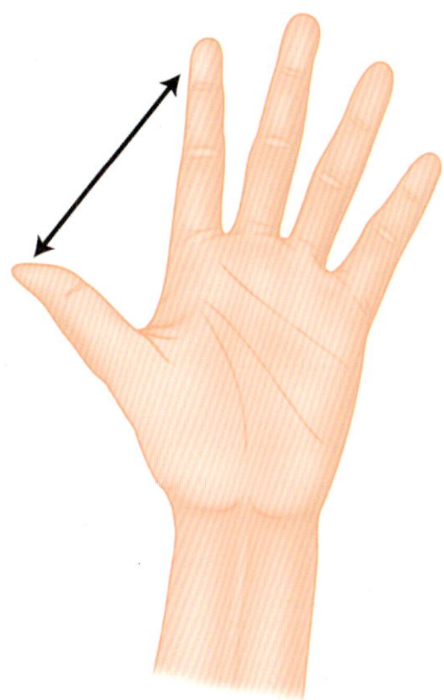

그림 7.3 : 엄지와 검지 사이 거리 측정

종이를 뺀 다음, 엄지를 능동적으로 할 수 있는 만큼 크게 벌려라, 구속점까지. 그 다음, 오른손가락들을 왼쪽 엄지 위에 놓고, 등척성 수축을 사용해서, 손가락들의 아래쪽 압력에 대항해서 엄지를 모아라, 그러면 등척성 수축을 얻는다 (그림 7.4). 이 압력을 10초간 가한 다음, 숨을 들이 마시고, 숨을 내쉬는 동안, 수동적으로 엄지를 더 벌림으로 가게 해라 (그러나 엄지에 억지로 힘을 가하지 말아라). 이 절차를 두 번 더 하고 마지막 반복을 할 때, 등척성 수축을 적어도 20-25초간 유지해라.

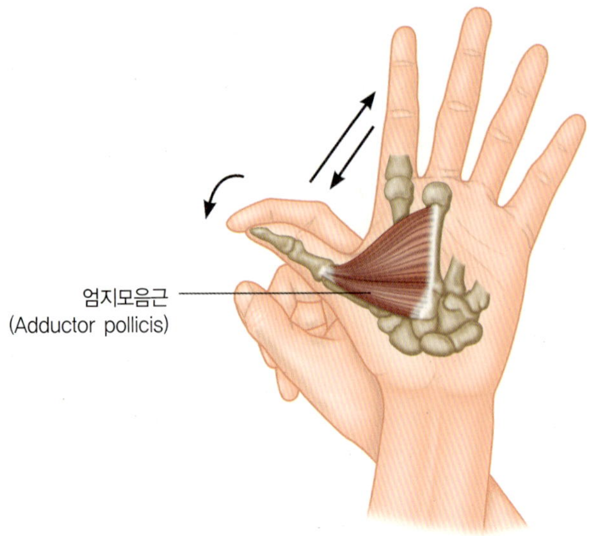

그림 7.4 : 반대 쪽 손으로 가해지는 저항에 맞서 엄지를 모은다

이제 종이 위에 손을 놓고 그것 주위를 다시 그려라 (그림 7.5); 아마도 엄지가 전보다 더 벌려진 것을 볼 것이다.

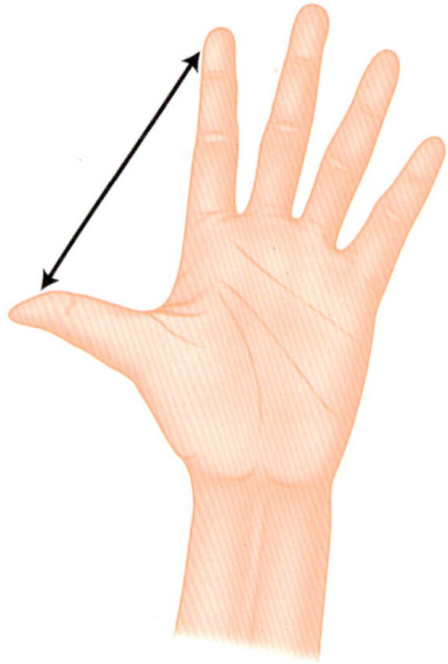

그림 7.5 : PIR을 사용한 MET 치료 이후 다시 그린 손

8 길항적 원인 – 엉덩허리근, 넙다리 곧은근, 및 모음근들

(The Antagonistic Cause—the Vital Iliopsoas, Rectus Femoris, and Adductors)

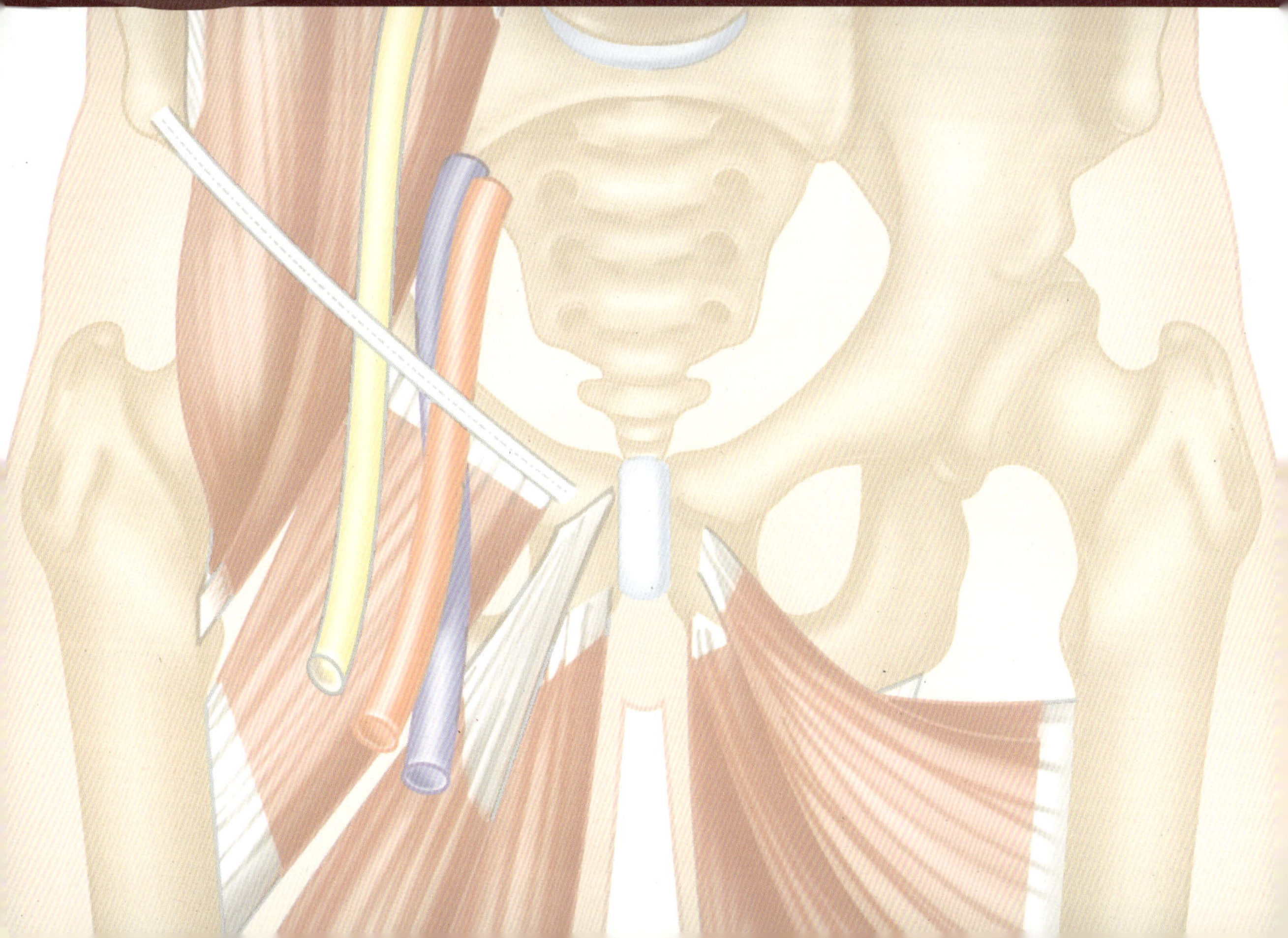

이 장의 초점은 연부 조직 구조들 즉, 단축되고 긴장되기 쉬운 특정 근육들 안에서 비교적인 단축(shortness)과 뒤이은 긴장(tightness) 패턴을 알아보는 것이다. 길항근들이 늘려지고 약해질 수 있는 이유를 이미 논의해왔다; 이것은 Gmax와 Gmed 모두 적용될 수 있는데, 그것들은 둘 다 위상성 근육 그룹의 일부이기 때문이다. 해결책은 소위 "약한" 근육들을 강화시키는 것이 아니다: 강화–기반의 운동을 조장하는 것은 이러한 특수 근육들이 그것들의 근육 강도를 회복하는 것을 보조하지 않는다. 왜냐하면 단축되고 긴장된 길항근들에 의해서 그것들이 약해진 자세로 유지되고 있기 때문이다.

Sherrington(1907)의 상호 억제(reciprocal inhibition)에 대한 법칙은 과긴장성 길항 근육은 그것의 주동근을 반사성으로 방해하고 있을 것이라고 말한다. 그러므로, 단축되고 뒤이어 긴장된 길항근들이 있을 경우, 우리는 약해지거나 방해 받고 있는 근육을 강화시키려고 시도하기 전에 정상 근육 탄력(tone) 및/또는 길이를 회복시키는 것을 우선적으로 살펴야만 한다. 그 대답은 이 단축된 근육들을 늘어나게 조장함으로써 이것들의 과긴장성을 어떻게든 바꾸는데 있다; 12장에서 기술된 볼기근을 위한 특수 강화 운동들을 더하기 전에, 이것은 METs(즉, PIR)와 특수 근막 이완 기법의 조합을 사용해서 행해질 수 있다.

Kankaanpaa 등 (1998) 그리고 O' Sullivan 등은 (1997) 다음을 연구했다; Gmax와 Gmed 같은 포괄적 근육들의 활성 패턴에 있어서 불균형을 만드는 것에 관한 통증 억제의 영향 그리고 바뀌어진 허리골반 자세 조절. Hungerford 들은 (2003) 이러한 불균형의 결과로서, 이 근육들은 넙다리두갈래근, 엉덩허리근, TFL, 및 모음근들에 의해서 더욱 능동적으로 대체될 수도 있다는 것을 보고했다.

어떤 근육들이 볼기근의 길항근인지 기억하는가? 특히 Gmax는 파워풀한 힙 폄근이라서 그것의 길항근은 힙 굽힘근들이어야만 한다 – 힙 굽힘을 위한 주요 근육들– 특히 엉덩허리근과 넙다리곧은근. 중간 볼기근은 파워풀한 힙 벌림근이므로, 그것의 길항근은 모음근들이어야만 한다. 올바른 힙 폄 발화 패턴을 조장하는 한가지 방법은 힙 굽힘근 길이 문제를 찾아서 고치는 것이다: 만약 굽힘근들이 단축되었다고 검사될 경우, MET 또는 근막 이완 기법이 이러한 단축된 구조들의 안정 길이를 정상화 시키기 위해서 활용될 수 있다. 이러한 단축된 구조들을 늘리는 과정은 대략 2주간 적용될 수 있다; 특수 발화 패턴이 이 시간 이후로 개선되지 않을 경우, 나중에 기술되어 있는 Gmax를 위한 강화 프로토콜들을 치료 계획 속으로 도입할 수 있다.

그러므로 Gmax와 Gmed의 길항근들은:

- 엉덩허리근 (큰허리근과 엉덩근으로 구성)
- 넙다리곧은근
- 모음근들

이 근육들은 이제 더 자세히 논의될 것이다. (다른 연관된 근육들이 있지만, 이 책 안에서 다루지 않을 것이다).

엉덩허리근 해부 (Iliopsoas Anatomy)

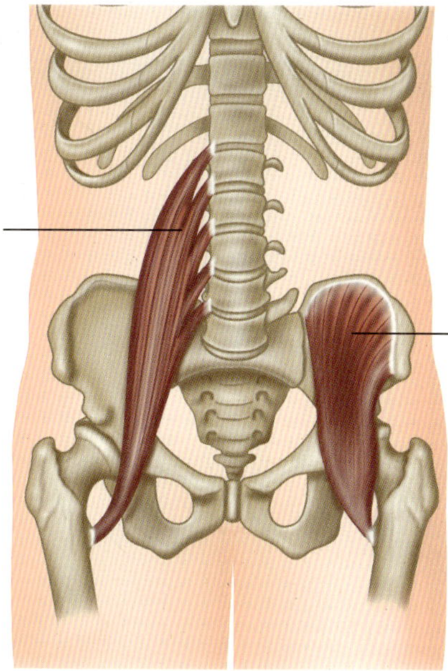

기시

큰허리근: 모든 요추(L1-L5)의 가로돌기. 12번째 흉추와 모든 요추의(T12-L5) 몸체. 각각의 요추 위에 있는 척추사이 디스크들.

엉덩근: 엉덩뼈와의 위쪽 2/3. 허리엉치와 SIJs.의 앞쪽 인대들.

종지

넙다리뼈 작은돌기.

동작

엉덩관절의 주된 굽힘근/ 힙의 가쪽 회전을 보조. 그것의 종지에서 작용할 때, 등을 대고 누웠다가 앉는 것에서처럼, 그것은 몸통을 굽힌다.

신경

큰허리근: 허리신경의 앞가지 (L1-L4)

엉덩근: 넙다리신경 (L1-L4)

그림 8.1 : 엉덩허리근의 기시, 종지, 동작, 및 신경지배

엉덩허리근의 평가

변형 토마스 테스트

우측 힙을 검사하기 위해서, 환자에게 치료대 가장자리에 등을 대고 누워 좌측 무릎을 잡고 있게 한다. 환자는 뒤로 구르는 동안 좌측 무릎을 가급적 가슴 쪽으로 당긴다, 그림 8.2. 그 힙의 완전한 굽힘은 볼기뼈를 완전히 뒤쪽으로 회전하게 조장하고 척추전만을 펴지게 도울 것이다. 이 자세에서, 치료사는 환자의 우측 무릎이 우측 힙에 비교해서 어디 있는 가를 살핀다. 그 무릎의 자세는 힙 레벨 바로 밑에 있어야만 한다; 그림 8.2가 우측 엉덩허리근의 정상 길이를 보여 준다.

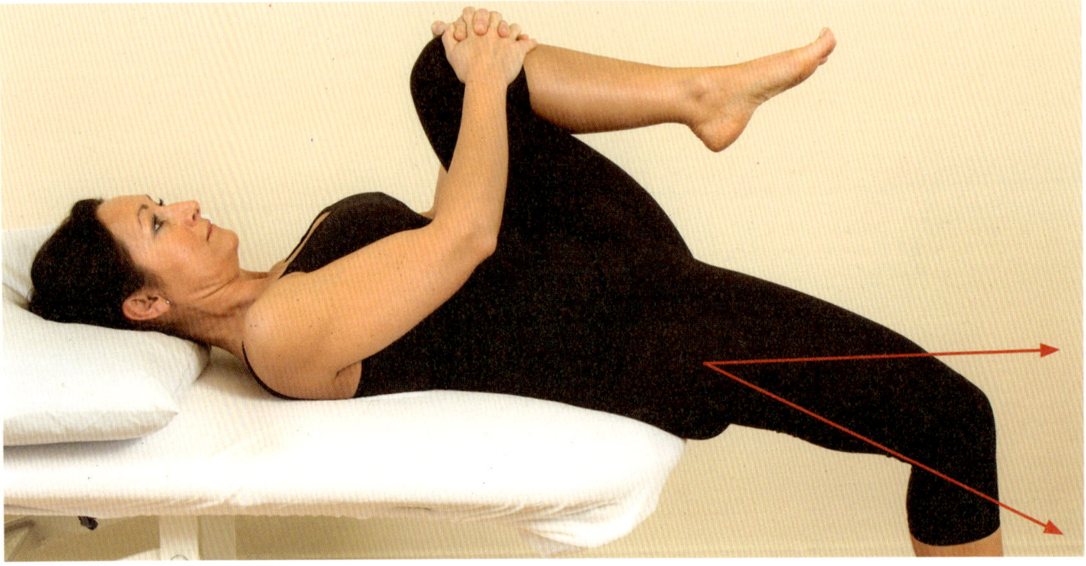

그림 8.2 : 우측 무릎이 힙 레벨 밑에 있는데, 엉덩허리근의 정상 길이를 나타낸다

그림 8.3에서 치료사는 우측 무릎과 비교한 우측 힙의 자세를 그의 팔로 보여주고 있다. 굽힌 자세로 유지된 힙을 볼 수 있는데, 이 경우에서 그것은 우측 엉덩허리근의 긴장을 확인해 준다.

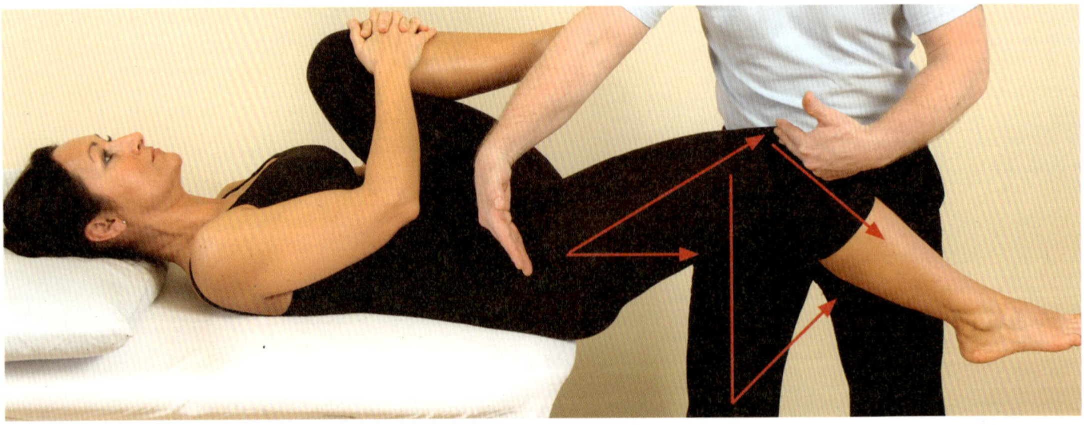

그림 8.3 : 긴장된 우측 엉덩허리근이 확인됨. 긴장된 넙다리곧은근 역시 볼 수 있음

환자를 변형 토마스 테스트 자세로 두고, 치료사는 힙 벌림(그림 8.4) 그리고 힙 모음(그림 8.5)을 적용할 수 있다. 이들 각각에게서 10-15°의 동작 범위(range of motion; ROM)는 일반적으로 정상으로 간주된다.

힙이 벌림에서 제한이 있을 경우, 즉, 10-15° 보다 작은 각도에서 구속이 생길 경우, 모음근그룹의 근육들이 단축된 자세로 유지되고 있다; 모음 움직임이 제한될 경우, ITB와 TFL이 단축된 자세로 유지되고 있다.

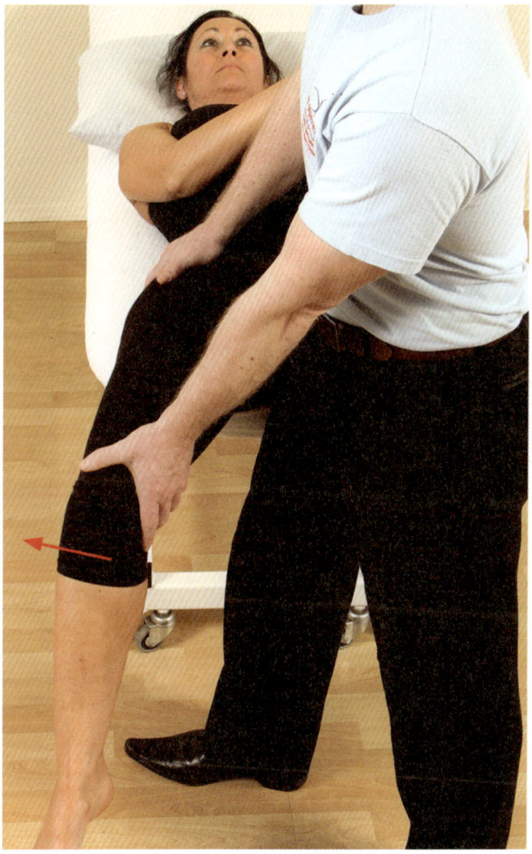

그림 8.4 : 제한된 힙 벌림, 긴장된 모음근들을 나타낸다

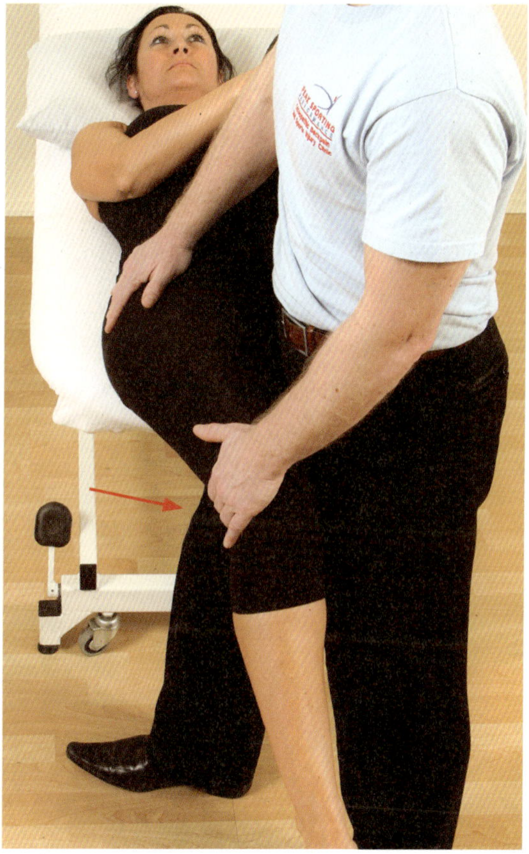

그림 8.5 : 제한된 힙 모음, 긴장된 ITB/TFL을 나타낸다

엉덩허리근의 MET 치료

우측을 치료하려면, 환자는 위의 변형 토마스 테스트에서와 같은 자세를 취한다. 환자의 좌측 발을 치료사의 우측 옆구리에 대고 환자의 좌측 힙의 완전한 굽힘을 유도하기 위해 치료사는 압력을 가한다. 치료사는 우측 손으로 환자의 우측힙을 고정시키고, 좌측 손을 환자의 우측 무릎 바로 위에 놓는다. 환자에게 치료사의 저항에 맞서서 그의 우측 힙을 10초 동안 굽히라고 시킨다, 그림 8.6.

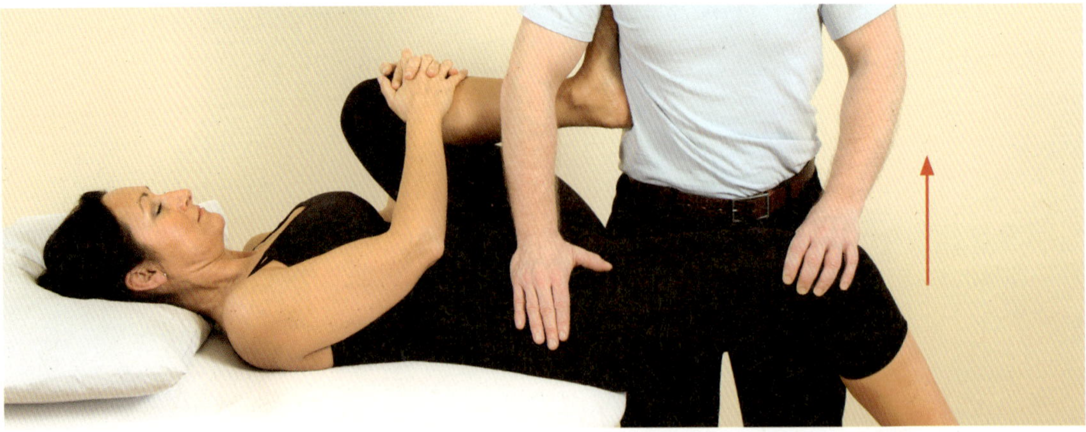

그림 8.6 : 치료사의 좌측 손 저항에 맞서서 환자는 우측 힙을 굽히는데, 우측 힙은 치료사의 우측 손에 의해서 고정되고 있다

등척성 수축을 한 다음 이완 단계에서, 치료사는 천천히 하향 압력을 가한다. 이것은 그 힙을 수동적으로 펌으로 가게 만들어서 우측 엉덩허리근의 늘림을 유도할 것이다, 그림 8.7. 또한 이 기법에서 중력이 한 역할을 하는데, 엉덩허리근의 늘림을 보조한다.

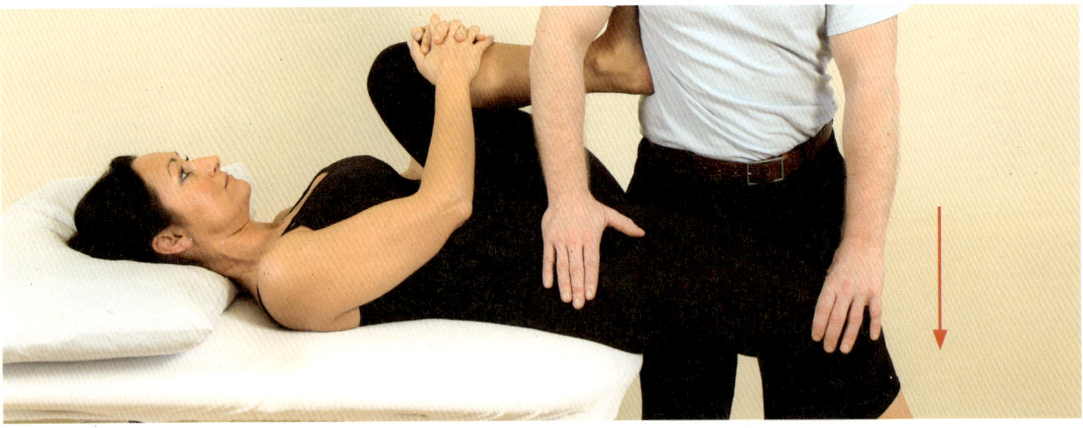

그림 8.7 : 치료사는 엉덩허리근을 늘리기 위해 중력의 도움을 받아, 수동적으로 우측 힙을 편다

다른 방법으로, 굽힌 자세에서 엉덩허리근을 수축할 수 있다, 그림 8.8. 엉덩허리근을 활성화 시키는 원래 방법이 환자에게 불편함을 일으킬 경우 이것이 보통 사용된다. 그 힙을 더욱 굽혀진 자세로 두게 하는 것은 엉덩허리근을 느슨하게 할 것인데, 그것의 수축을 보조하고 불편함을 줄여줄 수 있다.

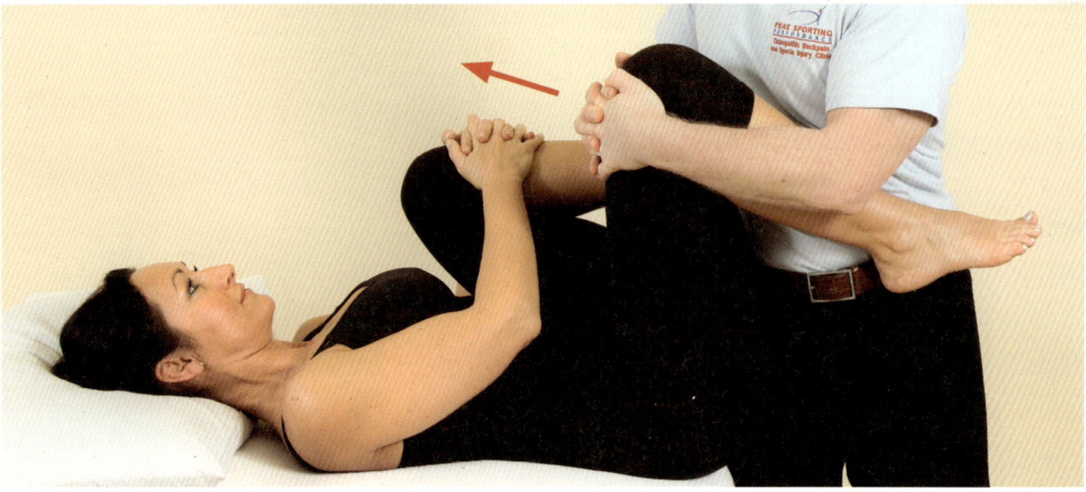

그림 8.8 : 환자는 굽힌 자세로 힙 굽힘을 저항한다

환자에게 치료사의 좌측 손으로 가하는 저항에 맞서서 우측 힙을 굽히라고 시킨다, 그림 8.8. 10초간의 수축 이후, 이완 단계에서, 치료사는 그 힙을 뻗은 자세로 가게 해서 엉덩허리근을 늘린다, 그림 8.9.

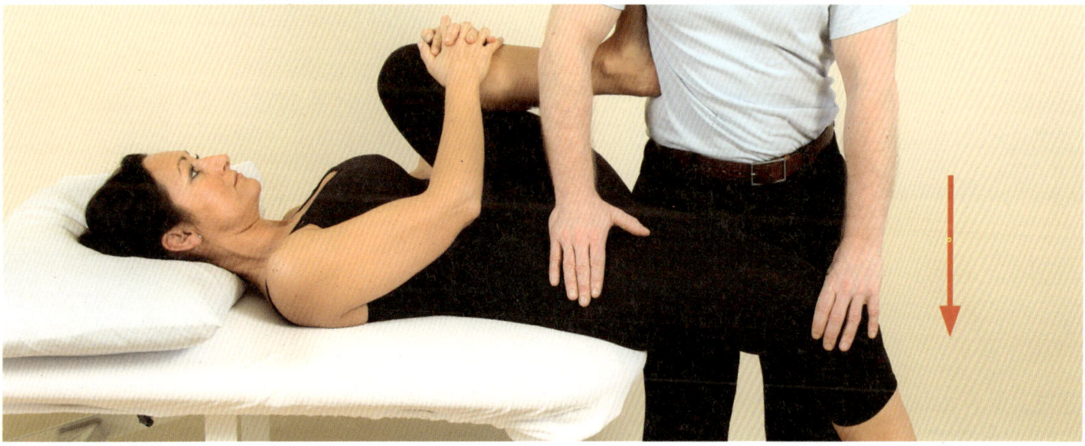

그림 8.9 : 우측 엉덩허리근 늘리기

팁: 큰허리근은 필레살로도 알려져 있는데, 소고기 안심에서 얻은 조각이다. 큰허리근의 양측성 단축은 골반을 전방으로 기울어지게 만들 수 있고, 차례로, 요추가 과다척추전만의 자세를 취하게 만든다. 이것은 면관절들의 압박을 이끌어서, 허리 통증을 만든다.

노트: 만약 싯-업을 정기적으로 시행할 경우, 엉덩허리근은 가장 많이 사용되는 근육이다. 반복된 싯-업은 엉덩허리근을 강하고 긴장되게 만들어서, 복근을 약하게 만든다; 이것이 환자의 허리 통증을 고질적으로 만들 수 있다.

엉덩허리근의 관여를 증명하기 위해서, 환자에게 등을 대고 누워서 무릎을 굽히고 있게 해라. 환자의 발목을 잡고, 그에게 발목을 발등굽힘으로 하라고 시키고, 그 동안 그 움직임을 막고 있어라. 이것은 전방 사슬 근육들을 자극할 것인데, 이 사슬의 일부인 엉덩허리근을 포함한다. 그 다음 환자는 싯-업 움직임을 수행한다(대부분의 건강한 사람들은 여러 번의 싯-업을 할 수 있다).

엉덩허리근을 비활성화 시키거나 스위치를 끄기 위해서, 환자에게 발목을 발바닥굽힘으로 하거나, 볼기를 조이라고 시킨다. 이들 중의 어느 동작도 후방 사슬 근육들을 자극시켜서, 엉덩허리근의 스위치를 꺼버리는데, 볼기근들의 활성화가 상호 억제(RI)를 통해서 엉덩허리근의 이완을 만들기 때문이다. 환자에게 이제 싯-업을 실행하라고 시킬 경우, 그 움직임이 불가능하다는 것이 밝혀질 것인데, 엉덩허리근이 일반적으로 싯-업의 최우선 동작근임을 확인 시켜 준다.

큰허리근의 근육근막 치료

큰허리근은 일반적으로 골반 그리고 요추 및 흉추를 포함하는 수 많은 기능이상 패턴들에 포함될 수 있다. 일부 저자들은 하부 안쪽 섬유들은 과다척추전만 만곡을 유지하는데 원인이 될 수 있는 반면, 상부 가쪽 섬유들은 편평한-등 자세를 유지하는데 원인이 될 수 있다고 말한다.

큰허리근의 이완을 위해 내가 기술하는 기법은 올바르게 실행하기가 매우 힘든데 그 이유는 그 근육 그리고 내부 장기들의 연관 구조들의 해부 때문이다. 내가 말하고자 노력하는 것은 큰허리근을 촉진하고 치료하려고 할 때 매우 조심해야만 한다는 것인데 그 이유는 그것이 매우 다치기 쉽기 때문으로, 특히 그것이 단축된 자세로 유지되고 있을 경우에서다. 물리치료사는 이 부위를 치료할 때 단지 이 책만을 읽고서 큰허리근을 치료하려고 해서는 안 되며, 경험 많은 치료사에 의해서 안내를 받을 필요가 있다.

큰허리근 찾기

환자에게 등을 대고 누워서 좌측 무릎을 구부려 그 발을 세우라고 시킨다. 다음 환자의 배꼽을 찾고 거기서 대략 5cm 가쪽과 5cm 꼬리 쪽으로(아래쪽)가라, 그림 8.10. 이 특수한 부위가 물리치료사에게 큰허리근을 촉진하고 치료하게 해 준다. 환자에게 전과 같이 무릎을 구부리라고 시키는데, 이것이 큰허리근의 이완을 도울 것이기 때문이다. 천천히 부드럽게 시작해서 손가락 끝을 연부조직들 사이로 집어 넣어라 그러면 더 단단한 구조를 만날 것이다, 그림 8.11. 큰허리근을 찾았다고 느낄 때, 환자에게 그 다리를 치료대에서 일 인치 들어 올리라고 시켜라 그러면 근육의 수축을 느낄 것이다. 그것은 당신이 정확한 부위에 있다는 것을 확인시켜 준다 (그림 8.12). 만약 근육 접촉을 느끼지 못할 경우, 척추를 향해서, 약간 더 안쪽으로 움직일 필요가 있다. 일단 접촉을 했다면, 환자는 다리를 들어 올릴 수 없다고 말할 것이다; 이것은 약해진 근육의 표시일 것이며 당신이 가한 압력이 억제를 만들고 있을 것이다.

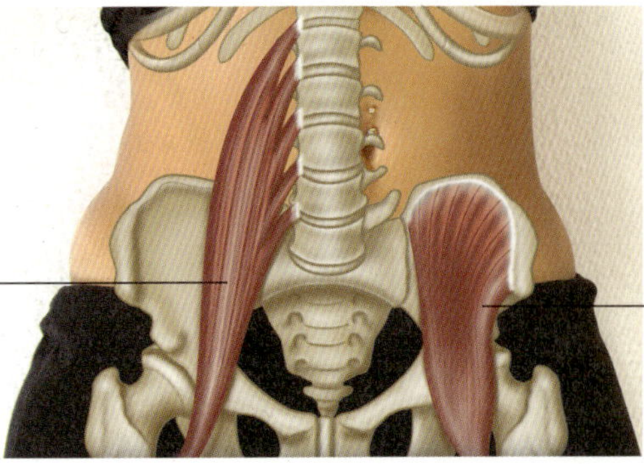

그림 8.10 : 복부에서 큰허리근 위치

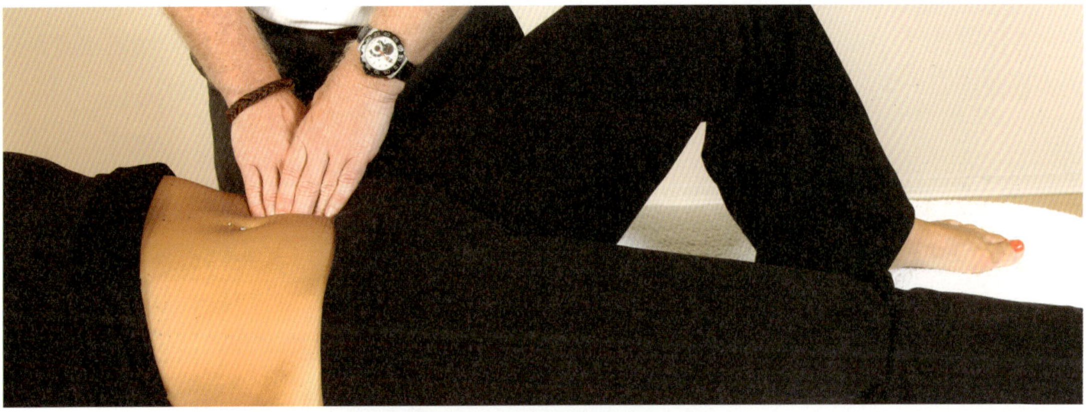

그림 8.11 : 복부를 통한 좌측 큰허리근의 촉진

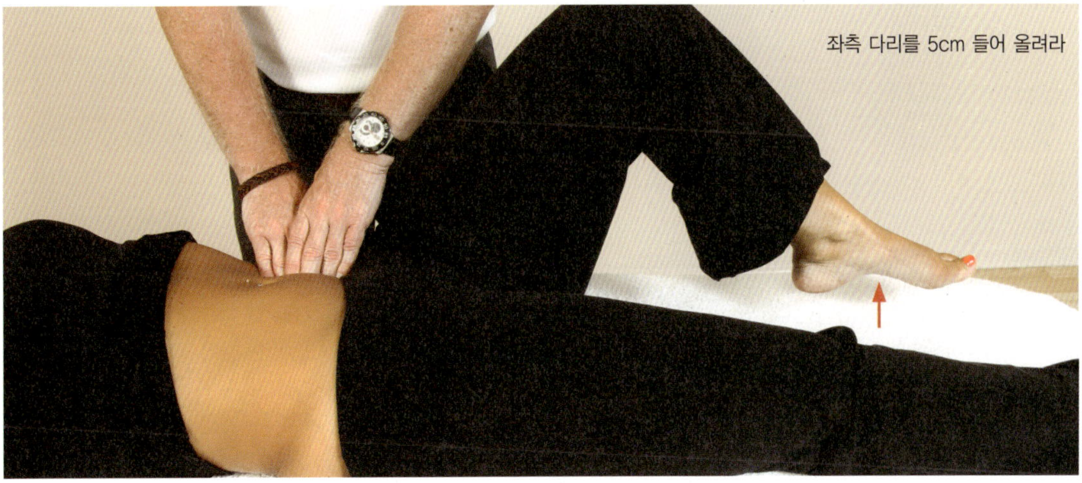

그림 8.12 : 복부를 통한 좌측 큰허리근의 촉진- 들어올린 좌측 다리

시작 자세

환자는 등을 대고 누워 좌측 무릎을 굽힌다. 치료사는 좌측 큰허리근을 위에서 설명한 대로 촉진하는데, 다른 손의 손가락들을 겹쳐서 한다. 그 다음 환자에게 힙을 굽히라고 시켜서 손이 정확한 자세로 갔는지 그리고 큰허리근을 분리했는 지를 확인한다, 그림 8.12. 큰허리근의 가쪽 섬유들은 가장 치료하기 쉬운 것들이다. 만약 안쪽 섬유들을 목표로 하길 원한다면, 그 근육의 덩어리와 접촉을 계속하고 있으면서 천천히 그것 위로 굴러 더 낮은 쪽 섬유들을 치료하라. 또한 이것은 더 강한 압력을 가하기 전에 당신을 안내해서 손상되기 쉬운 어떤 구조들과 혈관들이 길에서 비켜나 움직이게 도울 것이다. 그 다음 치료사가 큰허리근을 누르고 있는 동안 환자에게 치료대를 따라 발뒤꿈치를 가급적 천천히 미끄러뜨리라고 시킨다; 이 기법은 환자가 그 근육을 늘리는 동안 큰허리근을 "고정(locking)" 시키는 것이라고 기술된다 (그림 8.13).

이 기법을 이해하기가 어렵다면, 다음과 같이 생각해보자. 열쇠를 문에 꽂는 것을 상상해라; 이것은 손가락들(열쇠)을 큰허리근(문) 속으로 밀어 넣는 것의 비유이다; 환자는 문을 여는 것에 일치해서 다리를 펴는 것이다.

일단 환자가 다리를 가급적 멀리 뻗었다면, 치료사는 큰허리근에 가해지고 있는 접촉 압력을 줄이는데, 그 절차를 2~3번 반복하거나, 조직 질감의 변화가 느껴질 때까지 해라.

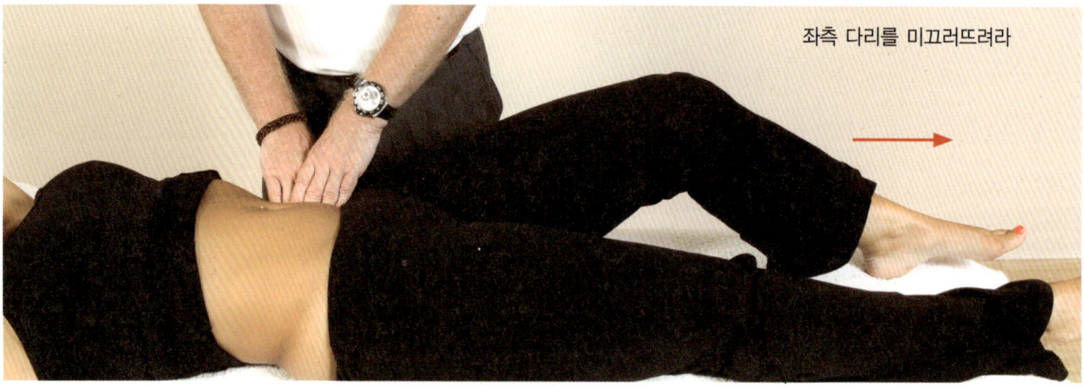

그림 8.13 : 치료사가 좌측 큰허리근으로 압력을 가하는 동안 환자는 좌측 다리를 편다

큰허리근을 늘리기 위해서 올바른 호흡 기법이 유용할 수 있다. 그 이유는 그 근육이 가로막에 부착되어 있기 때문이다. 나는 일반적으로 환자에게 내가 큰허리근에 손가락 끝으로 압력을 가하고 있는 동안 숨을 들이 마시라고 시킨다; 환자가 다리를 펴는 동안, 이완 단계에서 그에게 숨을 완전히 내 쉬라고 시킨다.

기법의 변형

위에서 기술된 기법은 소위 *출발 기법*이라고 부르는 것인데, 이것이 일단 올바르게 수행될 경우, 그 기법은 더 바람직한 효과를 얻기 위해서 약간 바뀔 수 있기 때문이다.

위에서 말한 것처럼, 출발 기법은 치료사가 그 조직을 고정시키기 위한 압력을 가해서 시행된다; 그러나, 치료사의 손가락 끝들이 고정된 자세로 있으므로, 환자가 다리를 내리는 동안 요추(큰허리근의 기시)를 향해서 약간의 압력이 가해질 수 있다. 이것은 큰허리근의 더 향상된 늘림을 조장하는 효과를 가질 수 있다.

큰허리근의 신장을 위한 또 다른 아주 좋은 기법은 팔을 사용하는 것이다 - 내 클리닉에서 잘 사용하는 기법이다. 이 변형 기법을 위한 시작 자세는 그림 8.14에서 보여진다: 치료사가 좌측 큰허리근을 촉진하는 동안 환자는 좌측 다리를 치료대에서 5cm 들어 올리고, 이와 동시에 좌측 팔을 치료대에서 들어 올린다. 그 다음 환자에게 숨을 들이 마시면서 좌측 다리를 펴기 시작하라고 시킨다; 숨을 내쉬는 동안, 환자에게 팔을 머리 위로 편안할 만큼 뻗으라고 시킨다, 그림 8.15. 이 절차는 큰허리근을 신장시키는데 큰 효과를 갖고 있는 듯이 보인다.

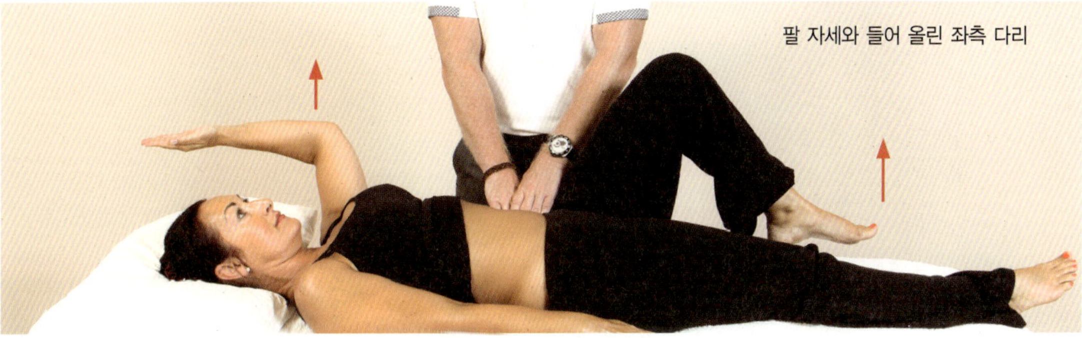

그림 8.14 : 치료사가 좌측 큰허리근으로 압력을 가할 준비를 한, 환자의 시작 자세

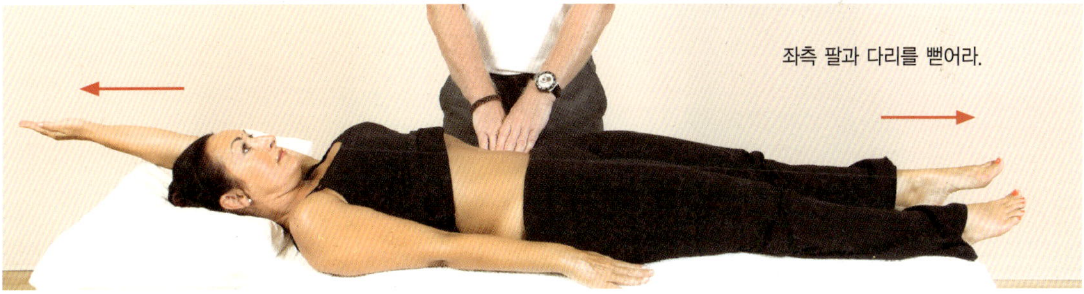

그림 8.15 : 치료사가 좌측 큰허리근으로 압력을 가하는 동안, 환자는 좌측 다리와 팔을 편다

팔을 사용하는 위의 기법의 변형은 신장 단계의 끝 무렵에 그림 8.16처럼 환자에게 몸을 우측 옆으로 굽히라고 시키는 것이다.

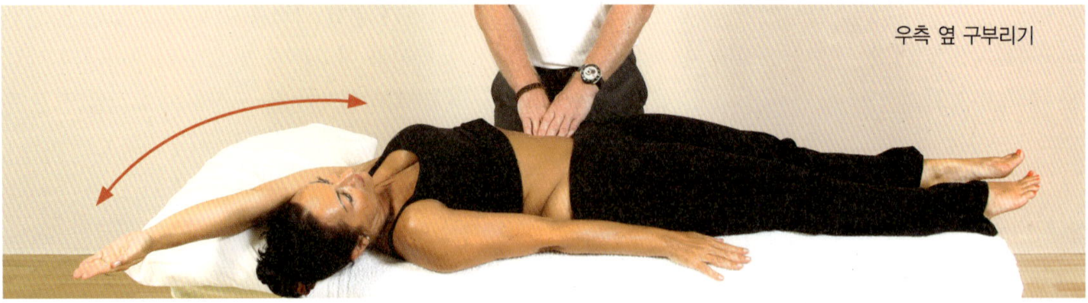

그림 8.16 : 치료사가 좌측 큰허리근에 압력을 가하는 동안, 환자는 좌측 다리와 팔을 펴서 우측 옆으로 구부린다

넙다리곧은근 해부학 (Rectus Femoris Anatomy)

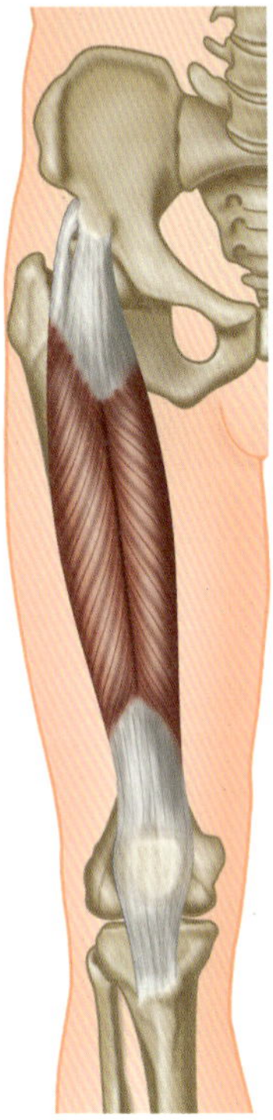

기시

직선 머리(앞쪽 머리): 아래앞엉덩뼈가시.
반사 머리(뒤쪽 머리): 엉덩뼈 절구 위 구.

종지

무릎뼈, 그 다음 무릎인대를 경유해서 정강뼈 결절

동작

무릎관절을 펴고 엉덩관절을 굽힌다(특히 공을 찰 때와 같은 병합된 움직임에서). 넙다리를 기준으로 몸통을 굽힐 때 엉덩허리근을 보조한다. 걷는 동안 뒤꿈치가 지면에 닿는 동안 무릎관절의 굽힘을 막는다.

신경

넙다리신경 (L2-L4).

그림 8.17 : 넙다리곧은근의 기시, 종지, 동작, 및 신경지배

넙다리곧은근의 평가

변형 토마스 테스트

이 테스트는 넙다리곧은근의 단축뿐만 아니라 전에 설명한 대로 엉덩허리근의 단축을 확인하는 아주 좋은 방법이다. 우측 넙다리곧은근을 테스트 하기 위해서, 환자는 그림 8.18에 있는 자세로 자세를 취하는데, 좌측 다리를 잡고 있는다.

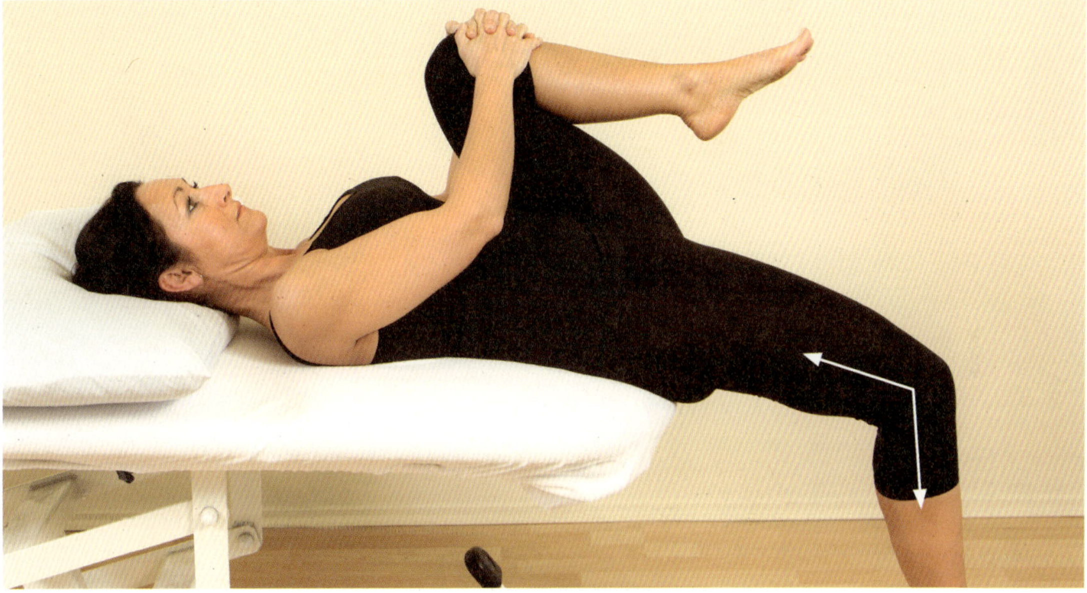

그림 8.18 : 우측 넙다리곧은근을 테스트하기 위해서, 환자는 치료대에 누워 좌측 다리를 잡고 있는다. 정상 길이의 넙다리곧은근을 볼 수 있다

환자에게 좌측 무릎을 가슴 쪽으로 당기라고 시키는데, 이것이 그쪽의 볼기뼈를 후방으로 회전시킬 것이다; 이것이 테스트 자세이다. 이 자세에서, 치료사는 환자의 우측 무릎과 우측 발목의 자세를 관찰한다. 발목에 대한 무릎의 각도 자세는 대략 90°이어야만 한다; 우측 넙다리곧은근의 정상 길이가 그림 8.18에서 보여진다.

그림 8.19에서 치료사는 우측 발목과 비교한 우측 무릎의 자세를 보여준다. 여기서, 하부 다리는 뻗은 자세로 유지되고 있는데, 그것은 우측 넙다리곧은근의 긴장을 확인시켜 준다. 또한 힙의 자세를 주시해라 - 그것은 굽힌 자세로 있다. 이것은 조금 전에 논의된 엉덩허리근의 긴장을 나타낸다.

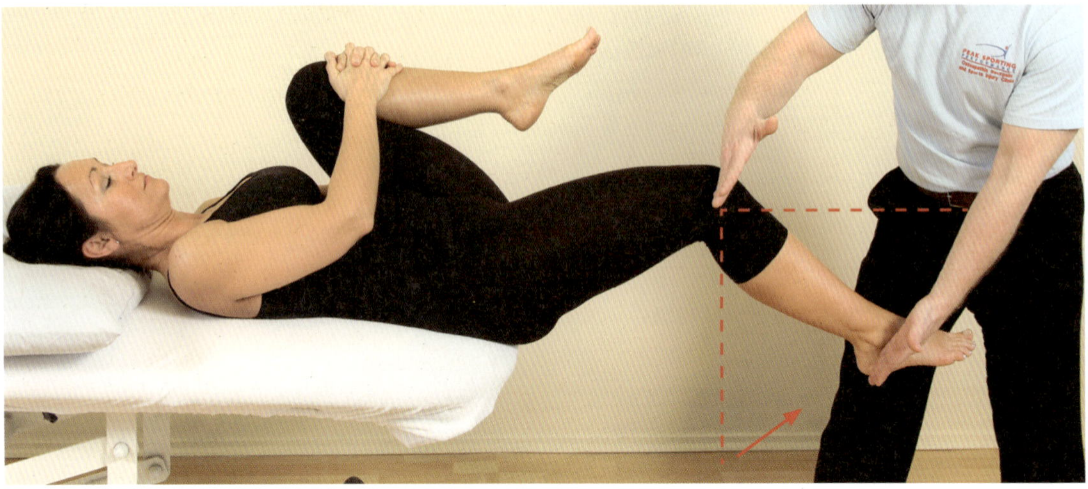

그림 8.19 : 무릎이 펴 있는데, 긴장된 넙다리곧은근을 나타낸다

넙다리곧은근의 MET 치료

환자에게 엎드린 자세를 하게 한 다음, 치료사는 환자의 우측 무릎이 구속되는 것을 느낄 때까지 수동적으로 우측 무릎을 굽힌다. 동시에, 치료사는 우측 손으로 엉치뼈를 고정시키는데, 그것은 골반이 앞쪽으로 돌아가서 하부 요추의 면관절들에 스트레스를 주는 것을 막아줄 것이다.

노트: 환자가 증가된 요추전만을 갖고 있다고 생각될 경우, 배 밑에 베개를 놓을 수 있다. 이것은 요추전만을 평탄화 시키는 것을 돕기에 어떠한 잠재적인 불편함도 줄일 수 있다.

구속된 자세에서, 환자에게 치료사가 가하고 있는 저항에 맞서서 무릎을 펴라고 요청한다 (그림 8.20). 10초 수축을 한 다음, 이완 단계에서, 치료사는 무릎을 더 굽혀지게 조장하는데, 그것이 넙다리곧은근을 늘릴 것이다, 그림 8.21..

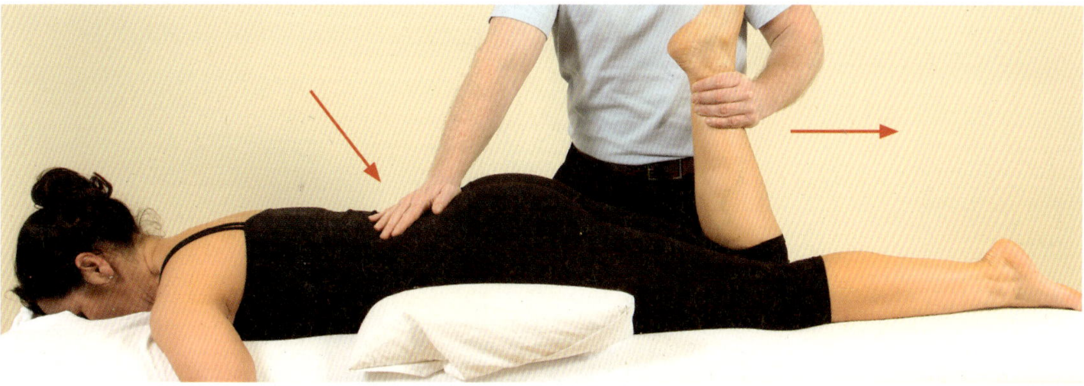

그림 8.20 : 치료사가 저항을 가하는 동안 환자는 무릎을 편다

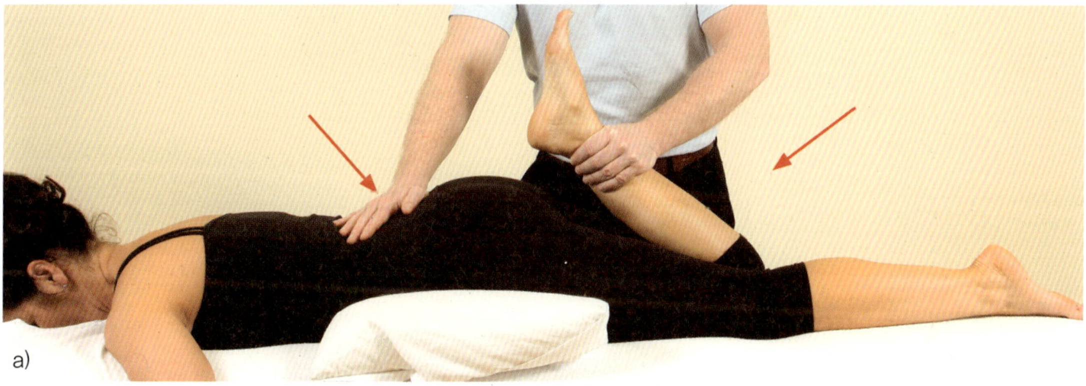

그림 8.21 : 치료사는 넙다리곧은근을 늘리기 위해서 환자의 무릎을 수동적으로 굽히면서 허리척추를 고정시킨다

그림 8.22는 넙다리곧은근의 기시에서 더 늘리는 것을 보여 준다. 처음 수축은 그림 8.20에서 그려진 것과 정확하게 똑같다. 그 수축을 만든 다음, 이완 단계에서, 치료사는 우측 손으로 골반의 자세를 조절하고 있으면서 좌측 팔로 천천히 무릎을 굽히고 힙을 펴는데, 둘 다 동시에 해라. 이것은 넙다리곧은근의 기시와 종지에서 늘림을 유도할 것이다.

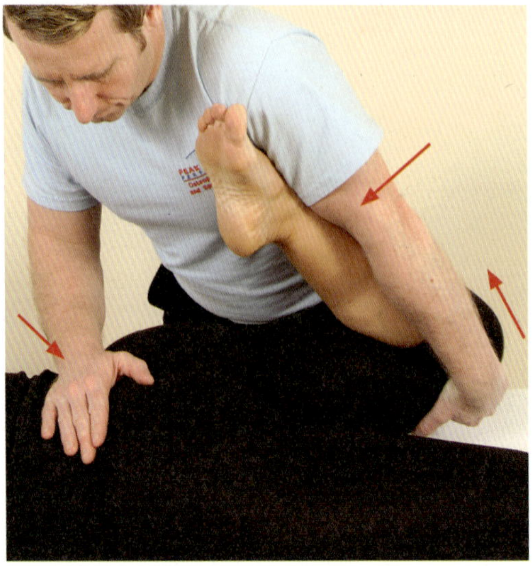

그림 8.22 : 치료사는 환자의 무릎을 굽히고, 요추를 고정시킨 다음, 엉덩관절을 편다

넙다리곧은근의 변형 MET 치료

일부 환자들은 넙다리곧은근을 위한 앞의 MET가 허리에 부담을 주는 것을 알 수도 있다. 하나의 변형이면서 보다 효과적인 넙다리곧은근을 위한 MET는 변형 토마스 테스트 자세에 기초를 두고 있다.

환자는 앞서 기술한 변형 토마스 테스트 자세를 취한다. 치료사는 환자의 우측 넙다리 자세를 조절하는데, 환자의 우측 무릎을 천천히 수동적으로 바닥 쪽으로 굽힌다. 이 자세에서는 구속이 매우 빨리 생기므로, 처음으로 이 기법을 시행할 때 상당히 조심을 해야 한다.

구속된 자세에서부터, 환자에게 치료사가 가하는 저항에 대항해서 무릎을 펴라고 시킨다 (그림 8.23). 10초 수축을 한 다음, 이완 단계에서, 치료사는 수동적으로 무릎을 굽힘으로 더 가게 한다 (그림 8.24). 이것은 긴장한 넙다리곧은근을 늘리는 매우 효과적인 방법이다.

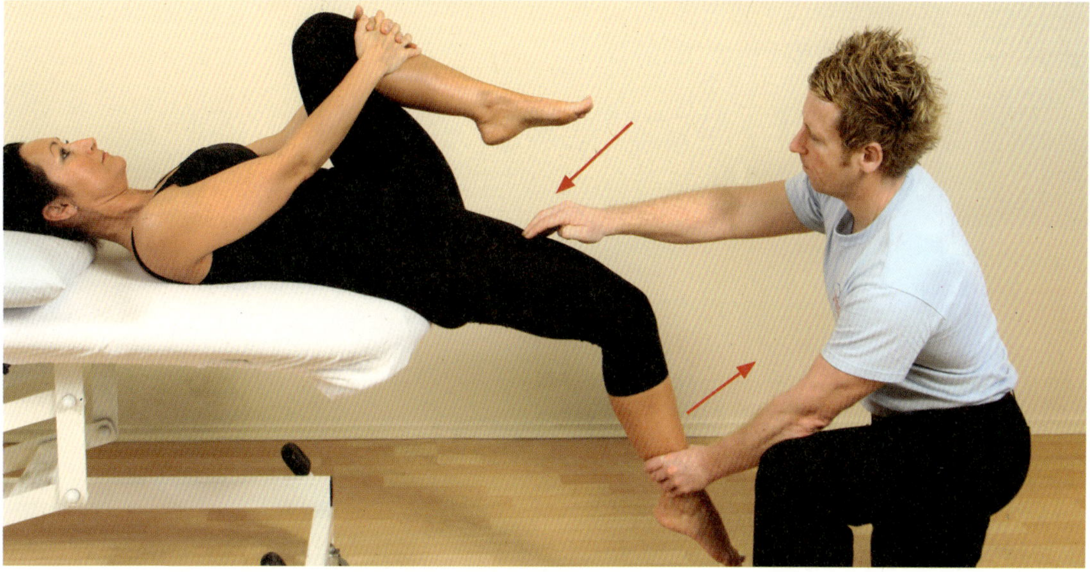

그림 8.23 : 치료사는 넙다리곧은근을 촉진하고, 환자는 무릎을 뻗는다

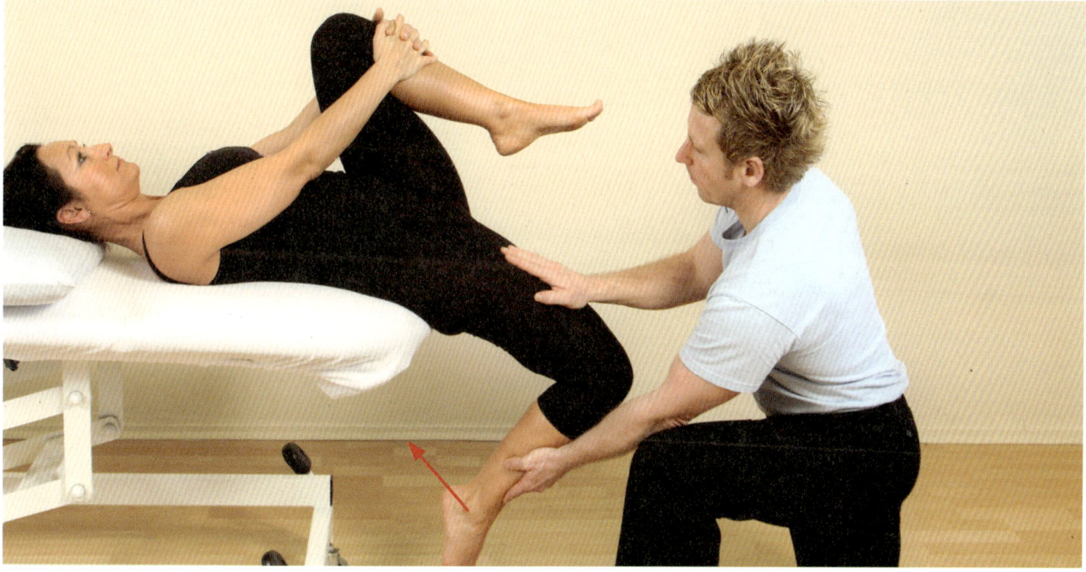

그림 8.24 : 치료사는 넙다리곧은근을 늘리기 위해서 환자의 무릎을 수동적으로 굽힌다

팁: 넙다리곧은근의 양측성 과긴장성은 골반을 전방 기울기로 만들어서, 5번째 요추 면관절들이 요추전만 자세로 가게 힘을 받기 때문에 허리 통증을 만들 것이다.

모음근 해부 (Adductors Anatomy)

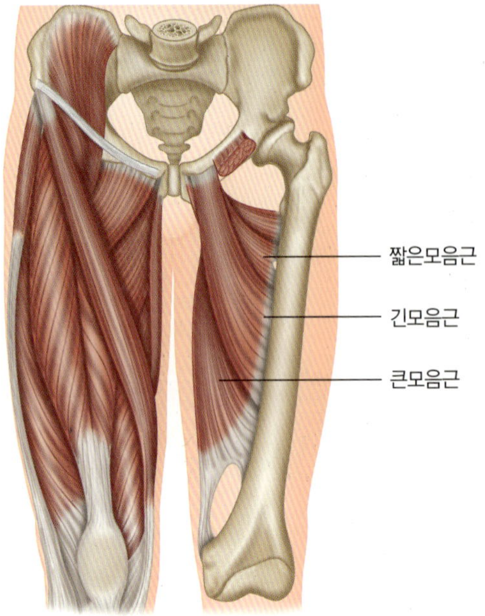

기시
두덩뼈가지의 앞부분.
큰모음근은 궁둥뼈결절에서도 그것의 기시를 가진다.

종지
힙부터 무릎까지, 넙다리뼈 안쪽면의 전체 길이.

동작
엉덩관절을 모으고 안쪽으로 돌린다.

신경
큰: 폐쇄신경 (L2–L4). 궁둥신경 (L4, L5, S1)
짧은: 패쇄신경 (L2–L4)
긴: 패쇄신경 (L2–L4)

그림 8.25 : 모음근들의 기시, 종지, 동작, 및 신경지배

모음근들의 평가

힙 벌림 테스트

좌측을 테스트하기 위해서, 환자는 치료대에 등을 대고 눕는다. 치료사는 환자의 좌측 다리를 잡고 수동적으로 힙을 벌리면서 우측 손으로 모음근들을 촉진한다 (그림 8.26). 구속을 느낄 때, 그 자세를 기록해라; 수동적 벌림을 위한 정상적 ROM은 45°이다. 범위가 이것보다 작을 경우, 긴장된 모음근 그룹이 확인된다.

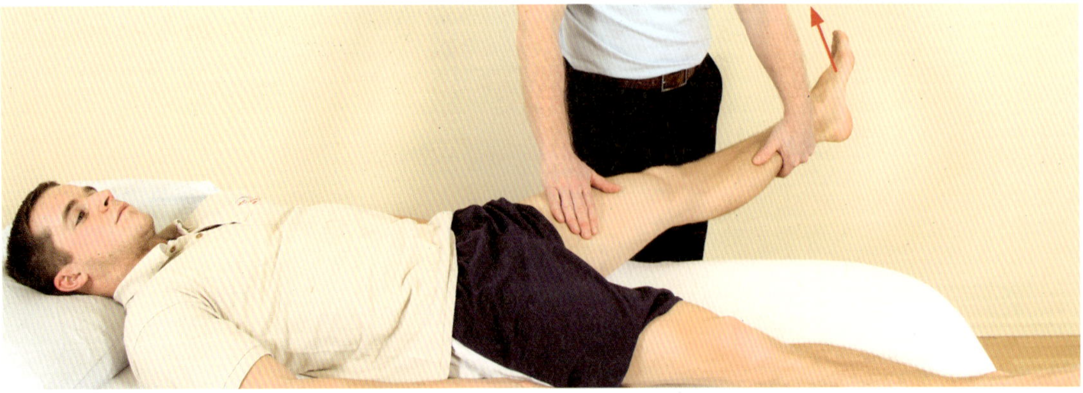

그림 8.26 : 치료사는 구속을 찾기 위해 모음근들을 벌리고 촉진한다

그러나, 그 법칙에 예외가 있다. ROM이 45° 보다 작다면, 안쪽 햄스트링이 수동적 벌림 움직임을 제한하고 있을 수 있다. 단축된 모음근들과 안쪽 햄스트링 사이를 구분하기 위해서, 무릎을 90°로 굽혀라 (그림 8.27); 그 범위가 이제 증가할 경우, 이것은 안쪽 햄스트링의 단축을 암시한다.

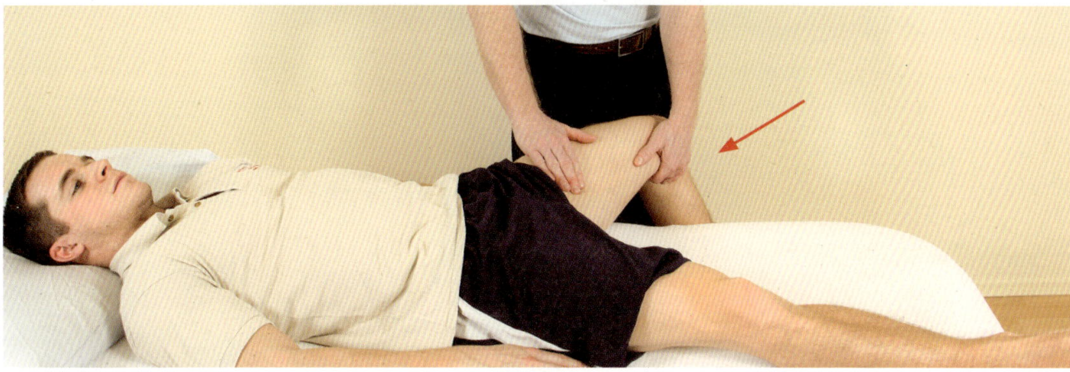

그림 8.27 : 단축된 모음근들을 분리하기 위해서 무릎을 굽힌다

햄스트링이 제한 요인인지를 밝히기 위해서, 치료사는 무릎을 수동적으로 굽히고 난 다음 수동적 벌림을 계속한다, 그림 8.27. ROM이 늘어날 경우, 제한 조직은 햄스트링이지 짧은 모음근들이 아니다.

노트: *짧은 모음근 (short adductor)* 이라는 용어는 두덩정강근을 제외한, 넙다리뼈에 부착하는 모음근들 모두를 말한다. 이 특별한 근육은 무릎 밑에 있는 한 점인, 안쪽 무릎의 거위발에 부착을 하고, 무릎뿐만 아니라 힙에도 작용을 한다.

모음근들의 MET 치료

(짧은) 모음근들을 늘리는 가장 효율적인 방법들 중의 하나는, 그림 8.28에서 보여주는 자세에서 MET를 활용하는 것이다. 환자는 등을 대고 누워 무릎을 굽혀서 뒤꿈치를 서로 붙인다; 치료사는 모음근들에서 구속이 느껴질 때까지, 힙을 수동적으로 천천히 벌린다.

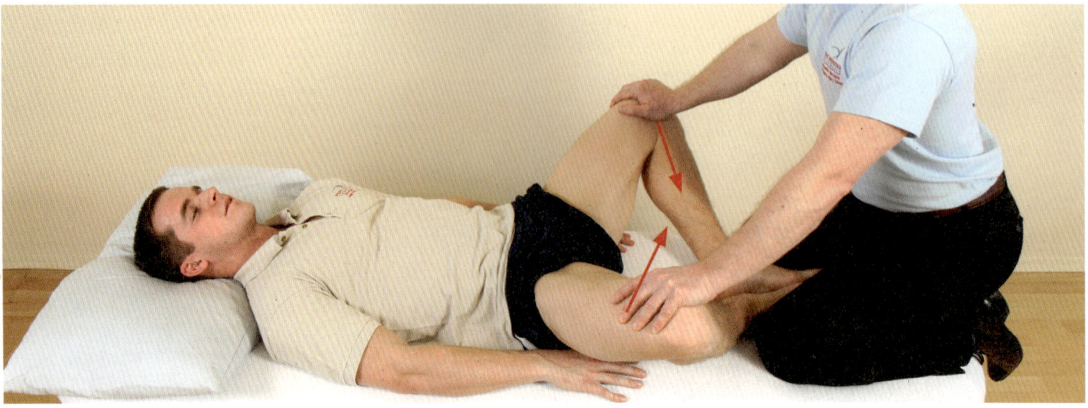

그림 8.28 : 환자는 치료사의 저항에 맞서서 다리를 모은다

구속된(bind) 자세에서부터, 짧은 모음근을 수축하기 위해서, 환자에게 치료사가 가하는 저항에 맞서서 힙을 모으라고 시킨다. 10초 수축을 한 다음, 이완 단계에서, 치료사는 힙을 수동적으로 더 벌린다(그림 8.29).

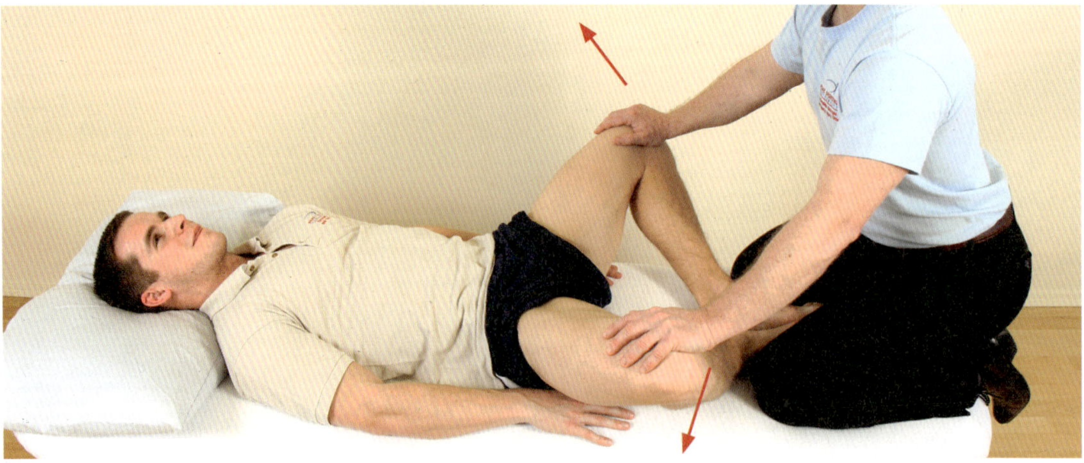

그림 8.29 : 치료사는 모음근들을 늘린다

팁: 모음근들의 과도활성은 벌림근들 특히, 중간볼기근의 약화 억제(weakness inhibition)를 만들 것이다. 이것은 6장에서 설명한 대로 트렌델렌브르크 패턴의 보행을 만들 수 있다.

9

무릎과 발목 통증을 일으키는 Gmax와 Gmed

(Gmax and Gmed Causing Knee and Ankle Pain)

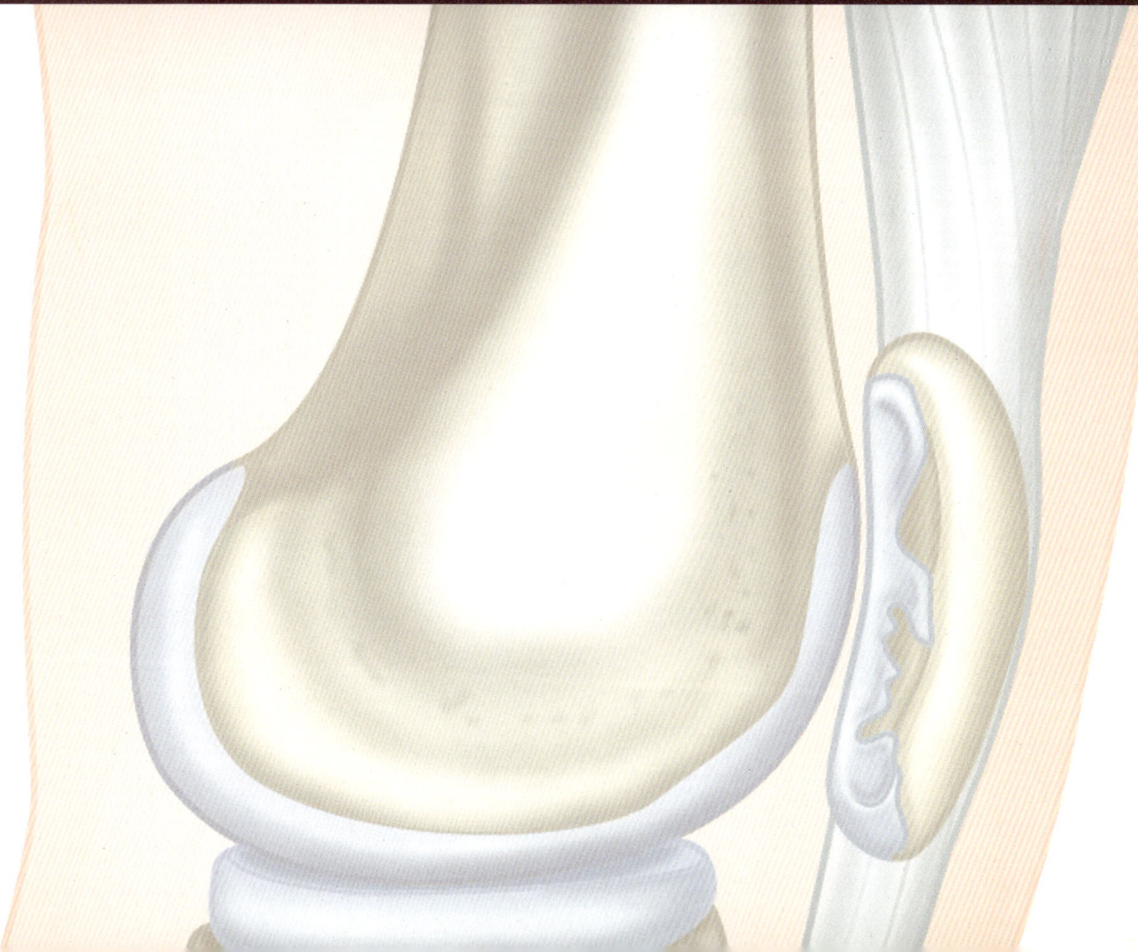

이제 보행 주기에 관한 장으로 되돌아가보자. 환자의 현재 무릎 또는 발목 통증이 볼기근의 약화 또는 잘못된 발화로 기인한 것인지를 정하려고 할 때 집중 할 필요가 있는 분야이기 때문이다.

무릎 해부 (Knee Anatomy)

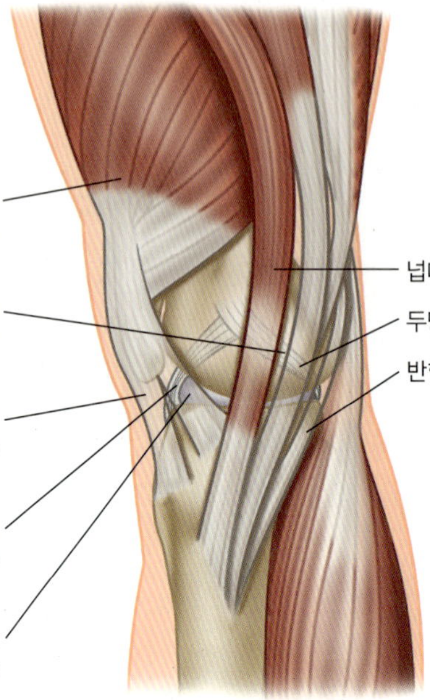

그림 9.1 : 무릎 관절 그리고 관련된 연부조직 구조

흔한 무릎 부상 (Common Knee Injuries)

무릎 관절에 영향을 주는 아주 많은 상태와 부상들이 있다. 흔한 불편함은 *무릎넙다리통증증후군 (patellofemoral pain syndrome; PFPS)*이다. 그것은 무릎의 앞쪽면에 통증을 일으킨다. 일부 환자들은 무릎의 내부 구조에 문제를 갖고 있을 수 있는데, 예를 들어, 반월판으로, 그것은 무릎 안정을 돕는다. 축구선수들과 스키선수들은 흔히 안쪽곁인대(medial collateral ligament; MCL) 염좌를 겪는다. 또 다른 흔한 불편함은, 특히 런너들에서 그리고 무릎의 가쪽면에서 분명한, "런너의 무릎"이다; 그러나 우리는 이 상태를 그것의 의학적 이름인 *엉덩정강밴드 마찰 증후군*으로 부르지 않을 것인데, 그것은 통증에 책임이 있는 것을 조직과 연관시키기 때문이다.

명백히, 위에서 언급한 상태들과 부상들 모두가 볼기근과 함께한 문제들의 결과는 아니다. 그러나 이 책이 볼기근들을 최대로 활용하는 것에 바쳐지고 있으므로, 내가 당신에게 묻는 질문은 이렇다: 무릎 관절에 연관되는 그러한 부상들이 볼기근들의 직접적이거나, 간접적인 결과일 수 있는가? 만약 당신의 대답이 그렇다면, 내가 당신에게 주는 다음 질문은 다음과 같다: 환자가 보이는 통증에 볼기근들이 어떻게 관여하는가? 앞으로 더 나아가기 전에 잠시 동안 이러한 두 가지 질문에 관해서 생각해 보아라.

물리치료 과정을 가르치면서 무릎 관절과 연관되는 부상들에 초점을 맞출 때, 내가 내 학생들과 동료들에게 일반적으로 말하는 것은 다음과 같다; '통증을 가진 환자들을 볼 때, 그 통증이 그들의 통증의 실제 "원인"이라기 보다는 하나의 "증상"인지를 결정해야만 한다". 몸 안에 있는 모든 관절들 중에서, 나는 특히 무릎 관절을 운동 사슬 안에서 약한 연계를 하고 있다고 간주하지만, 환자의 통증의 내재원인은 일반적으로 아니다, 그리고 나는 아니다를 반복한다.

강의 도중에 내 학생들에게 자주 반복하는 것은 통증 부위에 관심을 보이고 그것에 그것만을 생각하는 유일한 사람은 바로 그 환자이다. 치료사로서 내가 한 환자의 통증에 관심을 갖고 있지 않다는 것을 뜻하지는 않는데, 명백하게 그것이 아주 중요한 정보의 일부이기 때문이다. 그러나, 병력에 있어서 그것의 타당성은 별개로 하고, 통증은 단순히 내재된 기능이상의 한 증상이며 종종 실제 문제라기보다 이차적인 것이다. 치료사가 내재된 원인을 찾으려고 노력하는 대신, 통증 부위에만 사로잡히기가 매우 쉽다. 현재 통증을 보이는 부위만을 치료해야겠다는 마음이 들기가 쉽고, 당신의 환자도 그것을 바랄 것이다. 그러나, 당신이 환자를 보는 매 번 통증 부위만을 집중하고 치료할 경우, 그들의 대부분은 더 이상 좋아지지 않을 것이라는 것에 장담한다.

통증에 책임이 있을 수 있는 가능한 약한 연계와 기능이상 부위를 살펴보려고 하는 탐정이 될 필요가 있을 것이다. 롤핑(Rolfing)이라는 연부조직 기법을 발명하고 물리치료사인 Thomas W. Myers를 가르친, 아이다 롤프박사는 말한다; "통증이 있다고 생각한 곳이, 문제가 있는 곳이 아니다." 나는 이 말에 완전히 동감하며, 내가 강의를 할 때 그 메시지가 내가 말하는 것 안에서 명확해 지기를 바란다.

다음에 있는 무릎 증상들 그리고 볼기근 약화로 기인한 잠재적인 원인들을 논의함에 있어서, 이 약화가 무릎 관절의 통증에 어떻게 그리고 왜 책임이 있는 가에 대한 문제를 이해하기 쉽게 만들기 위해서 나는 최선을 다할 것이다. 모든 물리치료사들이 환자에 대한 성공률을 높이는 것을 돕기 위한 목적을 갖고서, 설명을 해 나가겠다.

엉덩정강밴드 마찰 증후군을 일으키는 Gmed와 Gmax
(Gmed and Gmax Causing Iliotibial Band Friction Syndrome)

넙다리근막긴장근(TFL)은 엉덩뼈 앞쪽에 붙어있고 엉덩정강밴드(ITB)와 연결되는, 두꺼운 결합조직밴드로서 엉덩관절을 건너간다. ITB는 먼쪽으로 뻗어가서, 가쪽 넙다리를 따라 밑으로 가서 가쪽 정강뼈과두에 있는 Gerdy 결절에 종지한다. 또한 그것은 가쪽 무릎뼈 지지띠 그리고 넙다리두갈래근건에 부착하는 일부 섬유들에 종지한다. 나중에 알게 되겠지만, ITB는 무릎넙다리관절의 주행 기전에 직접적인 영향을 갖는다.

엉덩정강밴드 마찰 증후군은 무엇인가?

*엉덩정강밴드 마찰 증후군(Iliotibial band friction syndrome; ITBFS)*은 운동선수들에서 흔히 볼 수 있는 무릎 부상으로 특히, 달리기 또는 자전거를 좋아하는 사람들에게서 많다. 가장 흔한 증상은 가쪽 무릎 통증으로 ITB의 먼쪽 부분의 염증에서 기인하는데, 그것이 가쪽 넙다리뼈 위관절융기를 건너가기 때문이다. 일부 운동선수에게서, 무릎의 반복적인 굽힘과 폄이 먼쪽 ITB를 자극하고 염증을 일으켜서, 퍼진 가쪽 무릎 통증을 만든다. ITBFS는 운동선수들에게 많은 좌절을 만들 수 있어서 보통 운동을 그만두게 만든다. 비록 ITBFS가 임상적으로 쉽게 진단이 되기는 하지만, 그것은 치료하기가 매우 힘들 수 있다.

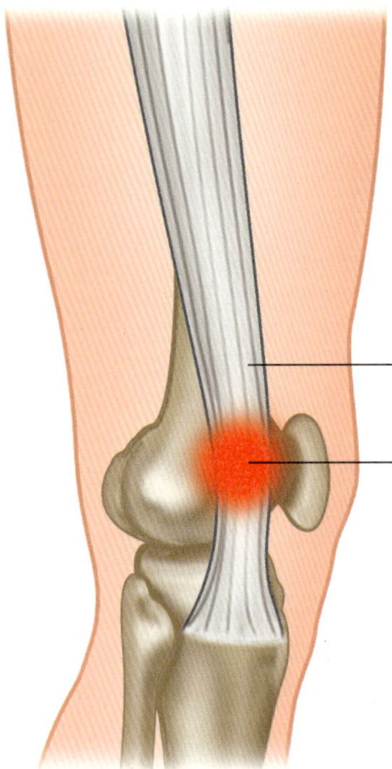

그림 9.2 : 엉덩정강밴드 마찰 증후군 (Iliotibial band friction syndrome; ITBFS)

ITBFS가 있는 환자에서, 통증은 일반적으로 가쪽넙다리뼈 위관절융기에 모여 있는데, 무릎의 가쪽면이다. 대부분의 ITB 통증은 달리기를 하는 환자에 국한되어 있기 쉬우며 사이클을 타는 사람들에게서는 덜 흔하게 생긴다 - 그러므로 "*런너의 무릎(runner's knee)*"이라는 이름이 이 상태와 흔히 연관되어 있다. 환자들은 일반적으로 특정한 거리, 보통 2-4km를 뛰고 난 다음, 무릎의 가쪽 면에 통증을 호소한다.

걷거나 달리는 주기의 60-70%가 입각기에 사용된다고 알려져 있는데, 그것은 한 번에 한 다리에 한정된다 (유각기에 30-40%가 사용된다). 이전 장들에서 다룬 가쪽 슬링를 되돌아 볼 경우, 입각기는 같은 쪽 다리의 벌림근들, 모음근들, 그리고 반대 쪽 다리의 QL을 포함한다는 것을 알고 있다. 모음근들이 긴장되어 있고 그래서 단축된 자세로 유지되며, 그 결과, 길항근 그룹(예, 벌림근들 - 특히 Gmed)이 상호 억제에 의해서 늘어나고 차후에 약해진다는 것을 잠시 상상해보아라. 이 경우에서, 입각기 동안 약한 벌림근들의 역할을 대신할 어떤 것이 필요하다: 여기가 TFL이 그 공식에 나타날 곳이다. 비록 그것이 그 역할을 맡기를 원하지 않더라도, TFL은 선택의 여지가 없다 - 내가 계속 관찰해 보니, 인체는 보상을 매우 잘하고 있다. 일단 TFL이 그것의 새 역할을 맡을 경우, 그 효과는 ITB를 통한 증가된 장력인데, 그것은 나중에 그것이 무릎의 가쪽면을 건너가는 곳 즉, 가쪽 넙다리뼈 관절융기에서 마찰의 잠재력이 생기게 한다.

그것을 다른 각도에서 살펴보자. ITB (TFL)로 종지하는 근육들의 기능은 다리를 벌리는 것이라고 알고 있다. 넙다리뼈에 종지하는 Gmed 또한 하나의 벌림근이다; 만약 이 근육이 약할 경우, ITB는 벌리는 역할을 보조할 것이고 차후에 과도히 일을 하게 된다. 그러나, ITB는 좋은 역학적인 이점을 제공하는 종지를 갖고 있지 않다: 사실상, 힙과 다리 벌림 동작이라는 목적을 위해서 상당히 불리하다. 그러므로, Gmed가 약할 때, TFL은 더 강렬하게 오랜 기간 동안 수축해야만 해서, ITB에 과도한 부하를 주게 된다.

우리는 Gmax와 TFL 둘 다 ITB에 종지하고 보행 주기의 입각기 동안 하부 다리 안정에 책임이 있다는 것을 알고 있다. Gmax가 억제될 때, TFL이 제멋대로 남아 있다: 이것은 가쪽 넙다리뼈 관절융기 위로, ITB의 전방 당김을 더 많이 만들 것이어서, 그것은 마찰 증후군으로 귀결될 수 있다.

힙 벌림근들 특히, 볼기근들은 한-다리 스탠스에서 체중의 두 배 반을 지지해야만 하며 달릴 때는 더욱 더 큰 힘을 받는다. 발목 불안정과 연관이 있는 볼기근들의 약화 억제는(Beckman과 Buchanan 1995), 하부 다리의 관상면 안정에서 TFL의 협력적 우세를 만들 수 있다; 위에서 설명한 대로, 이것은 마찰 증후군을 일으킬 수 있다.

Fredericson 들(2000)에 의한 연구는 Gmed 약화이 ITBFS의 기여 인자라는 이론을 입증하며 힘을 얻기 위한 재훈련이 효율적인 치료라는 것을 확인시켜 준다. 이 저자들은 부상을 입은 남녀 대상그룹에서 힙 벌림 힘을 측정했는데, 부상을 입지 않은 쪽에 비해서 부상을 입은 쪽의 볼기근들에서 평균 2%의 결손을 발견했다. 6주간의 재훈련 프로그램 이후, 평균 힙 벌림 토크는 여성에게서 34.9% 남성에게서 51.4% 증진되었다; 24명의 부상을 당한 운동선수들 중 22명이 통증 없는 달리기로 복귀할 수 있었다. 가장 중요한 것으로, 6개월이라는 관찰 기간 동안 아무런 부상 재발이 없었다는 것이다.

무릎넙다리 통증 증후군을 일으키는 Gmed
(Gmed Causing Patellofemoral Pain Syndrome)

무릎넙다리 통증 증후군은 무엇인가?

*무릎넙다리 통증 증후군(Patellofemoral pain syndrome; PFPS)*은 여러 이름을 갖고 있다 - 몇 가지 이름을 들면, 연골연화증, 전방 무릎통증, 비정상적인 활주증후군(maltracking syndrome), 및 뒤 무릎통증 들이다. 즉, 환자의 통증을 일으키고 있는 것은 무릎넙다리관절이다. 문제는 넙다리뼈의 활차구 안에 위치한 관절연골 또는 무릎뼈 아래쪽에서 밑에 있는 관절연골 안에 있다 (또는 둘 다 가능하기도 하다).

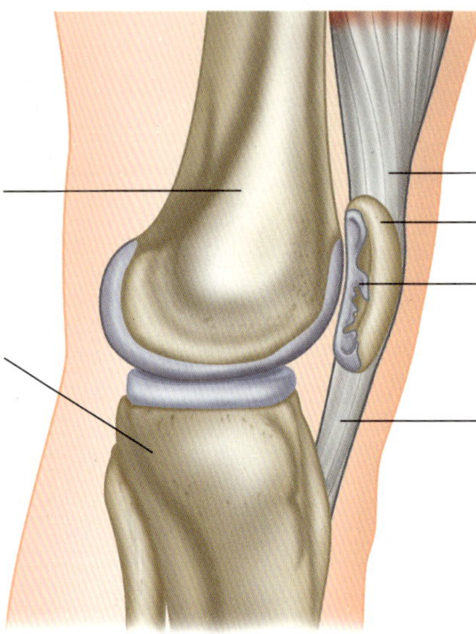

그림 9.3 : 무릎넙다리 통증 증후군 (Patellofemoral pain syndrome; PFPS)

이런 종류의 통증이 일어나는 방식을 이해하려면, 무릎관절 및 연관된 무릎뼈의 구조를 이해하는 것이 도움이 될 것이다. 무릎뼈는 삼각형 뼈로 활차구라고 불리는 넙다리뼈의 먼쪽 면에 있는 구 안에서 달린다. 네갈래근힘줄은 위쪽에서 무릎뼈로 종지를 하고, 무릎뼈는 아래쪽에서 무릎힘줄(무릎인대)이라고 불리는 힘줄에 의해서 정강뼈결절에 연결된다. 무릎관절 주위를 싸고 있는 섬유성 조직의 양 옆에 지지띠라고 불리는 연부조직 부착들이 있다; 그 안쪽면은 안쪽넓은근과 안쪽넓은빗근의 섬유들의 종지로부터 부착들을 받는다.

무릎을 굽히고 펴는 동안 무릎뼈는 활차구 안에서 움직인다. 무릎뼈가 이 구 안에서 잘못 주행을 할 경우, 그것은 구 옆쪽들에 마찰이 생기게 만들 수 있는데, 그것은 결과적으로 통증과 염증을 일으킬 것이다. 이런 종류의 무릎 통증의 대부분 경우에서 무릎뼈는 일반적으로 무릎의 겉면 쪽을 향해서 가쪽으로 주행한다. 과도한 가쪽 주행 결과로서, 스트레스가 무릎 속면에 있는 섬유성조직에 스트레스를 줄 수 있어서, 그것이 염증과 통증의 한 원인일 수 있다. 즉, 구 안에서 무릎뼈가 움직이는 방식을 바꾸는 어떤 것은 PFPS를 만들 수 있다.

가쪽 무릎 통증에 관한 논의에서, ITB가 가쪽 무릎뼈 지지띠에 부착을 하고 있다고 말했다. 그러므로 ITB 안에 몇몇 장력이 생기면 그것은 가쪽 지지띠에 영향을 줄 것이며, 그것은 무릎뼈의 자세를 가쪽으로 이동시키게 만들며, 비정상적인 활주증후군을 일으킨다. 무릎 관절 안에 약간 기형적인 하나의 근육이 있다 - VM(안쪽넓은근); 내가 그곳을 기형적이라고 부르는 뜻은 관절 안에 통증과 부종이 있을 때, 이 근육이 매우 빨리 억제되기 때문이다. Chris Norris 박사는(2011) 스포츠 부상에 관한 그의 책에서 VM 억제를 일으키기 위해서는 오직 작은 양의 (10mL) 액체만 있으면 되는 반면, 넙다리곧은근 억제를 일으키려면 약 60mL가 필요하다고 했다. 또한 우리가 아는 것은 VM의 재활은 생각하는 것보다 더 까다로운데, 내가 이미 말했듯이 이 근육은 통증과 부종이 있을 때 활성화하는 것을 좋아하지 않기 때문이다. 이러한 두 가지 인자들이 등식에서 빠질 때까지, 환자는 계속되는 무릎 통증을 겪을 것이다.

MCL 통증 및 반월판 통증을 일으키는 Gmed
(Gmed Causing MCL Pain and Meniscal Pain)

안쪽 또는 가쪽 무릎 통증에 대한 의문이 있을 때 고려될 필요가 있는 Gmed에 관한 다른 요인들이 있다: "안쪽 무릎 이동(medial knee drift)" - 이것은 넙다리정강관절의 외반 자세이다; 그리고, 덜 흔한 것으로, "가쪽 무릎 이동(lateral knee drift)" - 이것은 넙다리정강관절의 내번 자세이다. 환자 또는 운동선수가 물리치료사에게 무릎 통증을 상담할 때, 그들은 아마도 무릎 통증의 원인들 중의 하나가 Gmax 또는 Gmed 안에서 발견되는 약화라는 말을 들을 것이다. 볼기근 약화가 무릎 통증에 어떻게 책임이 있는 지에 대한 개념을 이해하려고 노력하는 것은 논리적인가? Gmed 후방 섬유들은 Gmax를 도와서 보행 주기 동안 힙에서 무릎을 거쳐 발까지 정렬을 조절한다. 어떤 이유로 Gmed 후방 섬유들이 약하다면, 걷거나 달릴 때 무릎이 안쪽으로 이동할 수 있다.

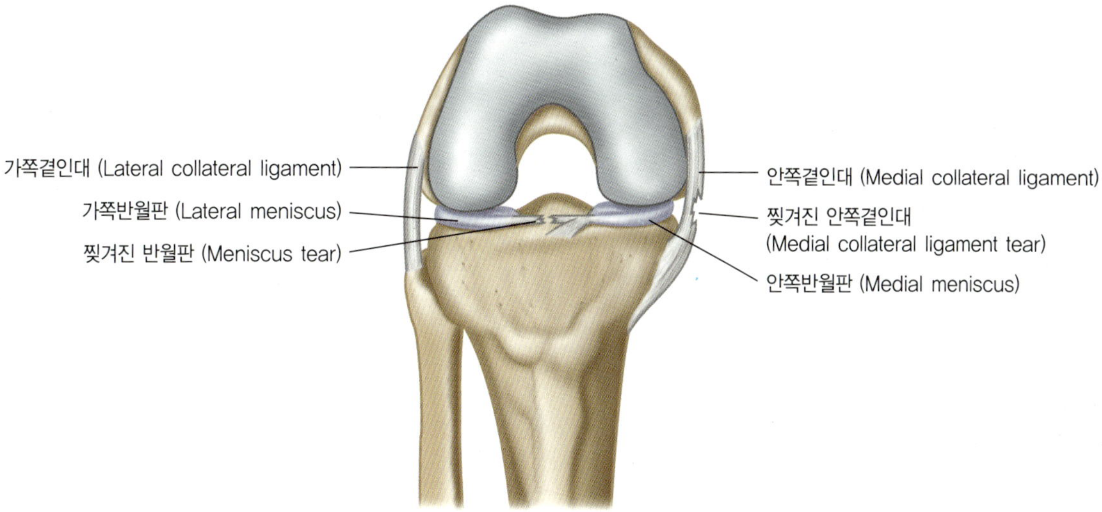

그림 9.4 : 반월판과 안쪽곁인대(MCL)를 보여주는 무릎 관절

어떤 근육이 Gmed에 길항적인가? 답은 모음근들이며, 모음근들을 긴장되고 단축되게 만드는 내재 요인이 있다면, 이것은 차례로 Gmed 후방 섬유들의 약화를 만드는 원인 인자일 것이다. 모음근들이 단축되어 있다면, 그것들은 일반적으로 과긴장 상태에 있다. 이 경우에, 보행 주기 동안 지면과 접촉을 할 때, 가쪽 슬링의 주된 안정 근육은 틀림없이 Gmed 일 것으로, 이것 또한 골반의 정렬을 유지하고 있기 때문이다.

모음근들이 패쇄신경에서 더 많은 신경 자극을 받을 경우 (모음근들이 Gmed 대신 주된 안정근이 되었을 때와 같이), 이 보상 패턴은 자연적으로 그 힙을 증가된 안쪽 회전, 모음, 및 힙 굽힘으로 가게 할 것이다. 그 결과, 무릎은 안쪽으로 이동하는데(외반 자세), 과긴장 모음근들과 약해진 Gmed에 기인한 넙다리뼈의 증가된 안쪽 회전 때문이다. 이 보상 패턴이 계속됨에 따라, 그것은 MCL 그리고 안쪽 반월판으로 가는 내재 부착에 부하를 주는 전조가 될 수 있는데 바뀌어진 생체역학 때문이다. 게다가, 가쪽 반월판 또한 관여될 수 있는데 무릎의 증가된 외반 자세로 기인한 압박력 때문이다.

내번(varus) 자세로 인한, 가쪽 무릎 이동은 스포츠 부상 크리닉에선 좀처럼 볼 수 없다. 이 상태에 관해서 문헌에선 정보가 제약되어있다. 그리고 많은 물리치료사들은 그것을 알고 있지 못할 수도 있다. 가쪽 무릎 이동은 한-다리 스쿼트를 수행하는 환자가 Gmed 또는 Gmax가 약한 경우에 관찰될 수 있다. 또한 그것은 운동선수가 달릴 때 몸통을 전방 자세로 하고 전방으로 기울어진 골반을 하고 있을 때 생길 수 있다. 발뒤꿈치-닿기(heel-strike)에서, 무릎은 가쪽으로 힘을 받게 될 수 있어서 Gmed가 잘못 힘을 받고 발/발목은 보다 뒤침된 자세로 가게 힘을 받는다. 이러한 무릎의 과도한 가쪽 이동은 안쪽 반월판에 증가된 부하를 줄 것인데 그 이유는 내번 자세의 증가된 압박 때문이다; 또한 그것은 ITB와 오금근(슬와근)에도 과부하를 줄 수 있다.

긴장된 근육은 관절을 기능이상 자세로 당길 것이며, 약한 근육은 그것이 생기기 쉽게 만들 것이다.

발목 염좌 (Sprains)에 대한 Gmed와 Gmax의 관계
(Relationship of the Gmed and Gmax to Ankle Sprains)

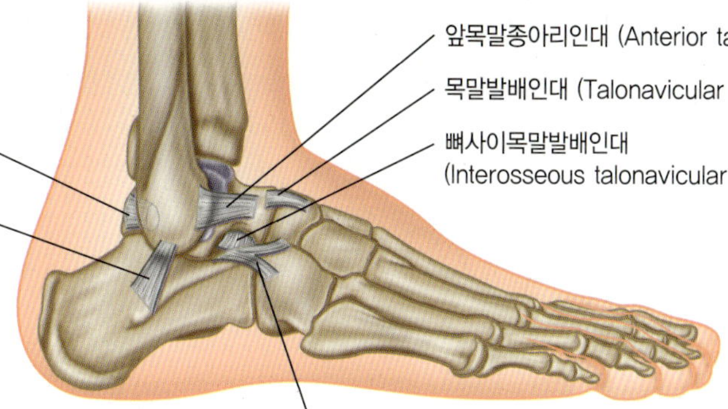

그림 9.5 : 가쪽 인대들을 보여주는 발목 관절

발목은 운동에서와 일상 생활 모두에서 가장 흔히 부상을 입는 관절이다. 발목 염좌는 가장 흔한 운동 부상으로, 이것들의 70-80%가 안쪽번짐(내번) 염좌이다. 급성 안쪽번짐-타입 염좌를 갖고 있는 사람들의 10-30%가 만성 역학적 불안정뿐만 아니라 기능적 결손으로 발전하며, 발목 염좌의 80%가 재발한다. 영국 국립건강원에 따르면, 발목 염좌 부상으로 매년 영국에서 100-150만명이 보고된다. 미국에서는 매일 27,000명이 넘는 사람들이 발목 염좌를 겪고 있다고 추정된다.

계속 진행 중인 재발성 발목 염좌는 시간이 가면서, 만성 발목 불안정성 문제로 이끌어서 운동 사슬 기능이상을 만들 것이다. 이러한 비정상은 전체 인체의 항상성에 연쇄반응을 일으키는데, 고유수용성 신경 감각들이 이제 줄어들 것이고, 안정성 보상 기전이 바뀌기 때문이다.

발목은 목말뼈, 종아리뼈, 및 정강뼈로 이루어진 매우 복잡한 관절이다. 발목의 가쪽 인대들은 부상을 입기가 매우 쉬우며, 발뒤꿈치-닿기 때에 체중의 5배까지 이 관절에 부하가 걸린다고 추정된다. 앞목말종아리인대는 일반적으로 가장 흔하게 부상을 당하며, 그 다음에 발꿈치종아리인대가 뒤따른다.

Friel 등은 2006년에 안쪽번짐 발목 염좌 이후 같은 쪽 힙 벌림근 약화에 관한 연구를 시행했다; 그들의 결과는 연루된 쪽에서 힙 벌림과 발바닥 굽힘이 상당히 약해진 것을 보여 주었다. 편측성 발목 염좌는 힙 벌림(Gmed)을 더 약하게 만든다고 결론을 지었고, 발목 안쪽번짐 염좌를 위한 재활 프로토콜을 개발할 때 힙 벌림근들을 강화시키기 위한 운동들을 제안했다.

힙 폄 발화 테스트 동안 발화 순서 및 후방 몸통과 다리 근육들에 관계한 발목 염좌 병력의 영향이 1994년 Bullock-Saxton 들에 의해서 조사되었다. 저자들이 발목 염좌 병력을 가진 그룹과 대조그룹과의 비교에서 Gmax 활성의 시작(지연된 시작)에서 상당한 차이가 있는 것을 발견했다.

2010년 Leavey 들은 다이내믹한 자세 조절에 있어서 균형과 체력 프로그램, 그리고 그 둘의 조합의 비교 효과에 관한 연구 결과를 발표했다. 저자들은 다이내믹한 자세 조절을 유지하기 위해서 두 가지 종류의 전략을 사용할 것을 제안했는데, 특별히 힙 전략과 발목 전략이다. 발목 전략에서, 그들은 균형을 유지하기 위해서 종아리근을 활용하는 것을 제안한 반면, 힙 전략에서, 균형과 자세를 교정하기 위해서 Gmed 근육이 추천된다고 제안했다. 개개인은 가쪽 발목 염좌 이후 다이내믹 자세 조절을 증가시키려는 시도를 할 때 일반적으로 Gmed근육을 강화시키지 않는다고 그들은 말한다. 안쪽번짐 염좌를 위한 대부분의 재활 프로토콜들에서, 발목 강화 트레이닝 및 고유수용 트레이닝이 일반적으로 권장되는데, 발생했을 수도 있는 균형의 손실을 회복시키는데 사용되기 때문이다. 또한 약해진 Gmed가 결함이 있는 다이내믹 자세 조절을 더 악화시킬 수 있어서, 전체 하지의 생체역학을 바뀌게 만든다; 이것은 차례로 잘못된 움직임을 만들 가능성이 커서, 앞으로 발목 부상을 입기 쉽게 만든다.

2002년, Schmitz 들은 EMG 연구를 통해서 기능적으로 불안정한 발목을 갖고 있는 대상뿐만 아니라 건강한 대상에서도 갑작스러운 발목 안쪽번짐 동안 Gmed 활성의 증가가 있는 것을 보여 주었다.

10

허리 통증을 일으키는 Gmax와 Gmed

(Gmax and Gmed Causing Lumbar Spine Pain)

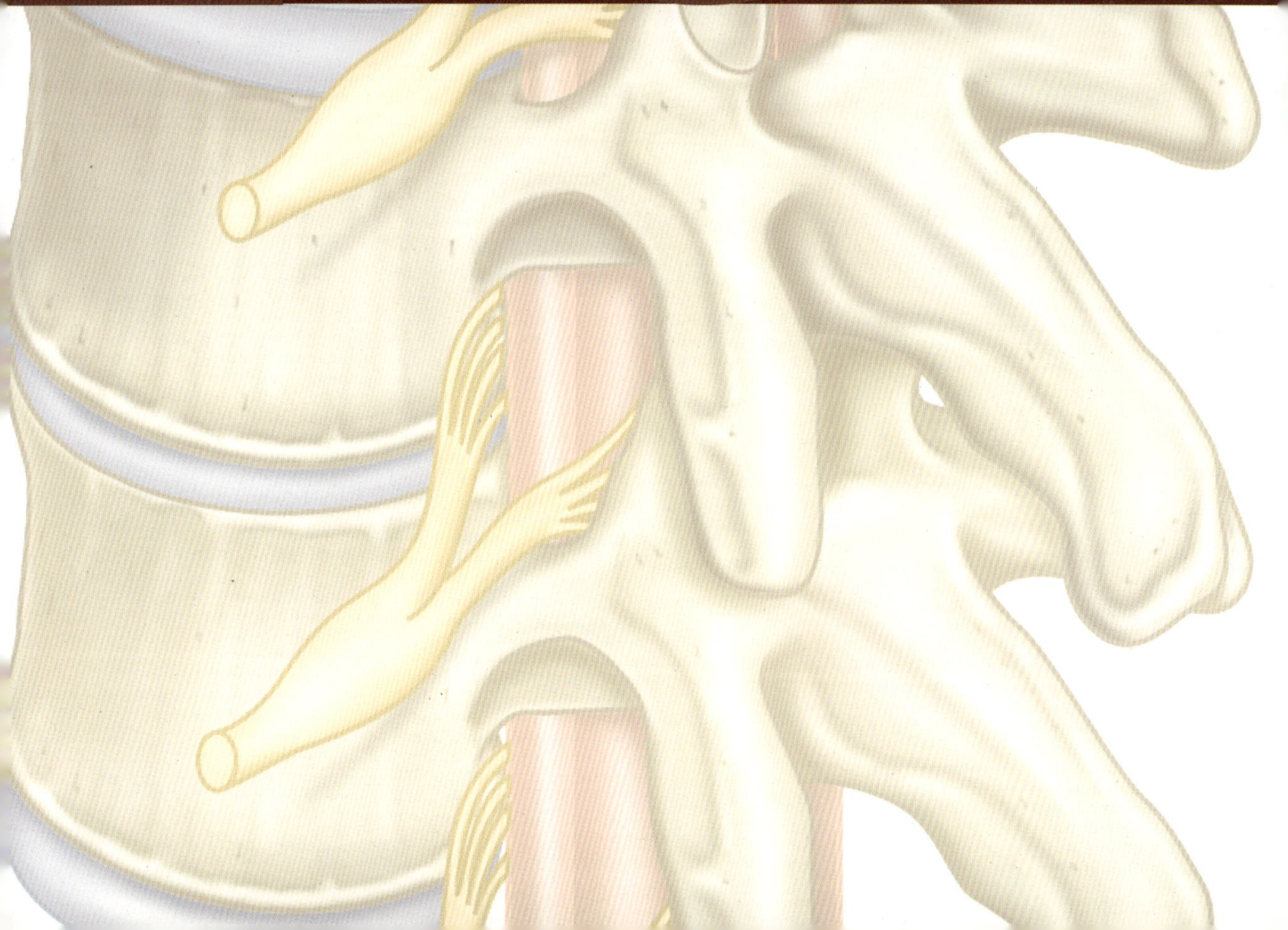

허리뼈(요추) 해부 (Lumbar Spine Anatomy)

다섯 개의 요추 사이에 추간판(intervertebral disc; 디스크)이라고 알려진 구조가 있다; 인간 척추 기둥 안에 합해서 23개가 있다. 디스크는 세 개의 성분으로 이루어져 있다: 섬유고리(annulus fibrosus)라고 불리는 질긴 바깥 껍데기; 중앙에 추간원판수핵(nucleus pulposus)이라고 불리는 안쪽 젤 같은 물질; 그리고 척추단판(vertebral end plate)이라고 불리는 척추 몸체들로의 부착. 나이가 들어감에 따라, 디스크의 중앙은 수분 함량을 잃기 시작하는데, 자연적으로 디스크를 덜 탄력 있게 만들고 쿠션 또는 충격 흡수 장치로서 덜 효율적이 되게 만드는 과정이다.

신경 뿌리들은 척추뼈와 디스크 사이에 있는 작은 통로를 통해서 척수관을 빠져 나온다: 이러한 통로는 *추간공(intervertebral foramen)*이라고 알려져 있다. 손상된 디스크가 척수관 또는 신경뿌리들을 밀 때 통증 및 다른 증상들을 만들 수 있다 – 흔히 헤르니아 현상이라고 불리는 상태이다.

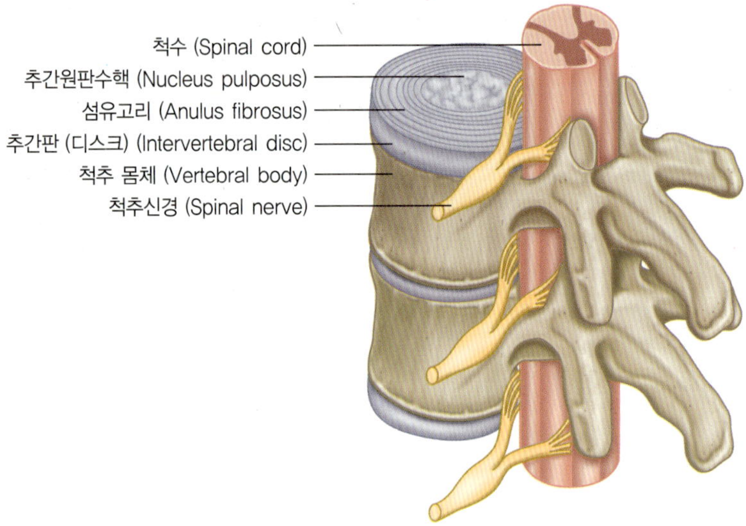

그림 10.1 : 허리뼈와 척추사이 디스크의 해부

헤르니아 현상 (Disc Herniation)

헤르니아 현상은 종종 "불거져 나온 디스크", "디스크 탈출"로도 불린다. 이러한 용어들은 디스크중앙에서 밖으로 밀려나오는 젤 같은 추간원판수핵의 작용 성질에 기인한다. 즉, 디스크 자체는 빠져 나오지 않는다; 그러나 디스크 중앙에 있는 추간원판수핵 조직이 아주 큰 압력을 받을 수 있어서 추간원판수핵을 탈루시키거나 심지어 파열될 수 있다. 심한 디스크 탈루는 불거져 나온 조직이 하나 이상의 척추신경을 눌러서, 국소적 통증, 연관통증, 마비, 그리고 허리, 다리 또는 발목과 발까지의 약화를 일으킬 수 있다. 헤르니아 현상의 대략 85-95%가 허리 구획 L4-L5 또는 L5-S1에서 생길 것이다; 디스크 내용물과의 접촉으로 인한 신경 압박은 L4, L5, 또는 S1 신경뿌리 통로를 따라 인지된 통증을 만들 가능성이 있다.

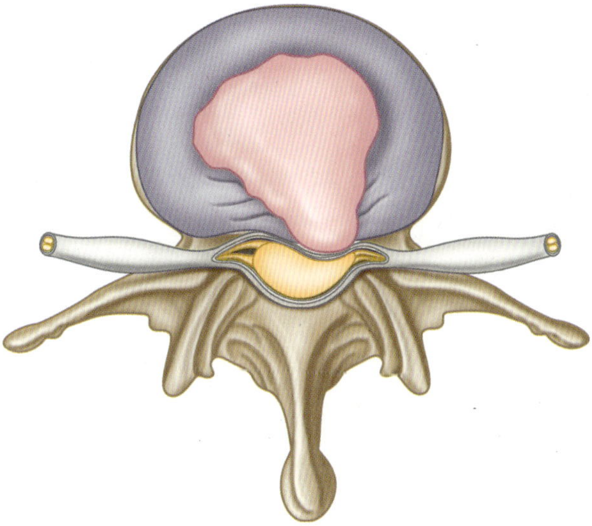

그림 10.2 : 헤르니아 현상

퇴행성 디스크 질환 (Degenerative Disc Disease)

*퇴행성 디스크 질환(DDD)*은 노화 과정과 연관되어 있기가 쉬우며 하나의 증후군으로 연관되는데 거기서 디스크는 연관된 만성 허리 통증을 일으킬 수 있으며, 힙 부위로 통증이 뻗어 갈 수 있다. 그 상황은 일반적으로 허리 및 추간판 같은 이와 연관된 구조들에 대한 몇몇 형태의 부상의 결과로서 생긴다. 지속된 부상은 염증 과정 그리고 차후의 디스크 바깥쪽 물질(섬유고리; annulus fibrosus)을 약해지게 만들 수 있으며, 그것은 안쪽 추간원판수핵(nucleus pulposus)에 상당한 영향을 가질 것이다. 이러한 반응성 기전은 과도한 움직임을 만들 것인데 그 이유는 디스크가 그것의 위·아래에 위치한 척추 몸체들의 동작을 더 이상 조절할 수 없기 때문이다. 이 과도한 움직임은, 자연적인 염증성 반응과 병합해서, 국소 부위를 자극하는 화학물질들을 만들 것인데, 그것은 만성 허리 통증이라는 증상들을 흔히 만들 것이다.

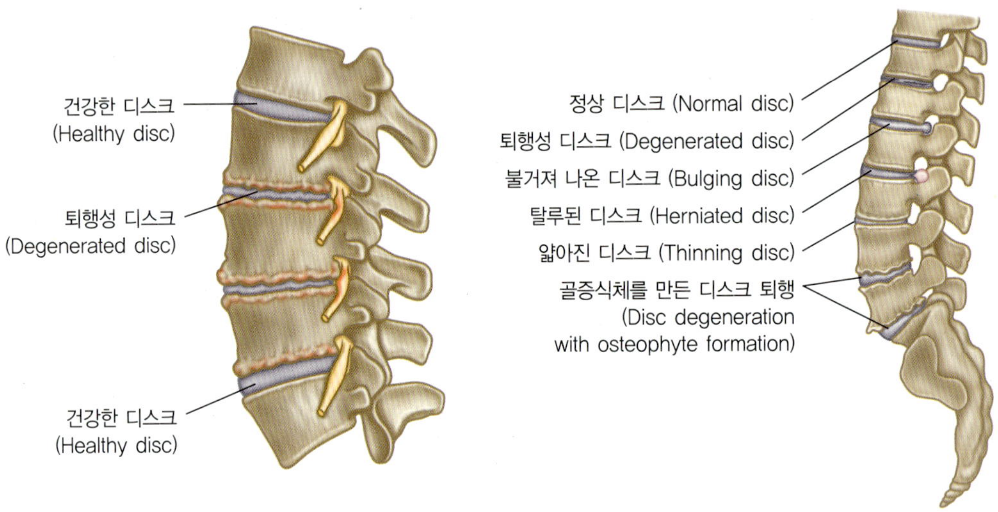

그림 10.3 : 퇴행성 디스크 질환(Degenerative Disc Disease; DDD)

DDD는 추간원판수핵 안에 있는 연골세포(chondrocytes; 주로 콜라겐으로 구성된 연골성 기질을 형성하는 세포들) 무리들의 수를 늘어나게 만든다고 알려졌다. 오랜 시간에 걸쳐서, 안쪽 젤 같은 추간원판수핵이 섬유성연골로 바뀔 수 있으며, 바깥쪽 섬유고리는 손상을 받아서 핵 물질의 일부가 빠져나가게 만들어서, 디스크가 줄어들고 궁극적으로 골증식체(osteophytes)라고 불리는 뼈 가시를 만든다.

등에 있는 근육들과는 달리, 요추의 디스크들은 자연적인 혈액 공급을 갖고 있지 않으므로 자체를 치유할 수 없다; 그러므로 DDD의 통증 증상들은 만성이 되고, 궁극적으로 더 많은 문제들을 이끌게 되는데, 예를 들어, 디스크 탈루, 면관절 통증, 신경뿌리 압박, 척추분리증 및 척추협착증 들이다.

면관절 (Facet Joint) 증후군/질환 (Facet Joint Syndrome/Disease)

척추에 있는 면관절들은 척추 몸체의 뒤쪽에 위치하며, 그것들의 역할은 척추가 굽힘, 폄, 옆-구부리기, 및 회전 같은 움직임들을 수행하는 것을 보조한다. 그것들의 위치와 지향에 따라, 면관절들은 몇몇의 동작을 하게하기도 하고 어떤 것들을 제한하기도 한다. 예를 들어, 요추는 회전이 제한되지만, 굽힘과 폄은 자유롭게 허용된다. 흉추에서, 회전과 굽힘은 자유롭게 허락되지만, 그러나 폄은 면관절들에 의해서 제한된다 (또한 갈비뼈들에 의해서).

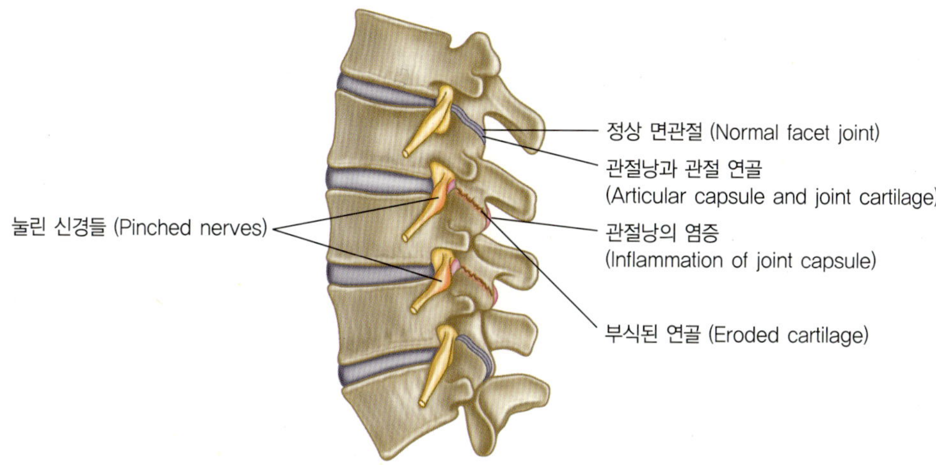

그림 10.4 : 면관절 (Facet Joint) 증후군

각각의 개별적인 척추뼈는 두 개의 면관절이 있다: 위쪽을 보고 있으며 힌지와 비슷한 역할을 하는 위면관절과 그것 밑에 위치한 아래면관절. 예를 들어, L4 아래면관절은 L5 위면관절과 접한다.

몸 안에 있는 다른 모든 활액관절들처럼, 각각의 면관절은 결합조직 낭으로 싸여 있으며 관절에 영양분을 주고 윤활을 하기 위해서 활액을 만든다. 관절의 면들은 연골로 코팅되어 있어서, 각각의 관절이 부드럽게 움직이게 돕는다. 면관절은 통증 수용체들이 상당히 많이 분포되어 있어서 등 통증을 만들기가 매우 쉽다.

면관절들은 서로서로 위를 미끄러지는 경향이 있어서, 그것들은 자연적으로 척추와 함께 끊임없는 동작을 하는데, 모든 종류의 체중-지지 관절같이, 그것들은 그냥 세월이 가면서 닳아서 퇴화되기 시작한다. 면관절들이 자극을 받게 되면 (연골 조차 찢길 수 있다), 이것은 면관절 아래에 있는 관절의 뼈의 반작용을 일으켜서 골증식체를 만들기 시작하게 해서, 면관절 비대를 만드는데, 그것은 면관절 질환/증후군의 전조이다. 이런 종류의 질환/증후군 과정은 만성 등 통증을 갖고 있는 환자들에게서 아주 흔하다.

등 통증 그리고 볼기근에 대한 그것의 관계
(Back Pain and Its Relationships to the Glutes)

그러면 볼기근의 약화가 어떻게 왜 요추에 통증을 일으키는가?

보행 주기 동안 Gmed의 역할에 대한 3장에 있는 논의를 기억해 볼 때, Gmed의 약화는 트렌델렌브르크 또는 보상성 트렌델렌브르크 보행 패턴 중의 하나를 만들 수 있다. 이것에 관해서 생각해라, 그리고 잠시 동안 이 약화의 가능한 결과를. 좌측다리로 발걸음을 갖고 가면서, 가쪽 슬링가 작동을 해야만 한다: 좌측다리를 안정시키려고 노력을 하는 동안, 좌측 Gmed는 골반의 우측의 높이를 조절하는 데 책임이 있는 주된 근육이다. 좌측에 있는 Gmed가 약할 경우, 체중을 좌측에서 지탱하는 동안 골반은 우측으로 떨어질 것이다. 그 하강 동작은 요추를 옆으로 휘게 만들 것이고 (좌측으로) 좌측에 있는 면관절들뿐만 아니라, 디스크와 나가는 신경뿌리도 눌려져서 통증을 만든다. 이러한 좌측으로 옆-구부림은 척추 우측의 엉덩허리인대뿐만 아니라 면관절들의 관절낭 같은 다른 구조들을 당겨진 자세로 놓여지게 만드는데, 그것 또한 통증의 원인이 될 수 있다.

좌측 Gmed가 약할 경우, 반대 쪽 (우측) QL이 보상해서 약한 근육의 역할을 맡으려고 더 열심히 일을 할 것이다. 이러한 증가된 보상성 패턴은 시간이 가면서 우측 QL의 순응성 단축을 일으킬 것이어서 통증유발점들을 형성시키고 차후의 통증을 만들 수 있다.

다음 시나리오를 생각하자: 한 환자가 일정 기간 동안 걷거나 달릴 때, 우측 QL 통증이 있어서 치료를 받으러 왔다. 물리치료사는 우측 QL을 촉진하고, "뭉쳐있네요"라고 말하며, QL안에 만들어진 통증유발점들을 제거하는 치료를 진행한다. MET같은 수축/이완 타입의 기법이 QL 길이 정상화를 조장하기 위해서 사용될 것이다. 환자와 치료사는 치료에 매우 만족해한다. 그러나, 환자가 자동차로 돌아가는 동안 QL 통증은 다시 재발한다 – 왜? 약한 좌측 Gmed가 우측 QL에게 그것이 하도록 디자인된 것 이상으로 더 열심히 일을 하라고 강요하며, 치료사가 오로지 나타나 보이는 증상들만을 치료했기 때문이다.

이제 보행 주기를 계속하자, 당신은 보행의 중간-입각기에 들어서고 있다. 여기는 골반의 자연적인 전방 회전과 엉치결절인대의 느슨함에 의해서 햄스트링의 장력이 줄어들고, Gmax가 펴는 역할을 맡는 곳이다. 그러나, Gmax가 약하거나 잘못된 발화일 경우, 그 밖의 어떤 것이 이 역할을 떠맡아야만 한다; Gmax의 부착의 일부가 엉치결절인대이 있으므로, 그 대체 또한 이 인대에 부착될 필요가 있는데, 그것이 힘 폐쇄 기전의 일부이기 때문이다.

약하거나 잘못된 발화 Gmax는 여러 보상성 패턴들을 만들 수 있다. 우선, 다음 사례를 살펴보자; 약화 억제(weakness inhibition)를 받고 있을 가능성이 큰 Gmax가 약한 환자가 있다. 일반적으로 약화 억제는 엉덩허리근, 넙다리곧은근, 및 모음근들의 길항적인 팽팽함을 통한 *상호 억제(reciprocal inhibition)*로 알려져 있다. 앞쪽에 있는 근육들에서 이러한 연부조직 팽팽함은 보행 주기 동안 엉덩관절의 펴는 양을 제한할 것이다. 하나의 보상으로서 볼기뼈(innominate bone)는 전방 자세로 돌아가는 힘을 더 받을 것이다. 그리고 반대 쪽 볼기뼈는 더 후방 자세로 돌아가게 힘을 받을 것이다. 햄스트링, 그중에서 특히, 넙다리두갈래근은 Gmax의 약화 결과로서 볼기뼈의 증가된 전방 회전을 보조함으로써 보상 패턴의 일부가 될 것이다. Sahrman(2002)은 Gmax의 억제로 인해서 햄스트링이 우세할 경우, 엎드려 누워 다리 펴기 동안 돌기(trochanter)의 전방 전단이 촉진될 수 있다고 제안했다.

이제 약간 더 복잡해지는데, 두 개의 볼기뼈들 사이에 껴있는 작은 조각인 엉치뼈가 증가된 볼기뼈 회전 때문에 정상보다도 약간 더 돌아가고 옆으로 구부러져야만 할 것이다. 이제 엉치뼈는 그것의 비틀림을 어느 한 방향으로 증가시켜 (한 방향으로 회전 그리고 반대 방향으로 옆-구부림, 예를 들어, 좌측 회전, 우측 옆-구부림) 보상을 해야만 할 것이다; L위에서 L 엉치뼈 비틀림 (좌측 사선 축에서 좌측으로 회전; 그림 10.5a) 또는 R위에서 R 엉치뼈 비틀림 (우측 사선 축에서 우측으로 회전; 그림 10.5b). 두 개의 그림에서 보는 것처럼 요추는 엉치뼈와 반대 방향에서 약간 더 맞서는-회전으로 보상을 해야만 할 것이다.

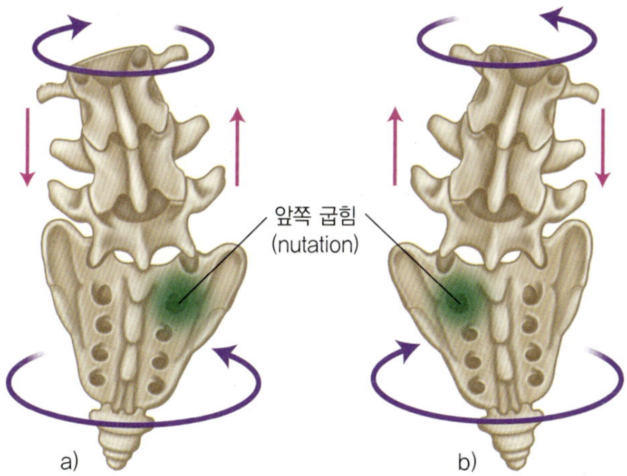

그림 10.5 : 엉치뼈의 비틀림: (a) L 위에서 L; (b) R 위에서 R

보행 주기 동안 엉치뼈와 요추들의 자연적인 회전이 있다; 그러나, 볼기뼈 회전이 증가되었기 때문에, 엉치뼈와 요추들은 보상하는 것 이외의 다른 대안이 없다. 요추와 엉치뼈 사이에 (L5와 S1) 디스크가 있다; 이제 이 디스크가 두 개의 척추 분절들 사이에서 비틀리는 힘을 받는 다고 상상하자. 이 동작은 디스크에 부정적인 영향을 끼칠 것이다 – 그것은 마치 스펀지에서 물을 짜내는 것과 같은데, 디스크들은 이런 타입의 증가된 동작을 좋아하지 않는다.

등허리 근막 (Thoracolumbar fascia)과 Gmax에 대한 그것의 관계 (Thoracolumbar Fascia and Its Relationships to the Gmax)

등허리 근막 (TLF)은 인대성 종류의 결합조직으로 된 두껍고 강한 시트이다. 이것은 몸통, 힙, 및 어깨 근육들과 연결되며, 그것들을 덮고 있다. Gmax의 정상적 기능은 근막에 당기는 작용을 가할 것이고, 그래서 근막의 낮은 끝을 당긴다; 그림 10.6. 도해에서 볼 수 있는 것은 TLF의 후방 층에 의해서 반대 쪽 넓은등근과 Gmax사이의 연결이다. 이 근육들 둘 다 보행 주기 동안 힘을 (후방 사선 슬링을 통해서) 반대 쪽으로 전도하는데, 그 다음 그것은 TLF 전체에 증가된 장력을 만든다. 이 기능은 몸통의 회전뿐만 아니라 하부 요추와 SIJ의 힘 폐쇄 안정에 매우 중요하다.

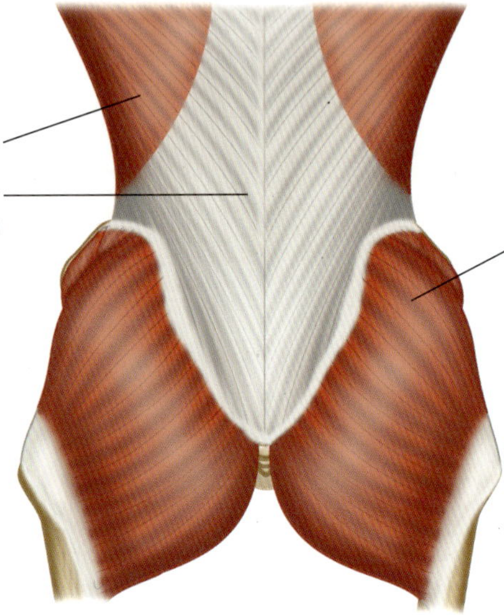

그림 10.6 : 등허리 근막 (TLF)과 Gmax와의 연결

여기에 허리 안정에 관한 더 깊게 있는 근육들의 협력-수축이 있다 -즉, TVA(배가로근)와 뭇갈래근들. 이 근육들은 한 사지를 움직일 때 협력-수축을 하며 2장에 논의되었다. 내가 알고 있는 한, TVA와 뭇갈래근들이 Gmax의 치료에 의해서 특별하게 발화되는 것에 관해서 최근에 발행된 것은 없다. 그러나, TVA는 분명히 Gmax 수축에 반응한다고 개인적으로 생각하며, 뭇갈래근 역시 그렇다고 추정하는데, 그 이유는 그들이 모두 골반의 엉치결절인대와 (직/간접적으로) 관련이 있기 때문이며, 엉치결절인대는 엉치엉덩관절(SIJ)의 힘 폐쇄를 보조한다.

바라건대, 이 장을 읽고 난 다음 다음을 이해했을 것이다; Gmax가 약하거나 잘못된 발화일 경우, TLF를 긴장시키는 그것의 기능이 줄어들어서, 반대 쪽 넓은등근과 같은 쪽 뭇갈래근의 자연적인 과도활성을 일으킬 뿐만 아니라 다른 보상 기전들을 자극시킬 것이다.

11

볼기근 약화 억제 (Weakness Inhibition)의 감별진단

(Differential Diagnosis of Weakness Inhibition of the Glutes)

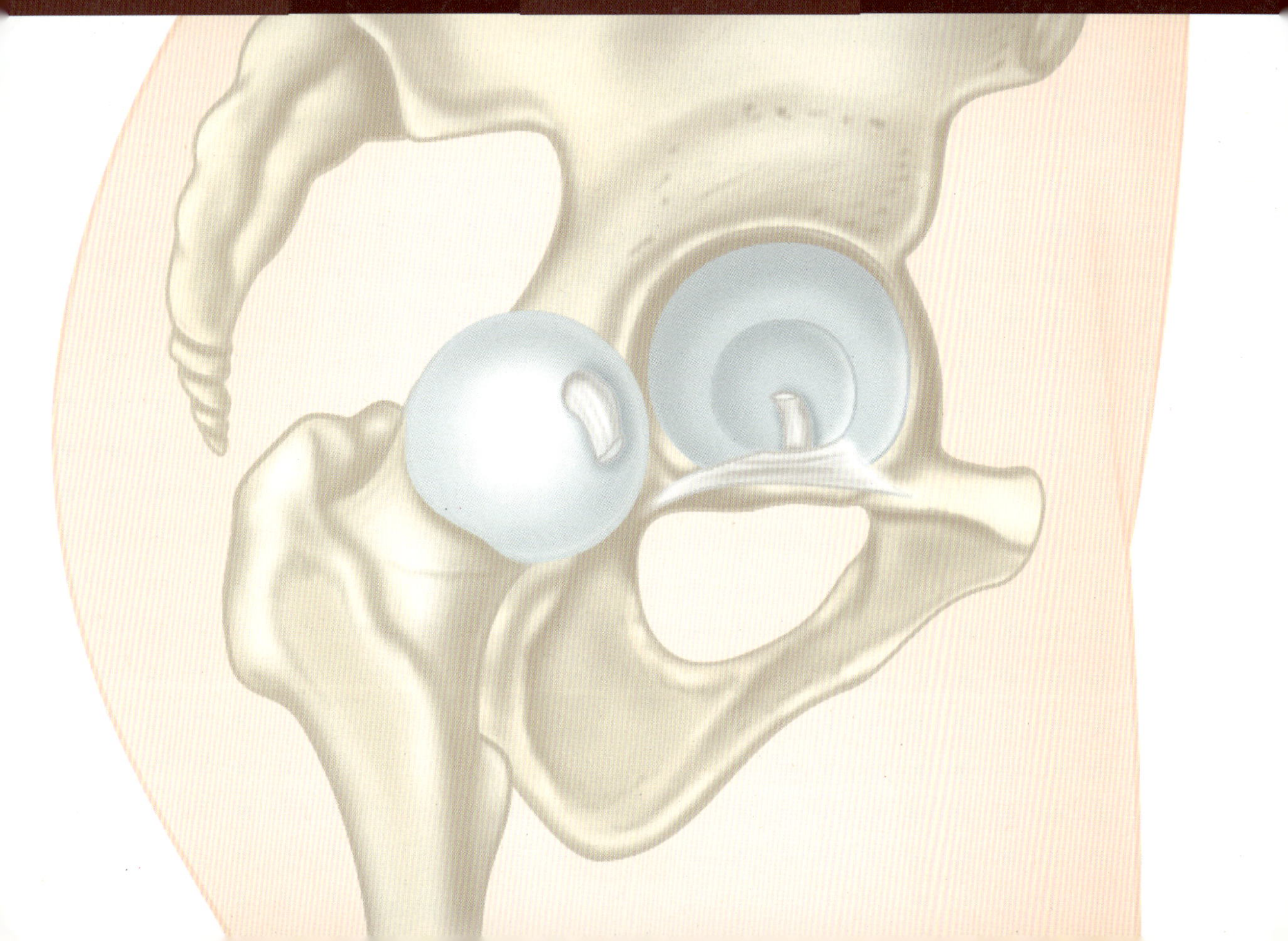

환자가 몸에 통증이 있을 때 물리치료사의 역할은 통증이 실제 원인인가 아니면 증상인가를 결정하는 것이다. 치료사는 현재 통증의 기원이 근골격성인지 그리고 다른 병리학적 질병 과정의 결과가 아닌 가를 결정해야만 한다.

철저한 상담과 신체 검사를 실행한 다음, 물리치료사는 Gmax(또는 Gmed)가 검사 상 약한지 또는 잘못된 발화 순서를 나타내는 지를 결정해야만 한다. 그 다음 치료사는 이 약화가 환자의 현재 통증에 대한 주된 원인 인자라는 결론을 얻을 수 있다.

엉덩허리근, 넙다리두갈래근, 및 모음근들의 비교적인 단축이 볼기근들의 외견상 약화 억제 또는 잘못된 발화의 책임일 수 있는 방식을 이미 살펴보아왔다. 이 세 근육들은 Gmax와 Gmed에 길항적이며, 그것들의 해부학적 자세 때문에, 이 근육들 안의 어떤 단축은 볼기근들의 보상성 신경학적 약화 억제를 만들 수 있다.

치료사가 환자의 현재 통증이 약화 또는 잘못된 발화 기능이상 패턴에 의해서 기인했다고 결정했다면, 엉덩허리근, 넙다리두갈래근, 및 모음근들에 대한 신장 프로그램이 2주보다는 작지 않은 기간에 걸쳐서 즉각 착수해야만 하는데, 환자의 증상들이 줄어들거나 멈추는 지를 보기 위함이다.

그러나, 많은 경우, 환자들이 통증이 있고, 단축된 길항적 근육의 억제를 통해서 약화이 기인되었다고 의심될 때, 비록 환자들이 전에 언급한 신장 프로그램을 따랐다 하더라도, 증상들이 경감되지 않았다. 왜? 누군가 물을 수 있다. 좋다, 아마도 그 약화는 신경학적 시스템에 기인했을 것인데, 그러나 내가 이 책 전체에서 제안해온 것과는 전적으로 다른 방식으로 기인한 것이다.

통계가 보여주는 것은 환자들 다섯 중의 넷은 그들의 삶 도중 어디선가 허리 통증이 겪는다는 것이다. 이 환자들의 일부는 특정한 검사와 함께한 신체 검사나 MRI 검사를 받은 다음 추간판성 기원의 통증이 그들의 증상에 책임이 있다는 말을 들을 것이다. 어느 경우라도, 간단한 사실은 척추사이 디스크가 그들이 느끼는 통증에 책임이 있다는 것이다. 그러나, 여기서 조심해야 할 것이 있다: 그 문제는 일반적으로 디스크 내용물인 추간원판수핵에 관련이 있는데, 그것은 어떤 이유로 섬유고리를 뚫고 빠져나간 것이고, 그것은 이제 통증-민감성 구조에(예, 후방 세로인대) 닿고 있는데, 보다 중요한 것으로, 나가고 있는 말초 신경 뿌리들 중의 하나에 닿고 있다는 것이다.

신경학적 시스템에 관한 심도 깊은 연구는 이 책의 범주 안에 있지 않은데, 그 논의를 단순하게 하기를 원하기 때문이다. 그러나 이러한 복잡하지만 흥미로운 시스템을 이해하는 것을 돕기 위해서 한두 가지를 설명할 것이다.

이미 5장에서 다음을 말했다; 환자들과 운동선수들이 Gmax 또는 Gmed의 약화 또는 잘못된 발화에 양성으로 검사될 때, 그 근육들이 수축하기 위해서, 그 근육은 이 기능을 수행할 수 있는 신경 지배를 필요로 할 것이다. 당신은 묻는다, 어느 신경이? 좋다. Gmax는 5번째 요추와 1번째 엉치뼈 신경 뿌리들에서(L5, S1) 나온 아래볼기신경의 지배를 받는다.

흔히 L5/S1으로 알려진, 5번째 요추 분절과 1번째 엉치뼈 분절 사이의 레벨은, 중요한 부위로, 여기서의 디스크 부상은 Gmax에 영향을 줄 수 있기 때문이다. 일반적으로, 이러한 특정한 척추 위치에서 어떤 종류의 디스크 팽창이 있을 경우, 밀려져 나온 디스크 내용물은 나가고 있는 L5 신경 뿌리 또는 더 일반적으로, 밑으로 내려가는 S1 신경 뿌리와 접촉을 할 수 있다. 말초 신경 뿌리가 이런 방식으로 불거져 나온 디스크에 접촉되면, 신경 경로의 감각 성분이 방해를 받을 것이고, 그것은 보통 *피부분절(dermatome)*이라고 알려진 인체의 특정 부위로 연관된 통증 패턴을 만들 것이다 (그림 11.1). 또한 디스크 돌출은 그 신경의 운동성 성분뿐만 아니라 감각성 성분의 방해를 만들 수 있다; 이것은 이 신경의 지배를 받는 근육들(Gmax를 포함한)의 수축성에 영향을 줄 것인데, 그것은 집합적으로 *근분절(myotome)*로 알려져 있다.

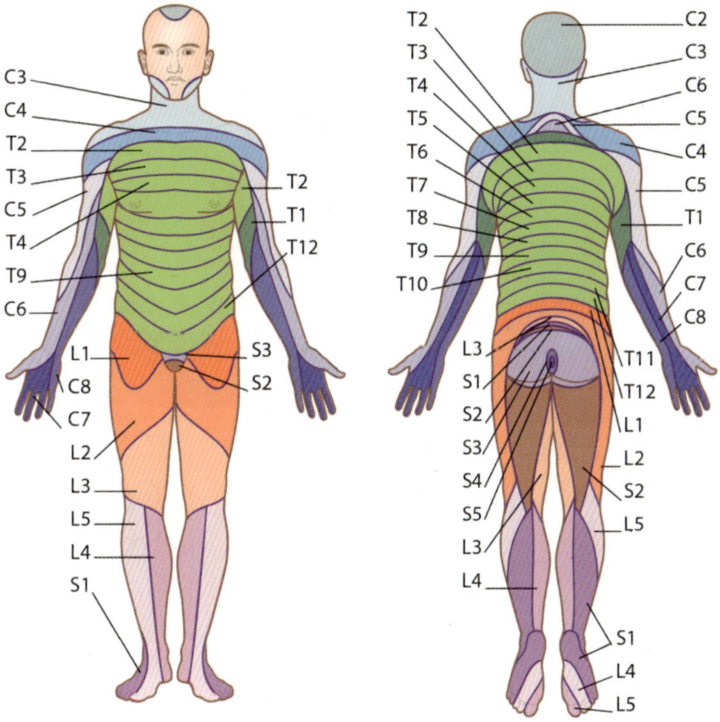

그림 11.1 : 인체의 피부분절(dermatome) 지도

S1 근분절은 Gmax(그림 11.2), 장딴지근, 및 종아리근들(그림 11.3)의 저항 수축을 통해서 검사된다. 그러나, 오로지 Gmax의 수축성 파워만이 검사되고, 다른 두 개의 근육들(장딴지근과 종아리근들)에 대해서 같은 검사가 수행되지 않을 경우, 잠재적인 디스크 탈출에 의한 S1 신경 뿌리의 신경학적 기능 이상이 아니다. 나는 아니다를 강조한다, 긴장된 길항근들의 가능한 억제를 통해서 Gmax가 약하다고 결론을 지을 수 있기 때문에 주의를 해야만 한다.

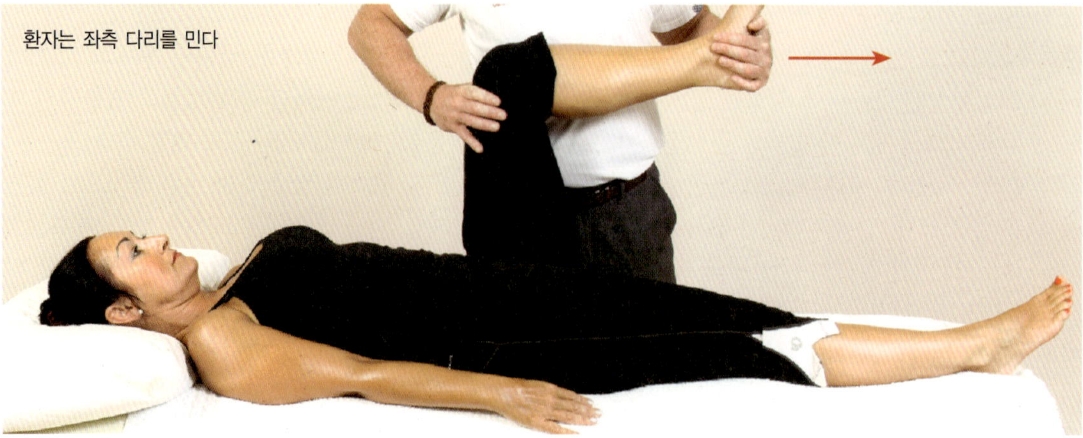

그림 11.2 : 환자는 Gmax를 수축한다 (S1 근분절; myotome)

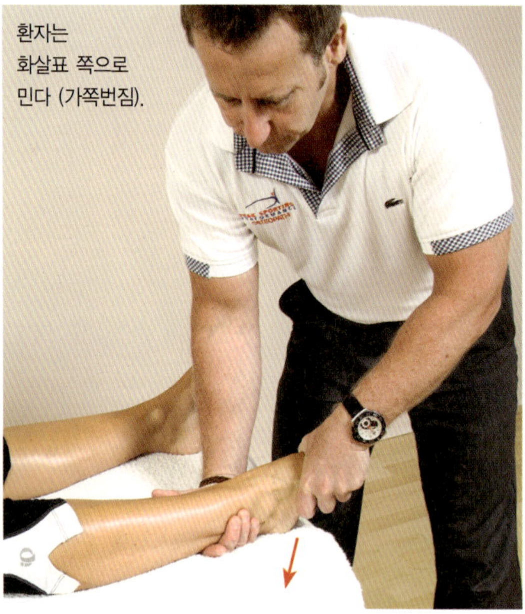

그림 11.3 : 환자는 종아리근 그룹을 수축시킨다 (S1 근분절)

그러나, 내가 그것은 그렇다라고 말하고 있더라도 그것은 그렇게 간단하지 않다. 내가 말하려고 하는 것은 환자가 몇몇 말초 신경 뿌리를 누르고 있는 디스크 돌출이 있을 때, 일반적으로 통증의 연관 패턴이 있으며 그것은 요추에서 기원한 것이기 쉬우며, 쭉 내려가 다리까지, 심지어 발까지도 그것 자신을 나타낼 수 (좌골신경통) 있다는 것이다. 척추사이 디스크의 하위 레벨에서 (L5/S1) 기인한 신경 뿌리 통증을 의심할 경우, 그 때 당신은 치료라는 면에서 약간 주의를 해야만 하는데, 환자들이 일반적으로 상당한 양의 통증을 갖고 있고 이것이 약한 Gmax의 원인 일 수도 있기 때문이다.

노트: 환자가 S1 신경 뿌리의 운동성 성분에 닿고 있는 디스크 돌출이 있을 경우, 그는 발목의 발바닥굽힘을 할 수가 없을 수 있는데, 이 신경이 하퇴삼두근(장딴지근과 가자미근)의 수축을 조절하기 때문이다.

S1 신경 뿌리 압박과 억제 약화에서 온 Gmax 의 약화 사이를 구분하기 위한 또 다른 신경학적 검사는 반사 망치를 사용하는 것이다: 부드럽게 발등굽힘이 되어 있는 아킬레스건을 두드려서 S1 신경 뿌리에서 온 정상적인 반사 반응이 있는 지를 보아라 (그림 11.4).

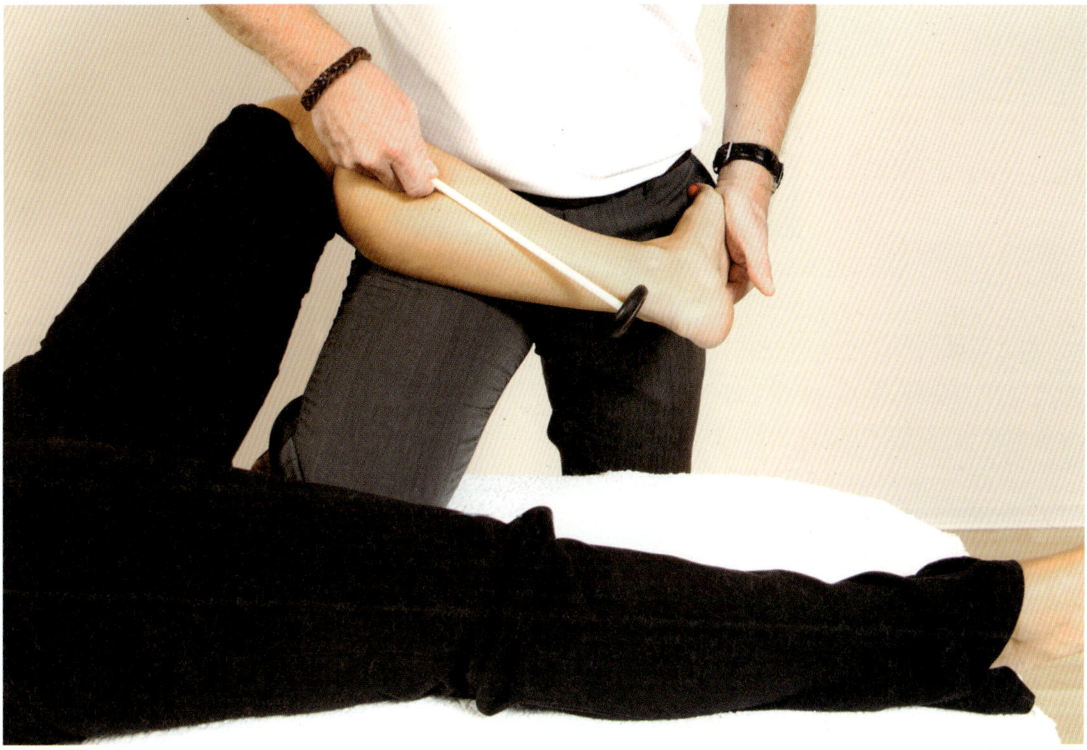

그림 11.4 : 반사망치를 사용한 아킬레스반사 테스트

Gmed에 관해서, 이 근육의 수축에 책임이 있는 신경은 위볼기신경인데, L4/L5 레벨에서부터 기원한다. 그러므로 Gmed와 관련된 트렌델렌브르크 보행 패턴을 가진 Gmed의 인지된 약화의 원인은 약화 억제를 일으키는 단축된 길항근들인 모음근들이 아니라, 이 위치에서 확인된 디스크 돌출 일 수 있다.

노트: 환자가 L4/5 레벨에서 디스크 돌출이 있을 경우, 발목을 발등굽힘으로 하는데 약화가 있을 수 있는데 (그림 11.5), 왜냐하면 이 레벨에 있는 신경이 앞정강근과 긴발가락폄근의 수축을 조절하기 때문이다.

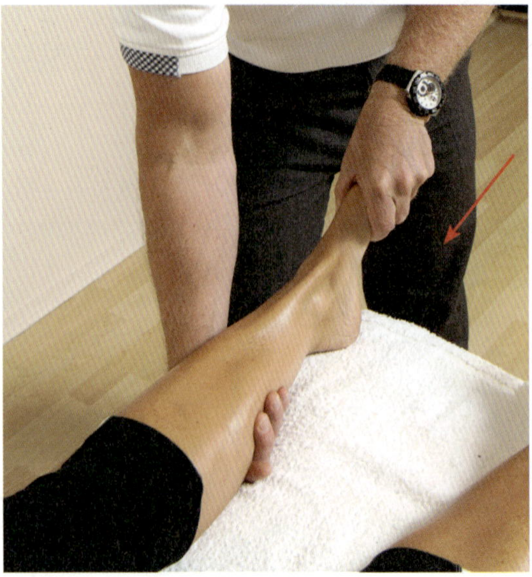

그림 11.5 : 환자는 발등굽힘근들을 수축시킨다 (L4/5 근분절)

L4 신경 뿌리 압박으로 인한 Gmed의 약화과 억제 약화 사이를 구분하기 위해서, 반사 망치를 사용한 신경학적 검사가 한 번 더 수행될 수 있다: 굽힌 무릎의 무릎뼈건을 두드려서 L4 신경 뿌리에서 온 정상적인 반사 반응이 있는 지를 보아라 (그림 11.6).

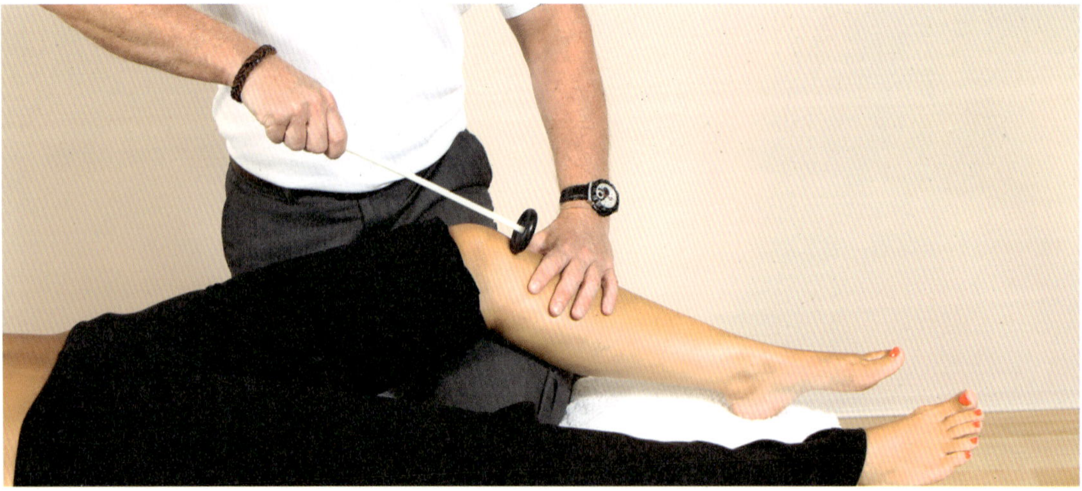

그림 11.6 : 반사 망치를 사용한 무릎뼈 반사 테스트

힙 낭염(Hip Capsulitis)과 엉덩넙다리인대(Iliofemoral Ligament)
(Hip Capsulitis and the Iliofemoral Ligament)

Gmax 약화 억제의 또 다른 가능한 원인은 긴장된 관절낭이다: 이것은 엉덩허리근에 반사성 경련을 만들어서 Gmax의 약화 억제를 만든다. 오늘 날 사회는 몸통 굽힘에 탐닉되어 있다: 내가 말하고자 하는 것은 대부분의 사람들이 너무 많이 앉아 있고, 너무 많이 운전을 하고, 많이 잔다는 것을 뜻한다. 이러한 자세들 동안 엉덩관절과 몸통의 일반적인 자세 그리고 엉덩허리근, 엉덩관절낭, 및 엉덩넙다리인대 같은 앞쪽 구조물들과(그림 11.7)의 관련을 생각해 보아라. 이 모든 앞쪽 구조물들은 이러한 굽혀진 자세에 적응을 함으로써 하나 또는 다른 방식으로 위태롭게 되고 있다.

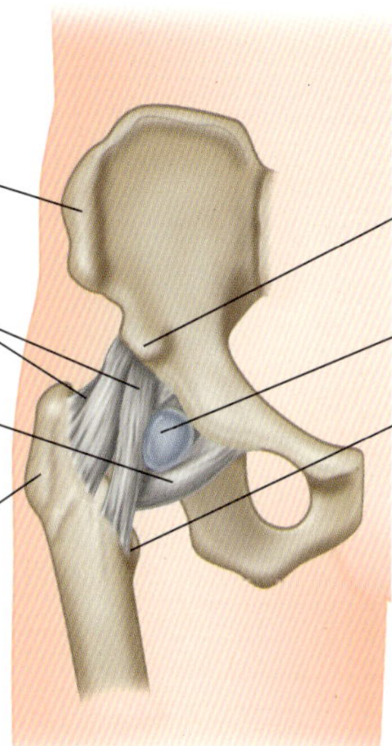

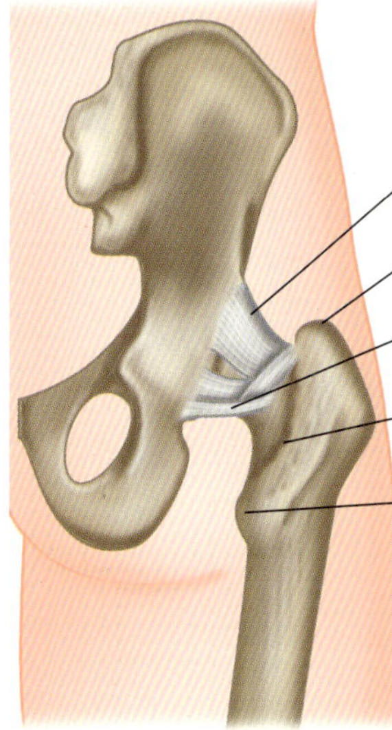

그림 11.7 : 엉덩관절낭과 연관 구조들

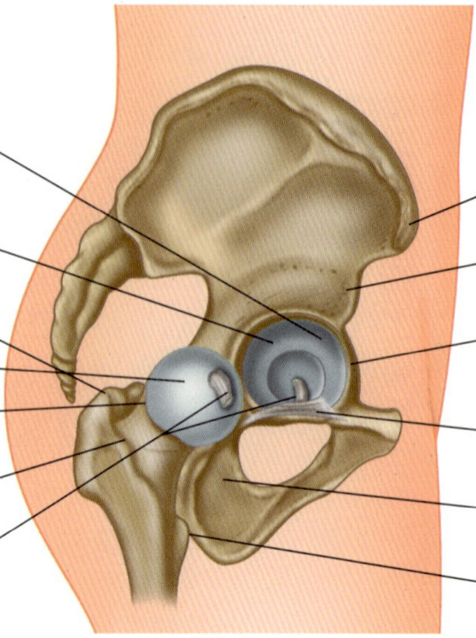

그림 11.7 : 엉덩관절낭과 연관 구조들

긴장된 엉덩허리근에서 흔한 소견은 볼기뼈가 같은 쪽에서 전방으로 회전된다. 그 다음, 긴장된 낭과 엉덩허리근을 갖고 있어서 그 쪽에서 전방으로 회전된 볼기뼈를 갖고 있는 환자를 상상해라. 그가 걸을 때, 힙을 자연적으로 펴야만 한다; 그가 이 기능을 수행하는 동안, 언급된 긴장된 구조들은 힙 폄 움직임을 제한할 것이다. 보상을 하기 위해서, 볼기뼈는 훨씬 더 전방 회전으로 돌아갈 것인데, 그것은 Gmax를 끄고 햄스트링을 켜는 효과를 가질 것이어서, 잠재적으로 미세손상과 찢김을 일으킨다. 동시에, 반대 쪽 볼기뼈는 더 후방으로 돌아갈 것이다.

이 모든 보상들의 결과로서, 요추는 *척추전만(lordosis)*이라고 알려진 폄 자세로 가게 힘을 받을 수 있다; 이 증가된 척추전만 자세는 하위 두 개의 요추들(L4/L5)의 면관절들에, 5번째 요추와 1번째 엉치뼈 분절(L5/S1)의 면관절들에, 그리고 탈출하는 신경 뿌리들과 함께 관련된 척추사이 디스크들에 추가된 부하를 줄 것이다.

12

Gmax와 Gmed를 위한 안정 운동

(Gmax and Gmed Stabilization Exercises)

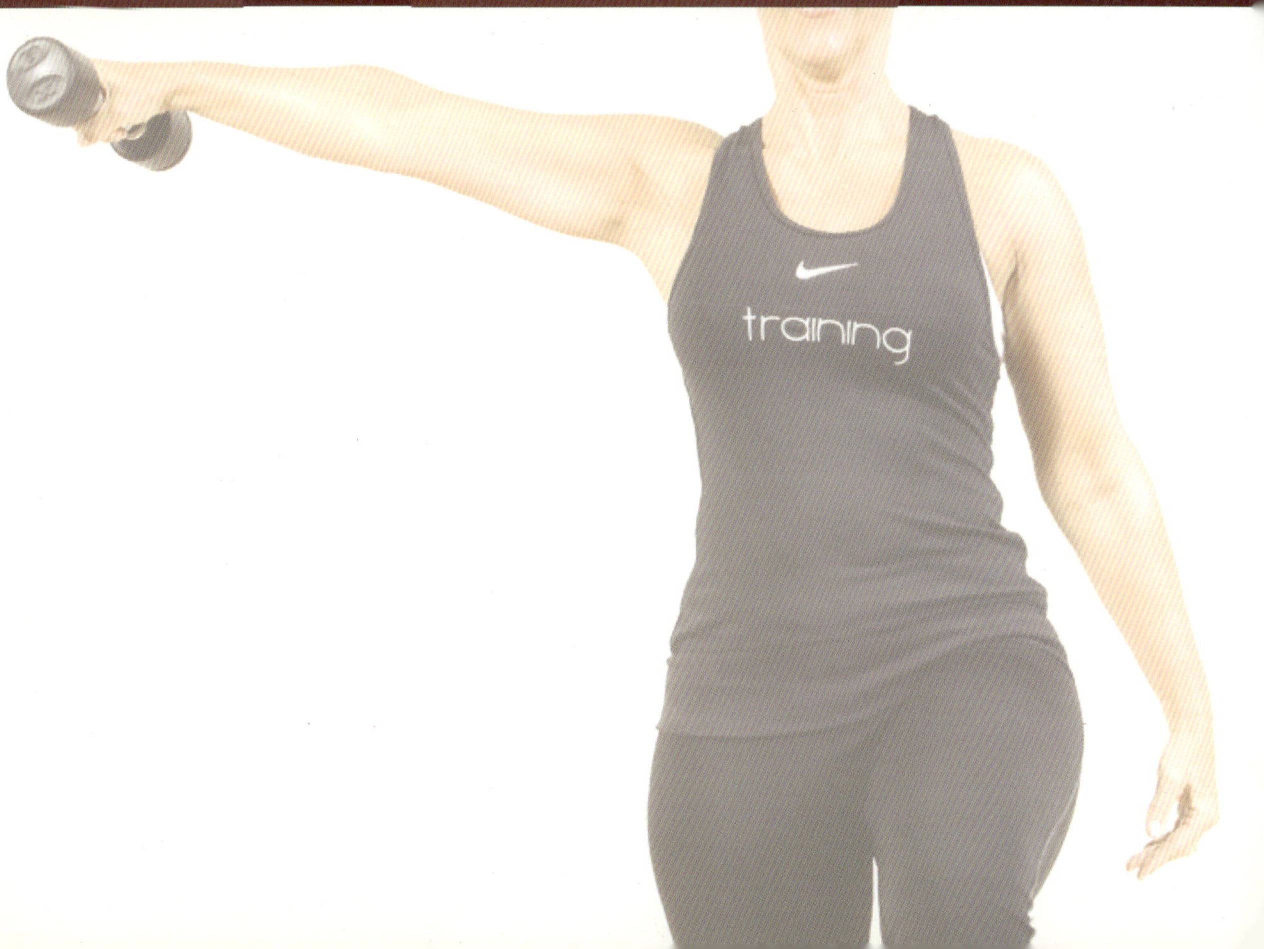

Gmax와 Gmed를 위한 실제 안정 운동을 논의하기 전에, 이 분야에서 실행된 연구 소견들을 리뷰 하는 것이 도움이 될 것이다.

문헌 리뷰 (Literature Review)

Boren 등은(2011) 26명의 건강한 대상으로 실행된 재활 운동 동안 Gmax와 Gmed의 EMG 분석을 포함한 연구를 시행했다. 표면 EMG전극들이 Gmax와 Gmed에 놓여져서 18가지 특정한 운동의 수행 동안 근육 활성을 측정했다. 최대 수의 등척성 수축(maximal voluntary isometric contraction; MVIC)이 각각의 근육군에서 계산되었다. 그것의 목적은 각각의 운동을 MVIC로 나타내어 대상들 간에서 표준화된 비교를 할 수 있게 하기 위함이다. 운동들의 순위 순서는 각 운동에서 MVIC 최대 활동 평균 퍼센트를 사용해서 결정되었다.

저자들은 19 운동들에서 다섯 개가 Gmed근육의 70% MVIC 보다 크게 만들었다고 결론지었다. 순위 순서에서, 제일 높은 EMG 값에서부터 제일 낮은 값까지, 이러한 운동들은 다음과 같다:

- 우세한 다리를 바닥에 둔 사이드 프랭크 벌림 (103% MVIC)
- 우세한 다리를 꼭대기에 둔 사이드 프랭크 벌림 (89% MVIC)
- 한-다리 스쿼트 (82% MVIC)
- 오픈 클램셀 - 레벨 4 (77% MVIC)
- 힙 폄과 함께한 프런트 프랭크 (75% MVIC)

Gmax에 관해서, 그 근육을 사용한 다섯 운동들이 70% MVIC 보다 더 큰 값을 보고했다. 순위 순서에서, 제일 높은 EMG 값에서부터 제일 낮은 값까지, 이러한 운동들은 다음과 같다:

- 힙 폄과 함께한 프런트 프랭크 (106% MVIC)
- 볼기 조이기 (81% MVIC)
- 우세한 다리를 꼭대기에 둔 사이드 프랭크 벌림 (73% MVIC)
- 우세한 다리를 바닥에 둔 사이드 프랭크 벌림 (71% MVIC)
- 한-다리 스쿼트 (71% MVIC)

이러한 후자의 운동들에서, (볼기 조이기) 하나를 제외한 나머지 모두 Gmax와 Gmed 근육들에서 모두 70% MVIC 보다 더 큰 값을 만들었다.

Bauer 등에 의한 1999년 연구는 체중-지지 강화 운동들은 비-체중-지지 운동들 보다 상당히 더 큰 Gmed 활성을 만드는 것을 알았다. 넙다리뼈와 골반에 가해지는 더 커진 외적 비틀림 힘으로 인한 증가된 근육 조절을 위한 요구와 관련될 수 있다.

2005년에 Earl은 Gmed를 위해서 "힙 하이크(hip hike)" 운동, 또는 서서 힙 벌리기 운동을 추천했다. 그 연구에서 옆으로 누운 그리고 선 자세 모두에서 열린 사슬 운동(open kinetic chain exercise)을 사용하는 것에 중점이 두어진다. 청색, 또는 매우 강한, 라텍스 고무 저항 세라밴드가 옆으로 누운 힙 벌림 운동에 사용되는 반면, 서서 힙 벌림 운동은 멀티-힙 머신에서 수행된다. 보통 하퇴 재활 및/또는 강화 프로그램의 일부로서 수행되는 닫힌 사슬 운동 두 개가 포함되는데 즉, 한-다리 스쿼트와 가쪽 스텝-다운 들이다. 그들이 일반적으로 Gmax 운동으로 간주되기 때문에 Gmed 강화를 위한 재활 또는 강화 문헌들 안에서 찾을 수 없더라도, 이 두 운동들은 임상에서 자주 사용된다.

2010년 O' Sullivan 등은 체중-지지 상황에서 Gmed의 세 개의 부분에 대한 EMG 연구를 실행했다. 그들은 세 가지 운동들을 분석했다: 정적 벽 스쿼트와 골반 떨구기, 및 벽 프레스. Gmed의 부분 근육과 운동 타입 사이에 강한 연관이 발견되었다. 이 연구가 보여주는 것은 Gmed 세 부분의 활성은 상당히 다른데, 운동에 따라 달리 결정된다는 것이다. 벽 프레스 운동은 세 개의 모든 부분들 중에서 가장 높은 EMG 진폭을 만들었는데, 그것이 Gmed, 특히 후방 섬유들을 위한 효율적인 등척성 강화 운동이라는 것을 보여 준다.

Gmed의 힘을 테스트 하기 위한 목적으로 다른 몇 개의 연구들이 발목 염좌, ITB 통증, 또는 무릎넙다리 통증 증후군(PFPS) 들의 부상을 입은 대상자들에게 시행되었다. 그러나, 이 연구들의 아무 것도 Gmed의 강화를 위한 어떤 제안을 주지 못했는데, 그렇다 하더라도 그 근육의 약화가 하나의 기여인자임이 밝혀졌다.

보행 동안 다이내믹한 자세 조절 및 이동 안에서 Gmed가 관여하기 때문에, 임상가들은 Gmed가 약해져 있는 상태를 알았을 때, 이 근육을 강화시키는 것을 추천한다. Ogiwara와 Sugiura (2001)의 연구가 보여 주는 것은 Gmed를 강화시키기 위해서 최대 10회 반복으로 점진적 저항 운동(progressive resistance exercises; PREs)을 사용하라는 것이다. PREs는 Gmed 강도를 회복시키기 위한 임상과 재활 세팅에서 가장 흔히 사용되는 방식이 되었다.

다른 저자들의 연구 결과들이 다음과 같이 요약된다:

- Distefano 들 (2009): 최고의 Gmed 운동들은, 효율적인 순서로, 옆으로-누워 힙 벌리기, 한-다리 스쿼트, 및 한-다리 데드-리프트.
- Distefano 들 (2009): 최고의 Gmax 운동들은, 효율적인 순서로, 한-다리 스쿼트, 및 한-다리 데드-리프트, 및 옆으로-누워 힙 벌리기,
- Ayotte 들 (2007): 최고의 Gmax 운동은 앞으로 스텝-업.
- Ayotte 들 (2007): 최고의 Gmed 운동은 한편 벽 스쿼트.
- Bolgla와 Uhl (2005): 최고의 Gmed 운동은 골반 떨구기(pelvic drop).

Gmed와 옆으로-누워 벌리기 (Abduction)

Gmed가 약하고 잘못된 발화시킨다는 것을 알아냈을 때, 6장에 있는 테스트 절차에 따라 (그림 6.5와 6.6) 한 쪽으로 누워서 다리를 벌려 들어 올려서 그것을 강화시키려는 유혹을 받기가 쉽다. 그러나, 모음근들, TFL, 및 QL에 대한 길이와 힘을 테스트 할 경우, 이 특정 근육들이 긴장되고 강하다고 밝혀지기가 쉽다. 만약 이것이 그 경우라면, 그 때 운이 없게도 Gmed가 아니라, TFL과 QL의 활성이 벌리는 움직임에 일차적으로 책임이 있을 것이다 (힙 벌림 발화 패턴 테스트를 다시 보아라). 또한 짧은 모음근들이 아마도 Gmed를 약하게 유지하고 있을 것인데 신경학적 방해 과정 때문이다. 이것이 뜻하는 것은 두 개의 근육들인 TFL과 QL이 더 강해질 것이고 그 결과 시간이 가면서 굳게 되어서, 그 결과 Gmed는 실질적으로 더 약해질 것이다.

옆으로-누워 벌리기는 매우 일반적인 운동으로, "다리, 엉덩이, 복부" 또는 "엉덩이와 복부" 운동 수업 동안 자주 실행된다. 만약 이런 종류의 수업 동안 목표가 Gmed를 강화시키는 것이라면 (그것이 약하고 환자의 무릎 또는 허리 통증에 기여하고 있어서), 모음근들, TFL, 및 QL의 길이가 정상화될 때까지, 불행하게도 Gmed는 강해지지 않을 것이다.

Gmed와 신발 교정깔창 (Orthoses)의 사용

2005년 Hertel 들은 선택된 운동 동안 발 교정깔창이 넙다리네갈래근과 중간볼기근 EMG 활동에 갖는 영향에 대하여 연구를 시행했다. 다양한 교정깔창들이 세 가지 다른 종류의 발 자세에 사용되었다. 사용한 교정깔창들은 중립 뒤쪽 발 기둥, 4도 가쪽 뒤쪽 발 기둥, 및 7도 안쪽 뒤쪽 발 기둥 들이며, 깔창을 깔지 않은 신발도 있었다. 세 가지 종류의 발 자세는 과도한-엎침, 뒤침, 및 중립이었다. 세 가지 운동을 하는 대상의 분석이 이루어졌다 - 옆 스텝-다운, 한-다리 스쿼트 및 최대 수직 점프.

저자들이 발견한 것은 Gmed와 안쪽넓은근의 활성은 발 자세에 상관이 없이, 세 가지 모든 종류의 교정깔창의 사용으로 더 커졌다. 그들이 내린 결론은 기성품 깔창들은 발 자세과 깔창의 종류와 상관이 없이 Gmed와 안쪽넓은근의 활성에 있어서 유익할 수 있다는 것인데, 특히 한-다리 스쿼트와 옆 스텝-다운 운동들이 느리고 조절된 방식으로 수행될 경우에서이다.

재활 방법론 (Rehabilition Methodology)

Gmax와 Gmed를 위한 어떤 재활 프로그램이라도 다음에 있는 운동들 모두는 아니라도 일부를 포함해야만 한다. 나는 그들을 열린 *사슬 운동(open kinetic chain)*들과 닫힌 *사슬 운동(closed kinetic chain)*들로 나누며, 비교적 기본적인 운동으로 시작해서 약간 더 복잡한 것으로 진행해서 차후로 더 도전적인 것으로 나아 간다. 나는 운동들을 재활을 위한 "사다리" 시스템과 같다고 생각한다. 하나의 사다리를 발걸음을 내딛는 시스템으로 생각할 경우, 그 때 재활은 기본적으로 동일한 개념이다. 우리는 자연적으로 사다리의 첫 번째 가로대를 딛고 나서 나머지들을 올라 간다: 볼기근의 재활은 비슷한 과정으로 간주될 수 있다.

> **정의:** *열린 사슬 운동*은 운동을 하는 동안 손과 발이 자유롭게 움직이는 것을 뜻한다 (예를 들어, 위팔두갈래근 컬 또는 햄스트링 컬). 닫힌 사슬 운동은 손 또는 발이 고정되어 있어서 운동 동안 움직일 수 없는 것을 뜻한다 (예를 들어, 프레스-업 또는 스쿼트).

Gmax와 Gmed가 약하거나 잘못된 발화될 때, 그것들은 잠재적으로, 내 분류에서 볼 때, 그것들이 해야만 하는 어떠한 기능적인 역할의 관점에서 "오리무중"이다. 정상적으로 발화되고 본질적으로 강한 볼기근은 그것들이 할 필요가 있는 일과 언제 그것을 하는 가를 자연적으로 알 것이다. 강한 볼기근은 골반을 완벽하게 레벨로 유지하기 위해서 켜질 때, 쇼크 흡수장치로서 행동할 때, 힙을 벌리고 펼 때, 몸통, 힙 및 다리를 정확한 정렬로 유지하기 위해서 적절하게 발화할 때, 그리고 우리를 앞으로 몰고 나가게 하기 위해서 수축할 때를 성확히 알 것이다. 이 근육들은 코어 체력에 그리고 상당히 기능적인 후방 및 가쪽 근막 사슬에 기능적으로 협력적이다.

특정한 운동들의 대부분은 Gmax와 Gmed의 근육들을 타겟으로 하기 때문에, 물리치료사는 환자/운동선수의 골반 안정과 최적 정렬을 이루기 위해서 이 근육들이 기능하는 방식을 더 잘 이해할 것이다. 내가 제안한대로, 다음 운동들이 시행될 경우, 환자의 몸 안 어느 곳에서 겪고 있을 수 있는 몇몇 통증 또는 기능이상이 감소하기 시작할 것이라고 진정으로 바라고 있다.

강화 프로그램 안에 더 많은 운동들이 포함될 수 있다고 생각할 수도 있다. 그러나 내가 느끼기에 그렇게 하는 것은 이 책을 순전히 볼기근 운동 책으로 만들 것이다. 그래서 그것을 쓰는 내 목적은 독자를 도와서 물리치료의 다른 방안뿐만 아니라 운동 프로그램을 통해서 볼기근을 최대한 활용하는 방법을 이해하게 하는 것이다.

일부 운동은 *우세한 다리(dominant leg)*를 거론한다. 우세한 다리를 알기 위해서, 환자/운동선수에게 어느 다리로 공을 더 잘 차는 가를 물어 본 다음 우세한 쪽을 결정해라. 각각의 운동은 일반적으로 우세한 다리로 먼저 수행된 다음 다른 다리로 반복한다.

반복과 세트(Reps와 Sets)

볼기근을 위한 트레이닝을 착수하기 전에, "반복(rep)"과 "세트(set)"의 단어 뜻을 이해하는 것이 중요하다. 예를 들어, 어깨 프레스 머신에서 3 세트 12회 반복을 했다고 말할 수 있다. 이것의 뜻은 그들이 12회 연속 어깨 프레스를 하고, 쉬고, 그런 다음 그 과정을 두 번 더 한 것이다.

정의: 반복은 한 운동에 대한 완전한 동작 한 번이다. 세트는 연속된 반복의 한 그룹이다.

얼마나 많은 반복과 세트를 해야만 하는 지에 대한 적절한 대답은 없는데, 반복 숫자는 많은 인자들에 달려있기 때문으로, 환자/운동선수가 그들의 현재 트레이닝의 위치 그리고 그들 각자의 목표가 무엇인지를 포함한다. 잊지 말아라, 이 책의 목적은 볼기근의 최적 기능성을 증진시켜서 환자/운동선수가 매일의 삶에 필요한 활동들을 수행할 뿐만 아니라 어떤 스포츠와 관련된 활동들에 참여할 수 있게 하는 것이다. 내가 제안하는 것은 최소한 시작할 때 각 운동을 하나 또는 두 세트 사이에서 10-12회를 목표로 하라는 것이다.

기억할 또 한가지는, 어떠한 트레이닝 프로그램에서처럼, 운동은 점진적일 필요가 있다는 것이다. 예를 들어, 내가 열린 사슬 구획에서 뽑은 4가지 운동으로 환자가 시작해서 각 운동을 두 세트 10회 반복을 수행한다고 하자; 이 운동들이 비교적 쉬워지게 된 단계로 갔을 때, 앞으로 진행할 시간이다. 이것은 일주일 후 또는 더 걸려서, 3-4주가 걸릴 수도 있다. 운동은 간단히 반복 숫자를 늘려서, 세트 사이의 안정 시간을 줄여서, 또는 또 다른 운동을 더해서 더 어렵게 할 수 있다. 프로그램에서 나아가려면, 예를 들어, 환자에게 요청하기를, 반복 숫자를 늘리거나 (10회 대신 12회로 2 세트), 세트 사이에 45초 대신 오로지 30초 동안 안정하는 것이다. 내가 강력히 추천하는 것은 다음과 같다; 이전 트레이닝 세션에서 했던 것을 잊기가 쉬우므로 모든 것을 적어 놓아라 – 이것에 관해서 나를 믿어라. 내가 보장하는 것은 몇 주 내에 환자/운동선수는 5~6개의 다른 종류의 볼기근 운동을 3세트 12회 반복을 쉽게 할 것이다.

다음 운동들은 운동 도표 옆에 반복과 세트 숫자를 명시하지 않는데, 개개 운동들을 정확하게 수행하는 방법을 보여주기 원하기 때문이다. "Gmax와 Gmed 안정 운동 시트"를 위한 부록을 참조해라: 환자의 재활 프로그램을 위한 반복과 세트 숫자를 기록할 빈 칸이 있다.

중요한 노트: 다음 운동들의 일부는, 특히 사이드/프런트 프랭크는 환자의 몸에 압력의 증가를 만들 수 있는데, 특히 그들이 숨을 참는 경향이 있을 때이다. 척추 디스크 병변, 또는 혈압 문제의 병력을 갖고 있다면, 다음 운동들의 어떤 것을 시도하려고 할 때 세심한 주의를 기울여야만 한다. 몇몇 강화 프로그램을 시작하기 전에 볼기-특화 운동들을 그냥 수행하지 말고, 의사의 자문을 구하는 것이 추천된다.

열린 사슬 운동 (Open Kinetic Chain exercises)

*열린 사슬 운동(open kinetic chain; OKC)*은 손과 발이 고정되지 않고서 운동 동안 자유롭게 움직이는 데서 쓰이는 재활 기법이다. 대부분의 물리치료사들과 트레이너들은 볼기근을 강화시키기 위해서, 특히 Gmed, OKC 운동을 사용한다, 특히 스포츠 시설 또는 임상에서. 이런 종류의 움직임은 하나의 근육군과 하나의 관절을 분리하기가 쉽다; 이런 요인으로 인해서, OKC 운동은 비-기능성 운동이라고도 불린다.

일반적으로, Gmed는 힙을 벌림으로 움직이면서 옆으로-누워 편 다리 올리기를 사용해서 강화시킨다. 이것은 일반적으로 탄성 저항 또는 발목 소매 중량을 써서 실행되며, 일부 운동 수업에서 매우 흔하다. 필라테스 트레이너들은 Gmed를 위한 다른 종류의 열린 사슬 운동을 추천한다 – "오픈 클램(open clam)"; 여기서 환자는 다리를 겹치고 요추는 중립으로 해서 옆으로 누운 자세를 취하지만, 이번에는 힙을 45°로 굽히고 무릎은 90°로 굽힌다.

오픈 클램은 Gmed의 강화를 위한 모든 운동들의 제왕이라고 여전히 간주되는데, 특히 재활과 임상에서 그렇다. 그러나 내 생각에 이 운동은 재활의 초기 단계에서 보다 효과적인데, 그 이유는 그 운동이 열린 사슬 운동이기 때문이며, 내 생각에 그것은 보행 주기의 체중-지지라는 기능적 안정을 위해서 제한적인 이득이 있기 때문이다.

오픈 클램 (Open Clam) 운동

레벨 1

환자는 비-우세 쪽으로 눕는데, 힙을 대략 45°로 굽히고 무릎은 90°로 굽히며, 발은 붙인다, 그림 12.1 (a). 뒤꿈치를 붙이고 코어 근육들의 활성을 유지한 채로, 환자에게 위쪽 다리를 바깥으로 회전시켜 무릎을 벌리라고 시킨다, 그림 12.1 (b). 이 움직임은 힙의 외회전과 함께 힙 벌림을 유도할 것이다. 환자의 골반 자세가 바뀌어서 그것이 회전하기 시작하는 것을 느낄 때, 움직임을 멈추라고 시킨다; 이것은 보통 45° 근처이다. 그 다음 환자에게 이 자세를 2초간 유지한 다음, 출발 자세로 되돌아 가라고 시킨다. 일단 환자가 레벨 1을 쉽게 수행할 수 있을 경우, 다음 레벨로 나아갈 수 있다.

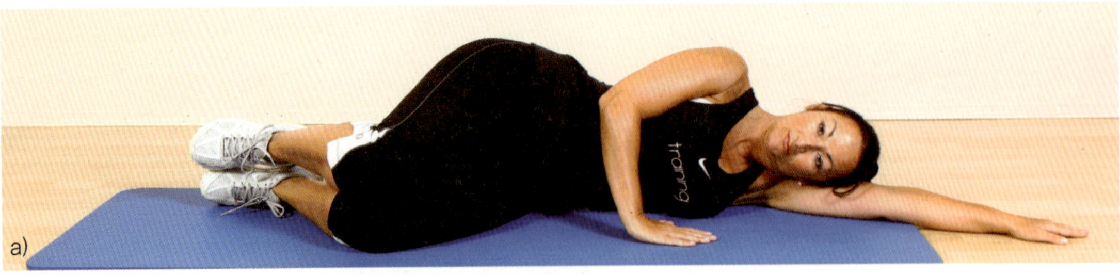

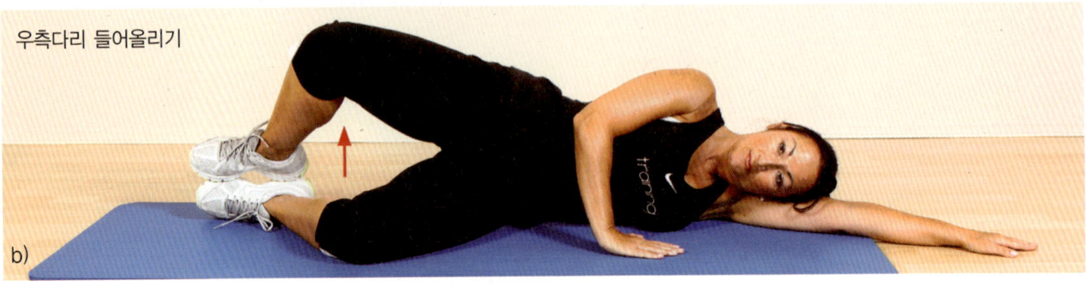

그림 12.1 : 오픈 클램: (a) 레벨 1– 시작 자세 ; (b) –끝 자세

레벨 2

레벨 1과 같은 자세를 유지하고 있으면서 (그림 12.1 (a)), 환자에게 무릎을 붙인 채로 위쪽 힙을 안쪽으로 돌려 위쪽 발이 더 이상 가지 않을 때까지 바닥 발에서 들어올리라고 시킨다, (그림 12.1 (c)). 그 다음 출발 자세로 되돌아 간다.

노트: 환자가 내회전 동작을 수행할 때 환자가 경험하는 제한 또는 구속된 느낌은 엉덩관절 안의 병리학적 변화로 기인할 수도 있는데, 예를 들어, 낭염 또는 골관절염의 퇴행성 과정이다.

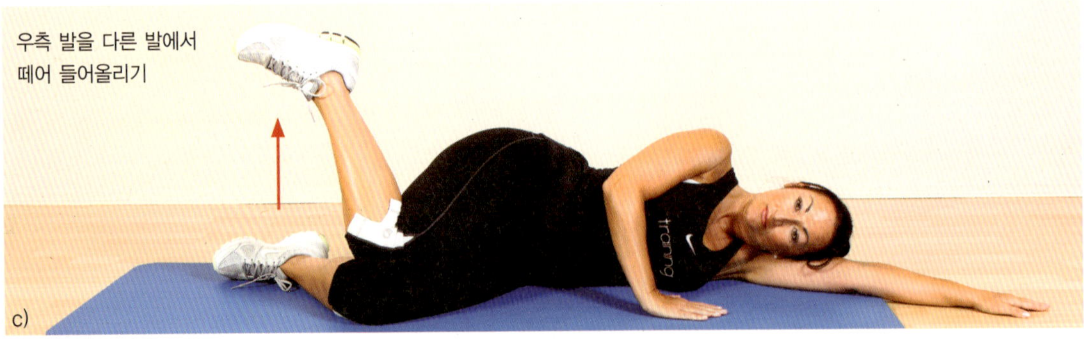

그림 12.1 : (c) 레벨 2– 구속 자세

레벨 3

시작 자세는 레벨 2에서와 같은데, 그러나 위쪽 다리를 바닥과 평행하게 올린다, (그림 12.1(d)). 무릎 높이를 유지한 채, 발을 천장 쪽으로 들어 올려 구속을 느낄 때까지 힙을 내회전 시킨다, (그림 12.1(e)). 그 다음 출발 자세로 되돌아 간다. 그 다음 환자에게 구속을 느낄 때까지 힙을 외회전 하라고 시킨다, (그림 12.1(f)). 그 다음 다리를 내려 바닥으로 되돌려 쉰다.

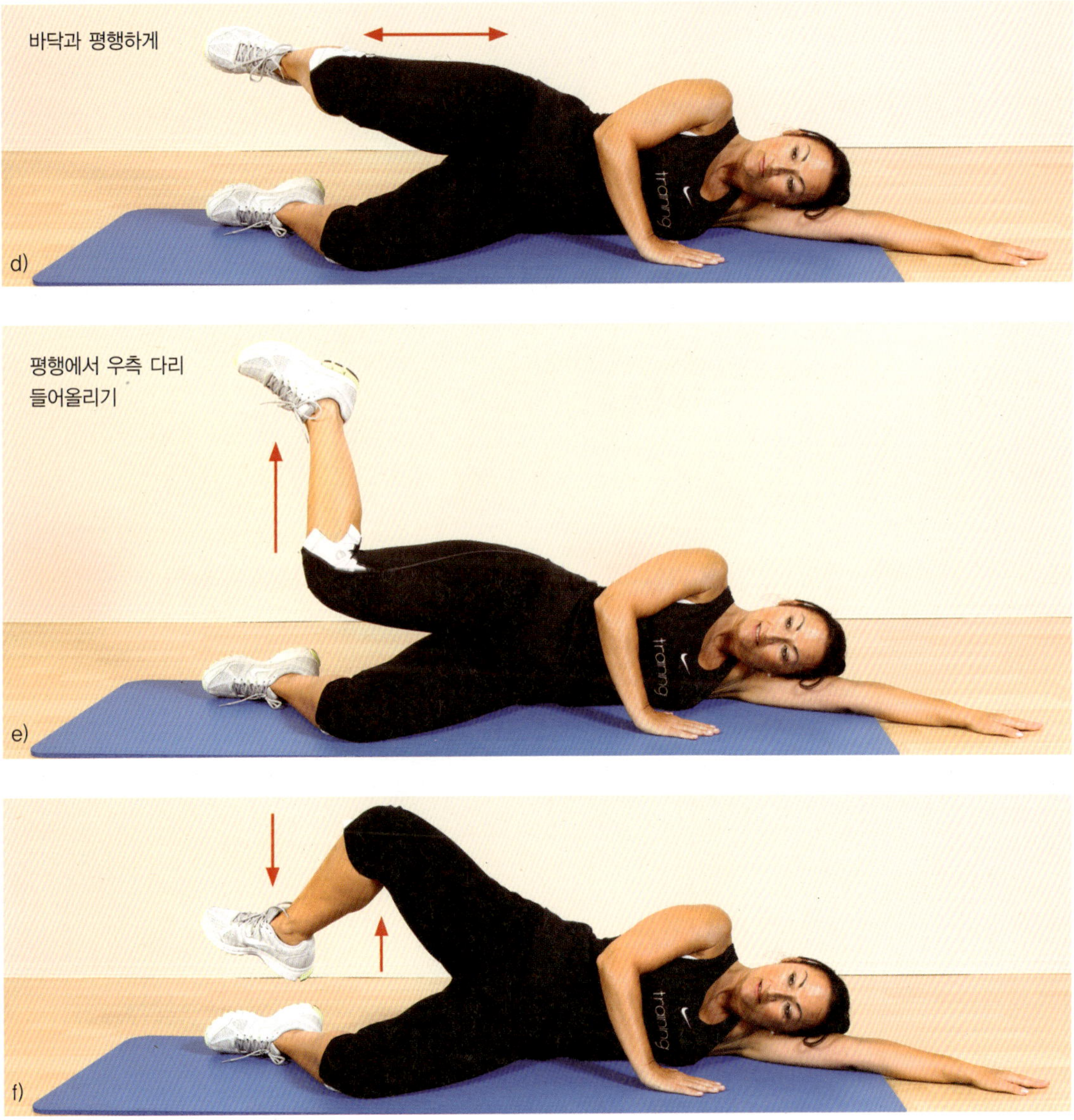

그림 12.1 : (d) 레벨 3 – 시작 자세 ; (e) 레벨 3 – 내회전 자세 ;
(f) 레벨 3– 외회전 자세

레벨 4

레벨 3처럼 자세를 취하는데, 그러나 엉덩관절을 완전히 펴라, (그림 12.1 (g)). 레벨 3처럼, 환자는 무릎 높이를 유지하면서 발을 천장 쪽으로 돌려서 구속이 느껴질 때까지 힙을 외회전 시켜라 (그림 12.1 (h)). 그 다음 출발 자세로 되돌아 가라.

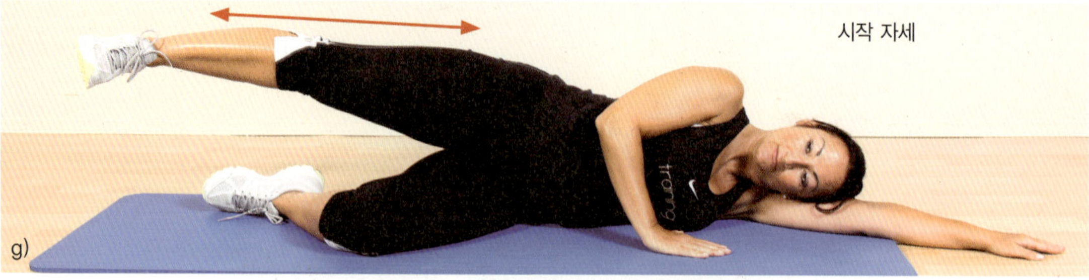

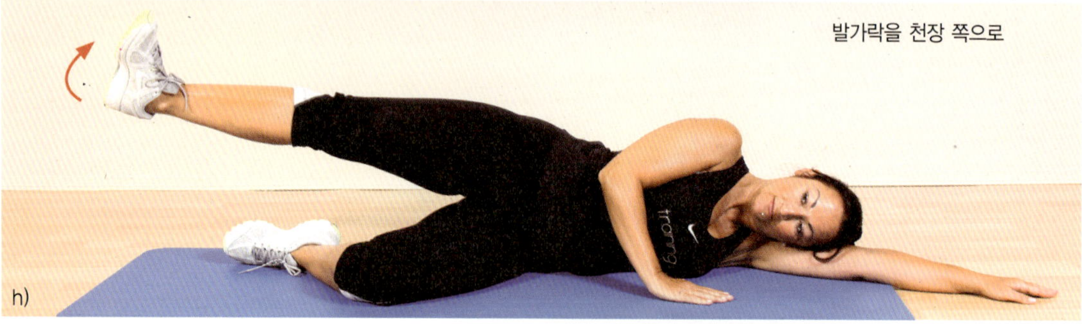

그림 12.1 : (g) 레벨 4 – 힙을 완전히 편, 시작 자세 ; (h) 레벨 4 –힙을 완전히 편, 외회전 자세

옆으로-누워 힙 벌리기

레벨 1

환자는 비-우세 쪽으로 옆으로 눕는다. 힙과 요추를 중립 자세로 유지한 다음, 받히고 있는 쪽의 힙과 무릎을 굽히라고 시킨다, (그림 12.2(a)). 일단 환자가 이 자세를 취했다면, 환자에게 중립 척추를 유지하면서, 우세 다리의 발가락을 전방으로 향하게 해서 대략 30도 벌리라고 시킨다, (그림 12.2(b)). 그 다음 출발 자세로 되돌아 가라.

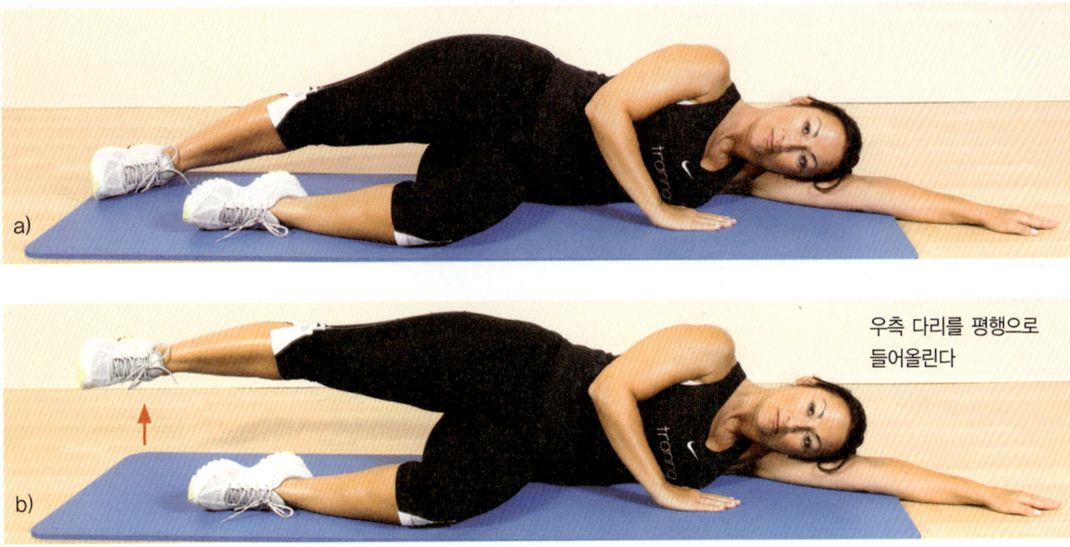
a)
우측 다리를 평행으로
들어올린다
b)

그림 12.2 : 옆으로-누워 힙 벌리기 : (a) 레벨 1- 시작 자세 ; (b) 레벨 1-끝 자세

레벨 2

환자는 레벨 1처럼 옆으로 눕는다. 유일한 차이로 이번에 환자는 우세 힙을 약간 펴서 외회전시켜, 발가락이 약간 천장 쪽을 향하게 해서 Gmed의 후방 섬유들을 활성화 시킨다, (그림 12.2 (c)). 일단 환자가 이 자세를 취했다면, 환자에게 힙과 발가락의 이 자세를 유지하면서, 다리를 대략 30° 벌리라고 시킨다, (그림 12.2 (d)). 그 다음 출발 자세로 되돌아 가라.

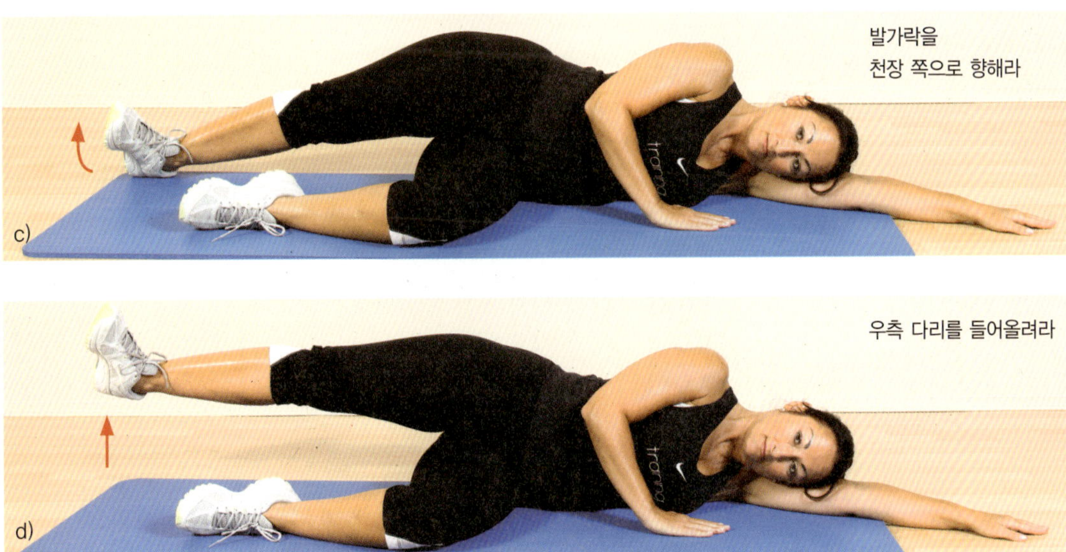
발가락을
천장 쪽으로 향해라
c)
우측 다리를 들어올려라
d)

그림 12.2 : (c) 레벨 2-시작 자세 ; (d) 레벨 2- 끝 자세

사이드 프랭크(Side Plank)

레벨 1

환자는 우세 다리를 위로 해서 옆으로 누운 자세를 취한다. 어깨, 힙, 무릎, 및 발목을 양측에서 선을 맞추면서 사이드 프랭크 자세를 취하라고 시키는데, 힙을 바닥에서 들어 올려 몸통, 힙, 및 무릎을 중립 정렬이 되게 한다, (그림 12.3 (a)). 상부 몸통으로 지탱하면서, 환자에게 팔꿈치와 발로 균형을 잡으면서 프랭크 자세를 유지하라고 시킨다.

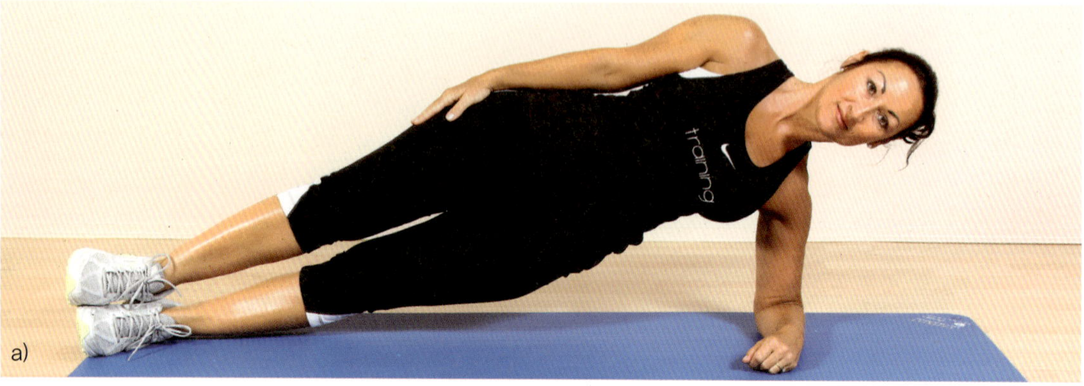

그림 12.3 : 사이드 프랭크: (a) 레벨 1– 올린 자세에서 중립 정렬.

레벨 2

환자는 우세 다리를 위로 해서, 레벨 1처럼 사이드 프랭크 자세를 취한다, (그림 12.3(a)). 팔꿈치와 발로 균형을 잡으면서, 위쪽 다리를 올려 2초 동안 벌리고 있게 한다 (1회 반복), (그림 12.3(b)). 환자에게 모든 반복 동안 프랭크 자세를 유지하라고 시킨다.

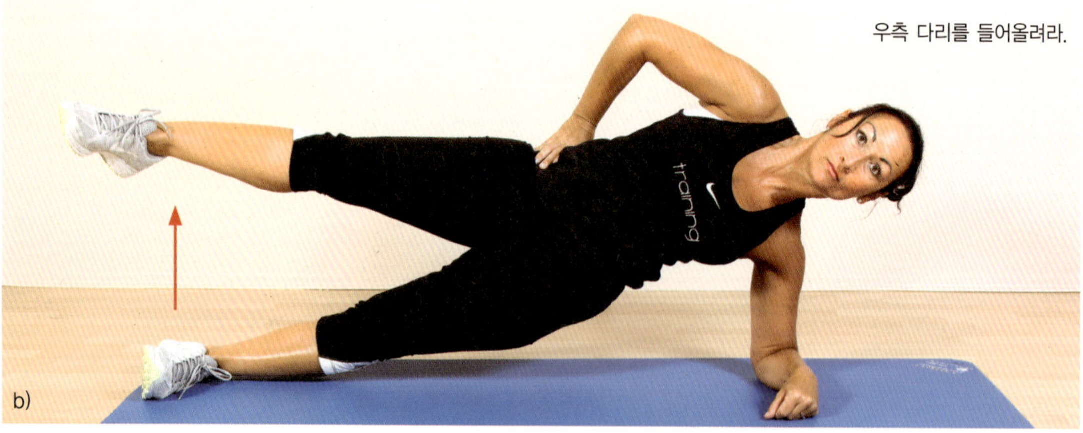

그림 12.3 : (b) 레벨 2– 벌림

사지 자세로 힙 폄

레벨 1

환자는 사지 자세로 시작한다, (그림 12.4 (a)). 환자에게 무릎을 90°로 굽힌 채로, 우세 다리를 힙에서 뻗으라고 시켜서 발을 천장 쪽으로 들어 올리라고 시킨다, (그림 12.4 (b)). 중립 힙 폄을 이루기 위해 발이 들어 올려진다. 시작 자세로 되돌아 가라.

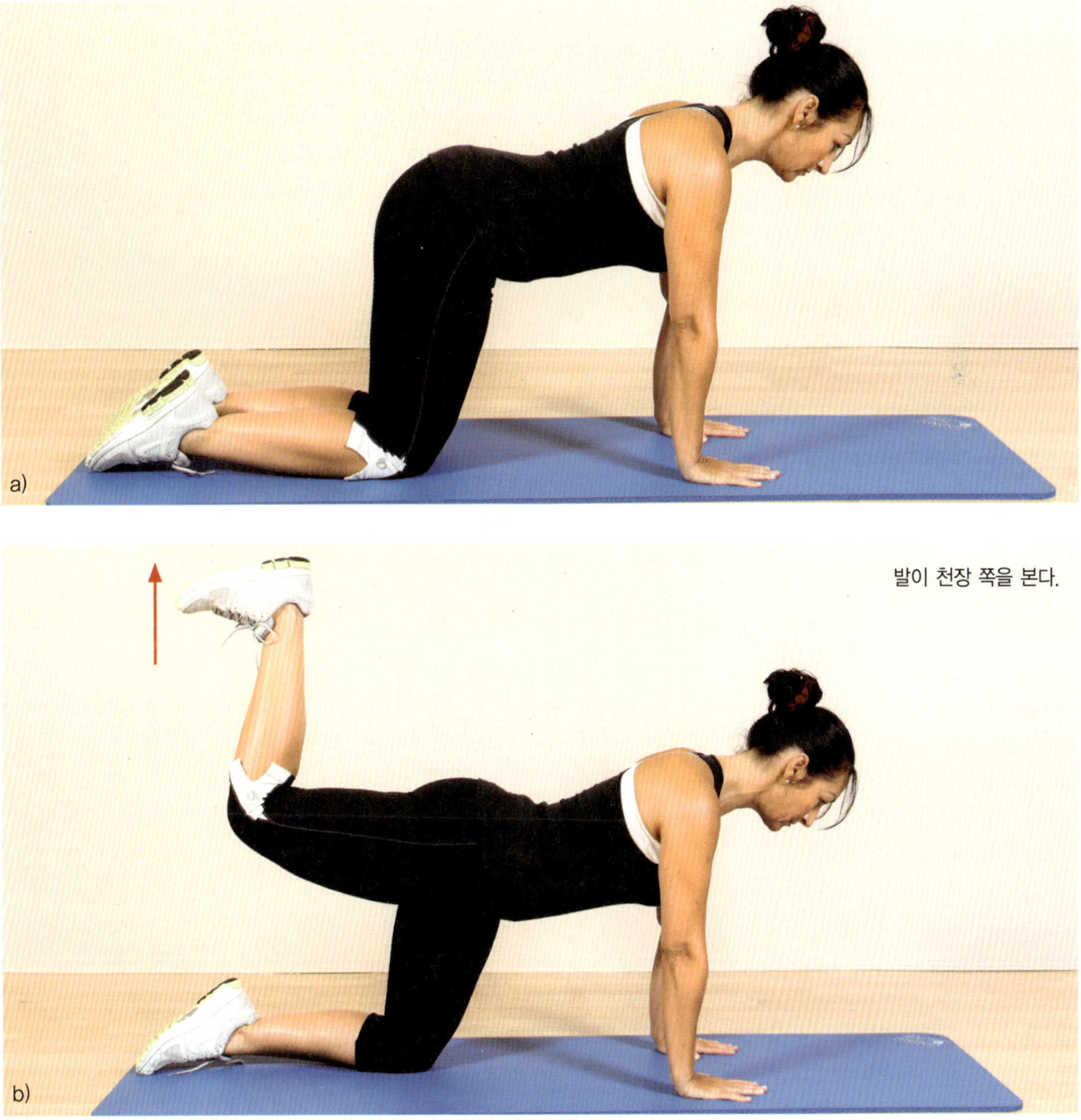

*그림 12.4 : 사지 자세로 힙 폄 : (a) 레벨 1– 시작 자세 ;
(b) 레벨 1– 천장 쪽으로 들어올려진 발*

레벨 2

환자는 레벨 1처럼 사지 자세를 취한다, (그림 12.4 (a)). 환자에게 우세 다리를 힙에서 뻗으라고 시키는데, 그러나 이번에는 뒤꿈치를 천장 쪽으로 들어 올리는 것처럼 무릎을 펴서 유지한다, (그림 12.4 (c)). 그 다음 시작 자세로 되돌아 가라. 이 운동에서 다리를 완전히 편 자세는 볼기에 지레 효과를 늘려준다.

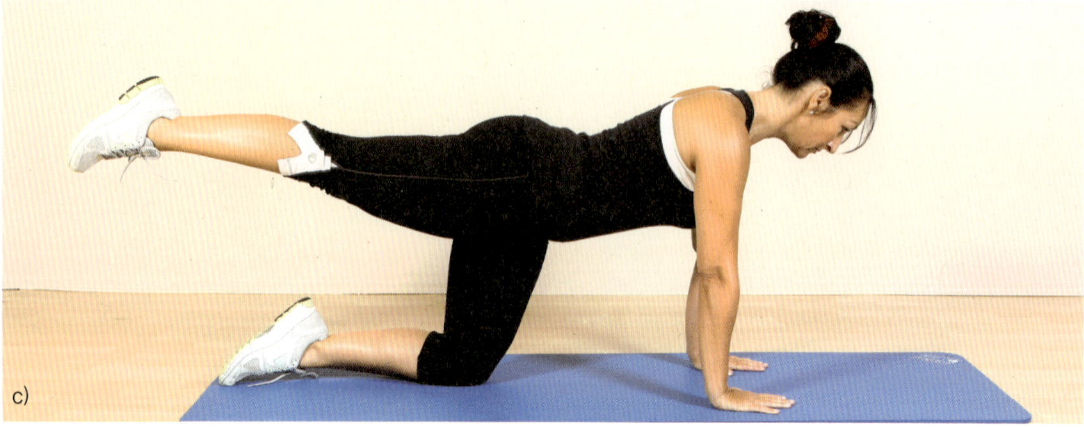

c)

그림 12.4 : (c) 레벨 2– 힙과 무릎 펴기

프런트 프랭크(Front Plank)

레벨 1

환자는 엎드린 자세를 취하는데, 몸통, 힙 및 무릎을 중립 정렬로 한 프랭크 자세로 하고 팔꿈치로 받히고 있는다, (그림 12.5(a)). 환자에게 일정 기간의 시간 동안 내부 코어와 볼기 근육들을 활성화 시킨 채로 이 자세를 유지하고 있으라고 시킨다: 예를 들어, 원하는 시간을 이루기 위해 10초로 시작해서 15초 등등으로 올라갈 수 있다.

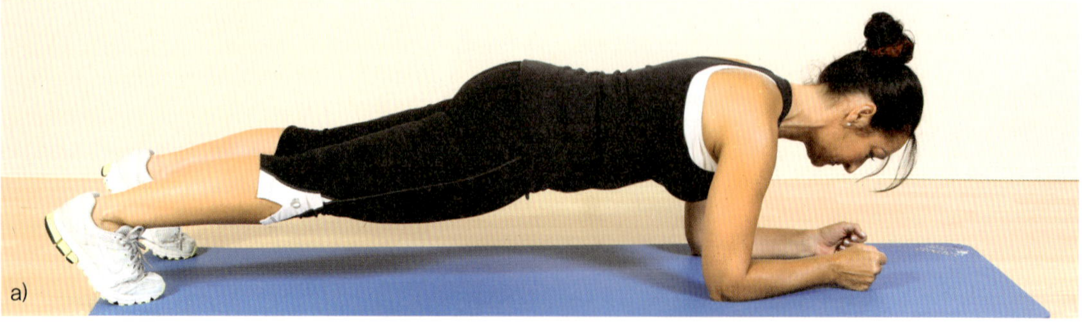

a)

그림 12.5 : 프런트 프랭크 : (a) 레벨 1– 프랭크 자세 유지

레벨 2

레벨 1의 프랭크 자세로 시작한다, (그림 12.5 (a)). 환자에게 둘을 셀 때까지 우세 다리를 바닥에서 들어 올리라고 시킨다, (그림 12.5 (b)). 시작 자세로 되돌아 간다.

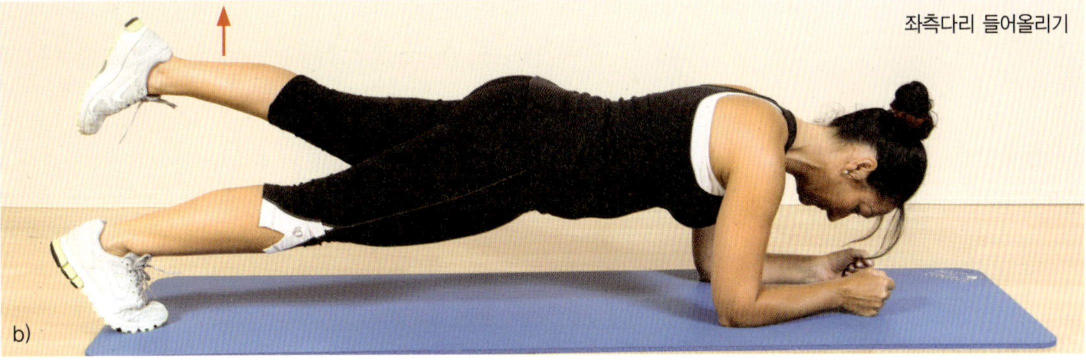

그림 12.5 : (b) 레벨 2– 힙 폄

닫힌 사슬 운동 (Closed Kinetic Chain Exercises)

*닫힌 사슬 운동 (Closed Kinetic Chain Exercises; CKC)*은 손 또는 발이 고정되어 움직일 수 없게 해서 쓰이는 재활 기법이다. 그 뜻은 손 또는 발이 바닥 같은 움직일 수 없는 표면에 붙어 있다는 것이다. CKC 운동은 재활 과정에서 더욱 기능적이라고 여겨지며, 일부 저자들은 이 운동들을 더 안전하다고 여겨서 재활 세팅 안에서 보다 자주 활용된다고 말한다. CKC 운동은 일반적으로 복잡한 움직임들로서 여러 관절 평면의 동작을 포함한다: 예를 들어, 스쿼트 운동은 요추, 골반, 힙, 무릎, 및 발에서 온 농작을 포함한다. 이러한 몸의 특정 부위들을 모두 포함하는 운동은 기능적인 운동으로 간주되는데, 그들이 정상적인 일상 활동들뿐만 아니라 스포츠 환경에서 한 부분에 포함되기 때문이다. 설명한 것처럼, CKC 운동은 하나 이상의 관절을 포함하고 동시에 하나의 근육 그룹 이상을 포함한다 (오직 하나의 관절 동작에 초점을 맞추는 OKC 경우와는 다르다).

CKC 운동은 재활 프로그램 속으로 포함될 때, 관절들에 "압박" 종류의 힘을 부과할 수 있는 반면, OKC 운동은 관절에 "전단" 종류의 힘을 가할 가능성이 있다. 그럼에도 불구하고, OKC와 CKC 운동은 어떤 형태의 강화 및 재활 프로그램 안에서 자연스럽게 공존한다.

분리 패턴 (Dissociation Pattern) - 누워서

다음에 있는 두 가지 시작 운동들은 기본적으로 열린 사슬이다; 그러나, 나는 이러한 특수한 운동들을 하나의 프로그램 안에 일찍부터 더하기를 좋아하는데, 환자/운동선수들이 더 나아가기 전에 운동을 해야 할 정확한 부위를 느낄 수 있게 하기를 원하기 때문이다. 환자는 운동을 시킬 근육을 알아야 할 필요가 있을 뿐만 아니라, 그 근육이 일하는 것을 실제로 느낄 필요가 있다. 나는 내가 돌보는 사람들에게 약간의 해부학적 지식을 가르치는 것이 도움이 된다는 것을 알았다. 그래야 그들은 강화 과정을 이해한다.

볼기 조이기 (Gluteal Squeeze) (누워서)

환자는 엎드려 눕는다. 발을 어깨 너비로 벌리고 손은 볼기에 가볍게 놓는다. 그 다음 우측 엉덩이를 최대로 수축시켜서 2초간 유지하라고 시킨다, (그림 12.6 (a)). 그 다음 힘을 풀고 좌측에서 반복한다. 일단 환자가 적어도 연속해서 다섯 번 우측 엉덩이와 좌측 엉덩이를 구분할 수 있을 경우, 그에게 양쪽 엉덩이를 최대로 수축하라고 시킨다. 수축을 2초간 유지한 다음 (그림 12.6 (b)), 2초 동안 쉬고 원하는 반복 횟수를 반복해라.

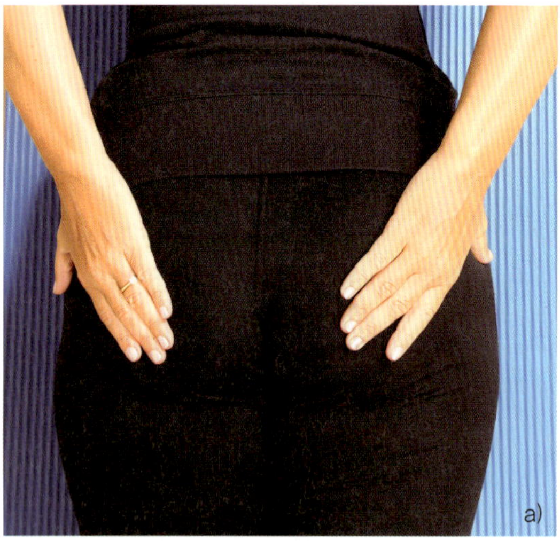
a)

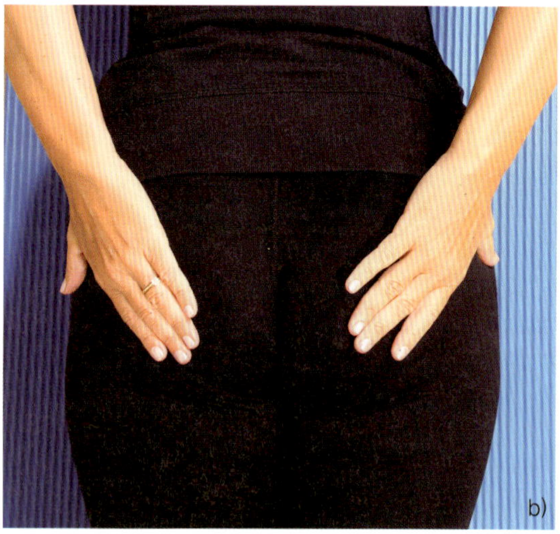
b)

그림 12.6 : 볼기 조이기 (누워서) : (a) 우측 볼기만 ; (b) 양측

조여서 들어올리기

환자는 엎드려 눕는다. 발을 어깨 너비로 벌리고 손은 볼기에 가볍게 놓거나 머리 옆에 놓아라. 그 다음 우측 엉덩이를 최대로 수축시키라고 시킨다, (그림 12.6 (a)). 일단 수축을 했을 경우, 우측 다리를 바닥에서 5cm 들어 올려서, 그 자세를 2초간 유지하라고 시킨다, (그림 12.6 (c)). 그 다음 2초 동안 쉬고 좌측 다리로 반복 해라.

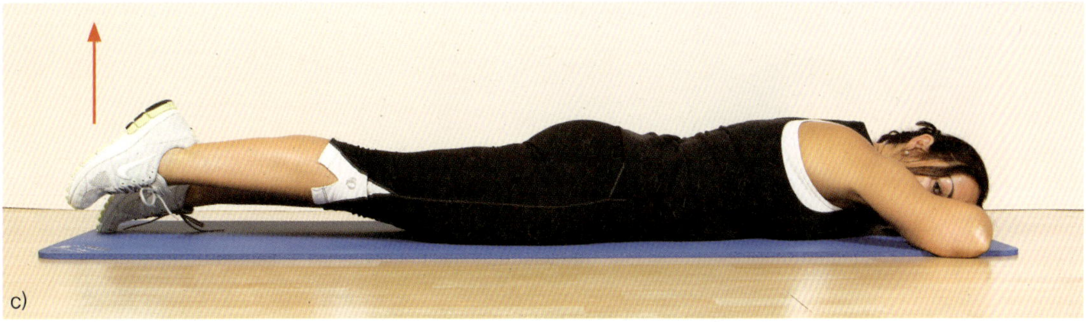

그림 12.6 : (c) 우측 볼기 들어올리기

진행 1: 골반 기울기 (Pelvic Tilt)

환자는 등을 대고 누워서 힙을 45°로 굽히고 무릎을 90° 굽히고 척추를 중립 유지해라, 그림 12.7 (a). 환자에게 골반을 전후 방향으로 기울이라고 시키는데, 그것은 요추를 굽혔다 폈다하게 만들 것이다. 보다 기술적인 교습은 환자에게, "허리를 활처럼 휘게 하세요' 그런 다음 "등을 펴세요"라고 말하는 것이다. 볼기근들은 요추를 펴는 성분(후방 골반 기울기)에 관여를 할 것이므로, 환자에게 등을 펼 때 볼기를 최대로 수축하라고 시킨다, 그림 12.7 (b). 이 자세를 2초간 유지한 다음 필요한 만큼 반복해라.

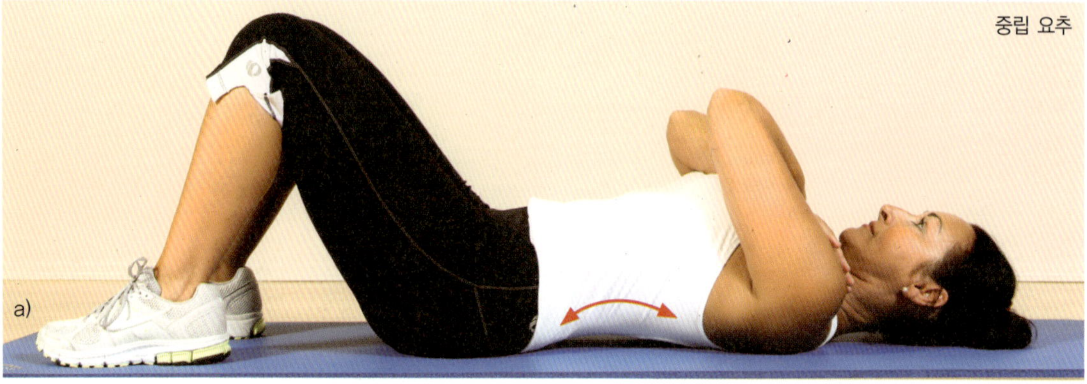

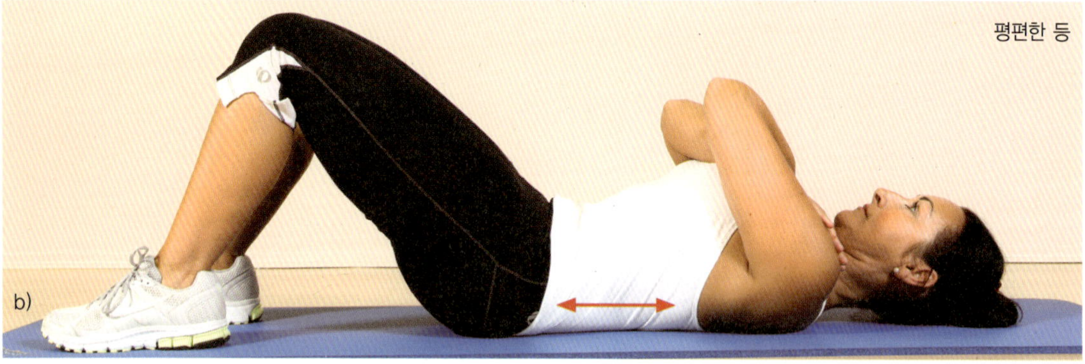

그림 12.7 : 골반 기울기 : (a) 요추의 중립 자세 ; (b) 등 펴기.

진행 2: 골반 들어올리기 (Pelvic Lift)

환자는 골반 기울기에서 기술한 똑 같은 자세를 취하는데, 요추의 중립 자세를 유지하고 있는다. 이 진행을 위해서, 손을 엉덩이 옆에 놓아라 (또한 환자에게 활성을 알 수 있게 하려면 볼기를 가볍게 촉진하라고 시킬 수 있다) (그림 12.8(a)). 환자에게 오로지 볼기근 만을 사용해서 힙을 바닥에서 위로 들어올리라고 시키는데, 햄스트링을 활성화 시키지 말라고 말해라. 환자가 볼기근만을 치료시켰다면, 힙은 바닥에서 위로 몇 인치 정도 들어올려질 수 있으며, 시작 자세로 되돌아 가기 전에, 이 자세를 2초간 유지해라, 그림 12.8(b).

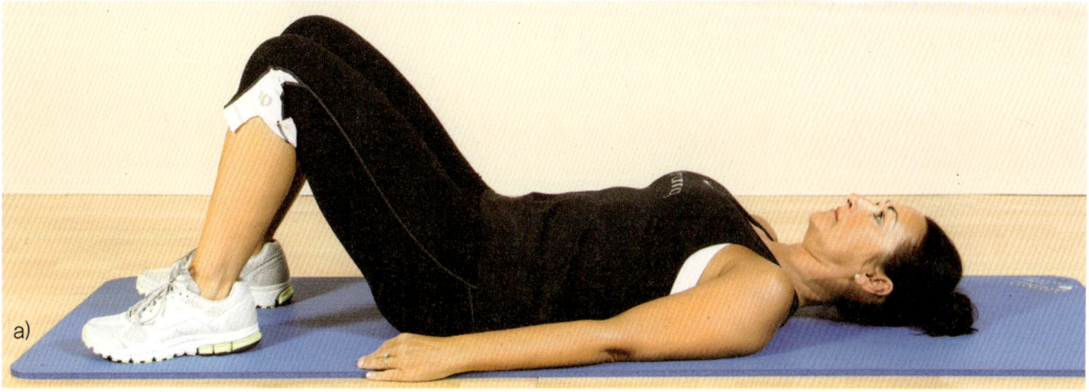

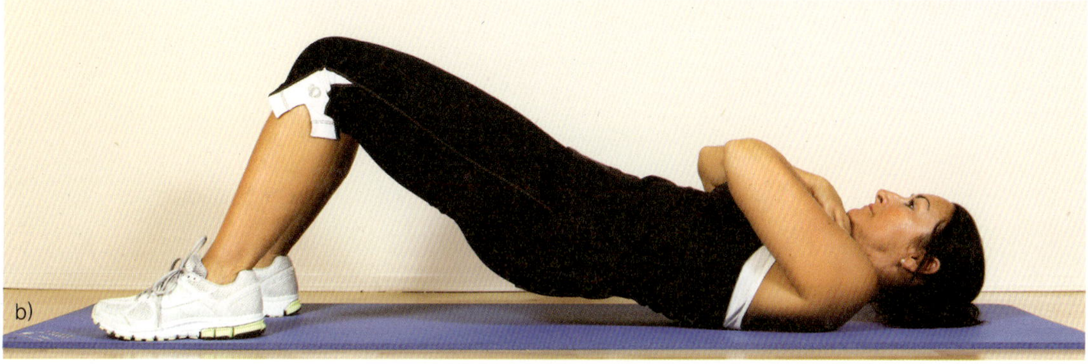

그림 12.8 : 골반 들어올리기 : (a) 시작 자세 ; (b) 올린 자세.

진행 3: 안정된 면에서 브리징 (Bridging)

환자는 진행 1에서와 동일한 자세로 시작한다, (그림 12.7 (a)). 환자에게 양 다리로 "브리지 자세"로 가게 골반을 들어 올리라고 시킨다. 발을 바닥에 붙이고서, 환자는 몸통과 힙의 중립 정렬을 이루기 위해서 힙을 2초 동안 올리고 있는 동안, 무릎 굽힘을 90°로 유지하고 있는다, 그림 12.9. 그 다음 몸을 바닥으로 내려 시작 자세로 되돌아 간다.

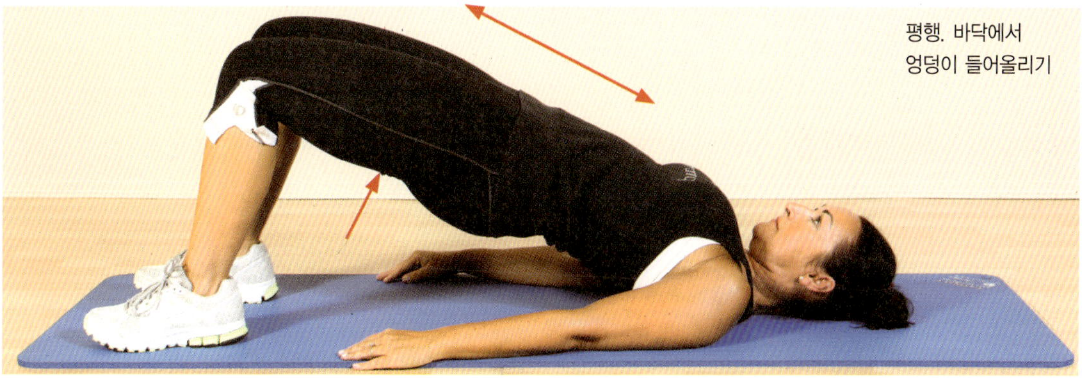

그림 12.9 : 안정된 면에서 브리징 (Bridging)

진행 4: 안정된 면에서 한-다리 브리징

환자는 진행 1에서와 동일한 자세로 시작한다, (그림 12.7 (a)). 환자에게 양 다리로 "브리지 자세"로 가게 골반을 들어 올리라고 시키는데, 발을 바닥에 붙이고, 몸통과 힙의 중립 정렬을 이루기 위해서 힙을 2초 동안 올리고 있는 동안, 무릎 굽힘을 90°로 유지하고 있는다, 그림 12.9. 이 자세에서, 환자에게 비-우세 다리의 무릎을 펴라고 시키는데 양 넙다리뼈를 평행하게 한 채로 무릎을 완전히 펴는 것이다, 그림 12.10. 이 자세를 2초간 유지한 다음 비-우세 다리를 브리지 자세로 되돌려라. 완전한 무릎 폄 움직임을 우세 다리 쪽에서 반복한 다음, 몸을 바닥으로 내려라. 환자는 햄스트링이 아닌 볼기근 안에서 근육 활성을 느낄 수 있어야만 한다.

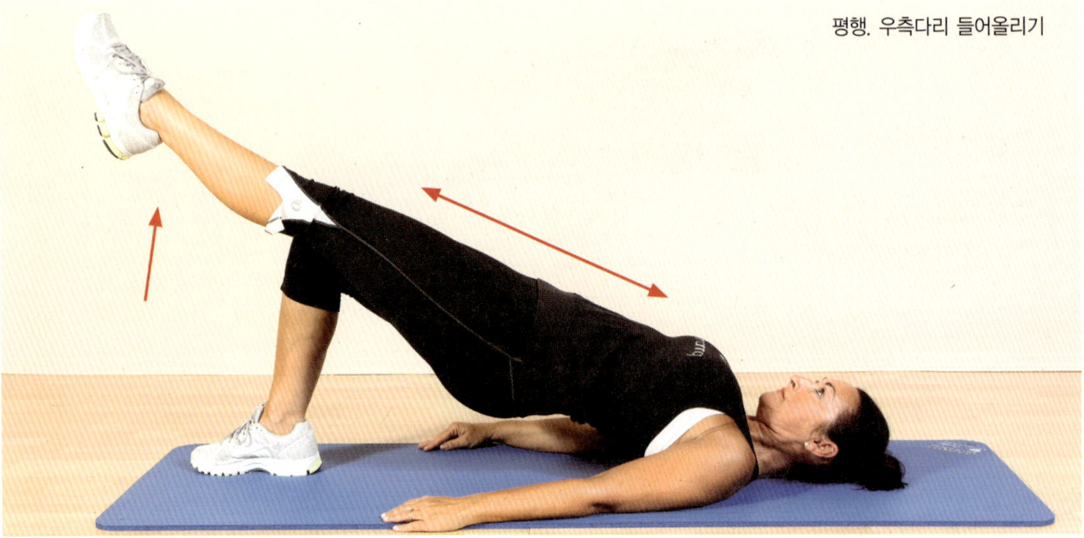

그림 12.10 : 안정된 면에서 한-다리 브리징

균형 잡기 (Balance Stabilization)

균형은 일반적으로 피트니스에서 정적인 성분으로 간주된다; 그러나, 기능적인 균형은 다수의 신경학적 성분을 포함하는 다이내믹한 안정 과정이다. Gmax와 Gmed 강도-기반 트레이닝은 기능적인 트레이닝 프로그램을 포함해야만 한다.

레벨 1: 분리 패턴(Dissociation Pattern)- 서서

볼기 조이기 (서서)

이 운동은 볼기 조이기(누워서) 운동과 비슷한데, 다른 것은 발을 어깨 너비로 벌리고 서서 하는 것이다. 손을 엉덩이에 가볍게 대고, 환자에게 우측 볼기를 2초 동안 최대로 수축시키고 (그림 12.11 (a)), 힘을 풀고 좌측에서 반복하라고 시킨다. 일단 환자가 적어도 연속해서 다섯 번 우측 엉덩이와 좌측 엉덩이를 구분할 수 있을 경우, 그에게 양쪽 엉덩이를 최대로 수축하라고 시킨다. 그 수축을 2초간 유지한 다음 (그림 12.11 (b)), 2초 동안 쉬고 원하는 반복 횟수를 반복해라.

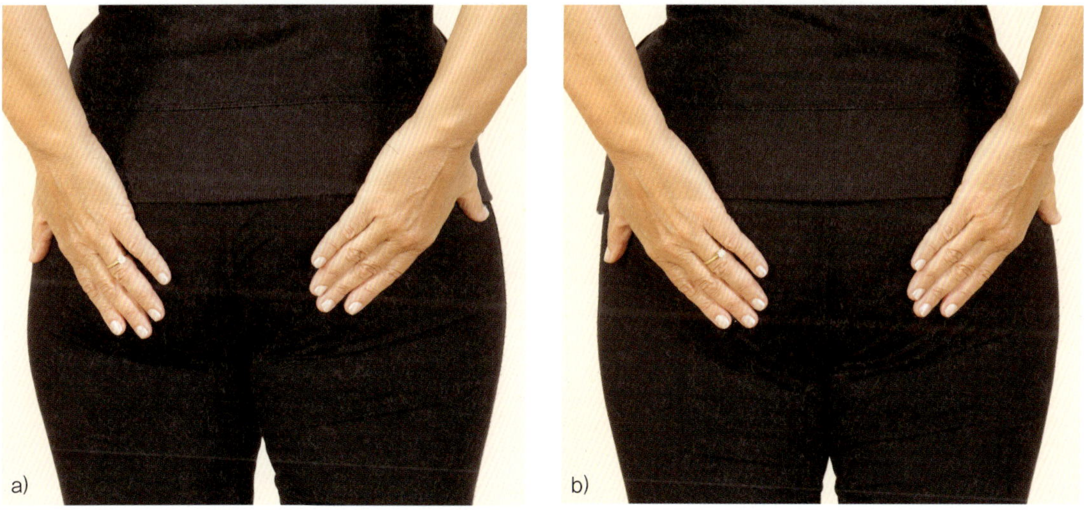

그림 12.11 : 볼기 조이기 (서서) : (a) 우측 볼기만 ; (b) 양쪽

레벨 2: 균형

한 다리로 번갈아 서기

환자는 다리를 어깨-너비로 벌리고 선다, 그림 12.12 (a). 환자에게 체중-지지 우세-쪽 Gmed를 써서, 비-우세 다리를 약간만 바닥에서 들어 올리라고 시킨다, 그림 12.12 (b). 이 자세를 5초간 유지한 다음, 시작 자세로 되돌아 가라. 시간은 5초에서 10초 등등으로 증가될 수 있는데, 환자가 어느 다리로도 쉽게 30초를 견딜 수 있을 때까지 해라.

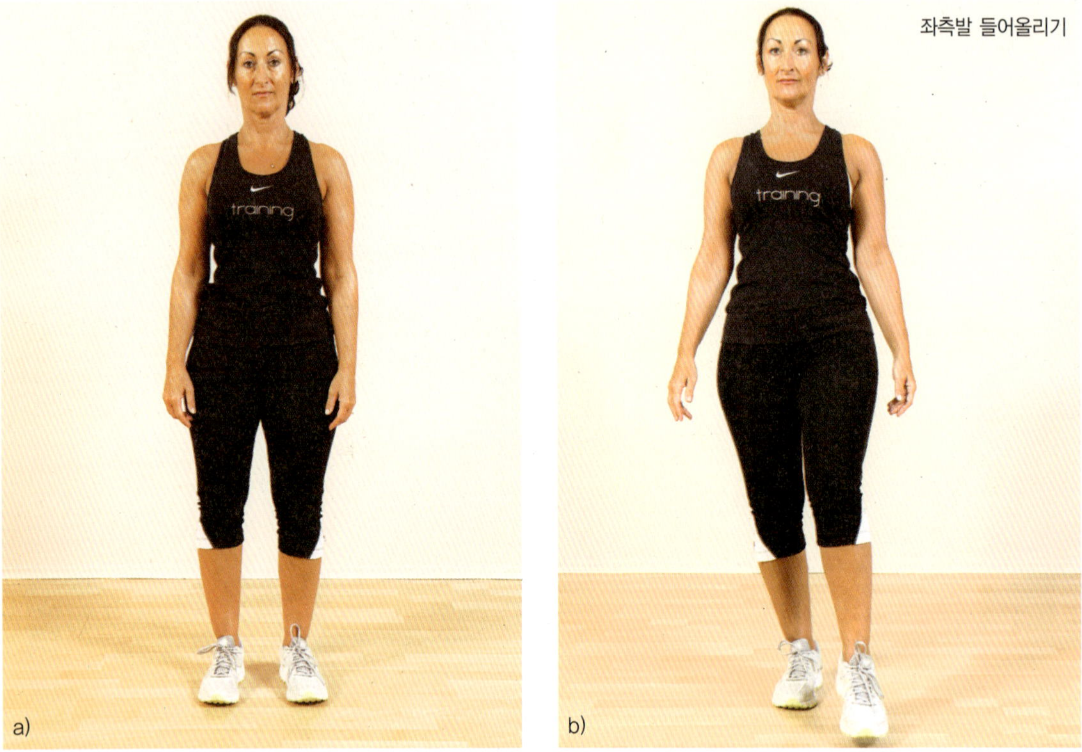

그림 12.12 : 한 다리로 번갈아 서기 : (a) 시작 자세 ; (b) 바닥에서 들어올린 발

환자가 한 다리로 번갈아 서기 운동을 수행하는 동안 치료사는 다음과 같은 주요한 오류를 찾아야만 한다:

1. 체중-지지 다리 쪽으로 과도한 측방 이동
2. 반대 쪽에서 골반의 떨어짐(dipping) (트렌델렌브르크 패턴의 보행을 나타낼 수도 있다)

3. 체중-지지 다리의 불안정 (발목 복합체에서 고유수용 문제, 또는 볼기의 약화)
4. 안쪽 또는 가쪽 무릎 이동(drift).

4가지 기능이상 패턴들 중의 어느 것이 관찰될 경우, Gmed 안에 잠재적 약화가 보여질 수 있다.

진행 1: 시상면 한-다리 흔들기

환자는 우세 다리로 서서 균형된 자세를 유지한다, (그림 12.12(b)). 환자에게 비-우세 다리를 천천히 앞 뒤로 보내라고 시킨다, 그림 12.13(a)와 (b). 이 엉덩관절의 굽힘과 폄 움직임은 시상면 동작에서 Gmed를 시험할 것이다. 운동은 처음에 3회 반복한 다음, 비-우세 쪽을 운동하기 위해서 다리를 바꿔라. 일단 이것이 편안해질 경우, 환자는 5회 반복으로 나아갈 수 있으며, 점차적으로 10회까지 올라간다.

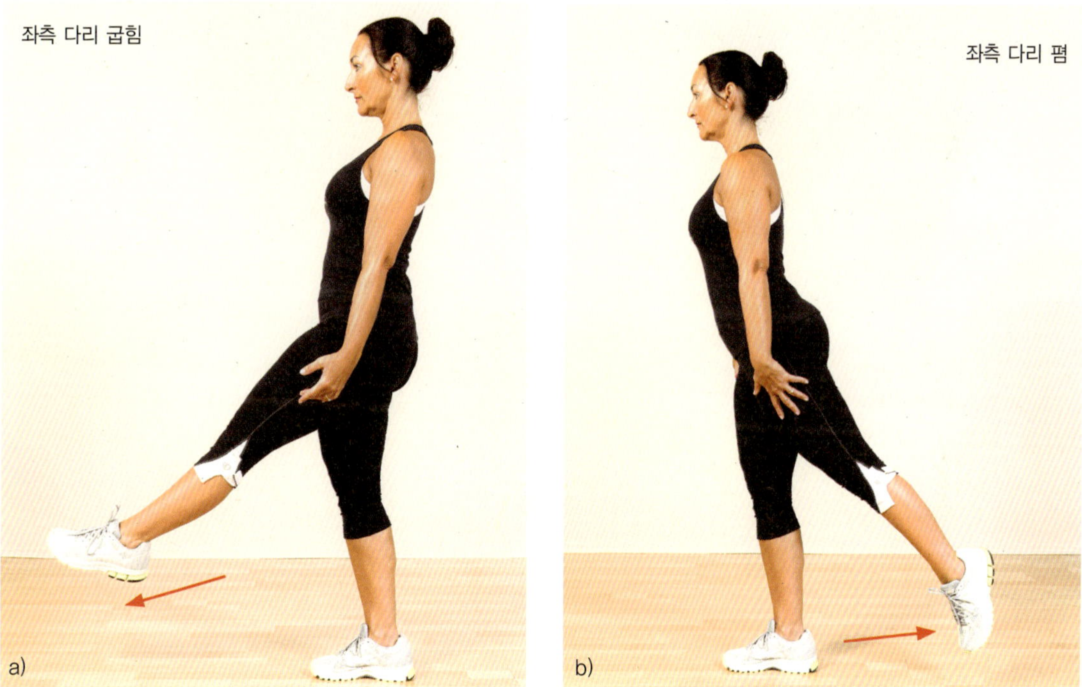

그림 12.13 : 시상면 한-다리 흔들기 : (a) 굽히기 ; (b) 펴기

진행 2: 관상면 한-다리 흔들기

환자는 우세 다리로 서서 균형된 자세를 유지한다, (그림 12.12 (b)). 환자에게 비-우세 다리를 천천히 옆으로 흔들라고 시킨다, 그림 12.14 (a)와 (b). 이 엉덩관절의 벌리고 모으는 움직임은 관상면 동작에서 Gmed를 시험할 것이다. 이 운동을 3회 반복한 다음, 비-우세 쪽을 운동하기 위해서 다리를 바꿔라.

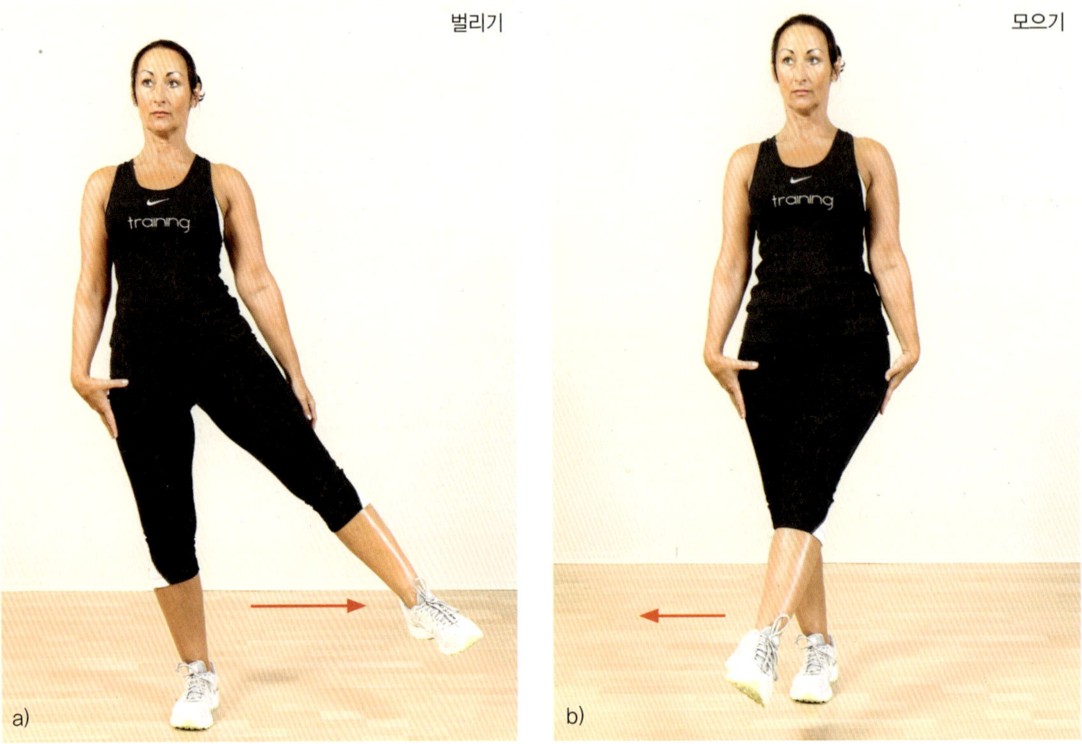

그림 12.14 : 관상면 한-다리 흔들기 : (a) 벌리기 ; (b) 모으기

진행 3: 횡단면 한-다리 흔들기

환자는 우세 다리로 서서 균형된 자세를 유지한다, (그림 12.12 (b)). 환자에게 비-우세 힙과 무릎을 천천히 들어 올리라고 시킨다, 그림 12.15 (a). 이 자세에서부터, 환자에게 비-우세 힙을 우측으로 돌렸다가 다시 좌측으로 돌리라고 시킨다 그림 12.15 (b)와 (c). 이 힙의 회전 움직임은 횡단면 동작에서 Gmed를 시험할 것이다. 이 운동을 3회 반복한 다음, 비-우세 쪽을 운동하기 위해서 다리를 바꿔라.

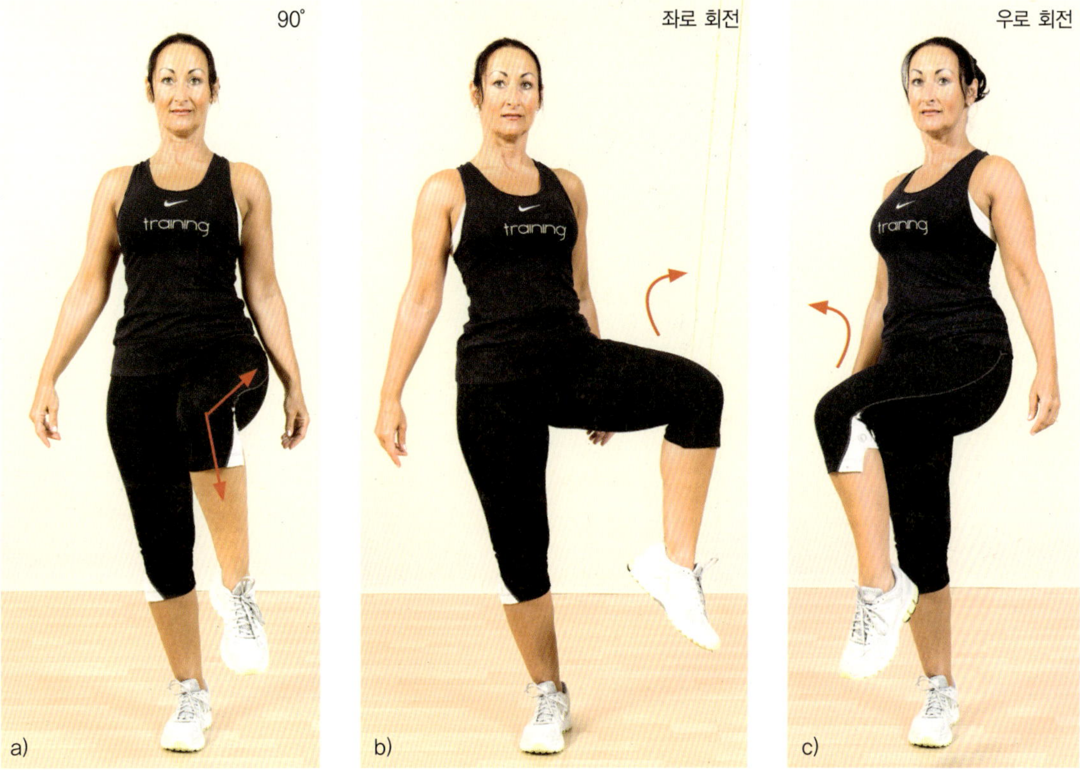

그림 12.15 : 횡단면 한-다리 흔들기 : (a) 시작 자세 ; (b) 좌로 회전 ; (c) 우로 회전

진행 4: 안정된 면에 힙 원 그리기

환자는 우세 다리로 서서 균형된 자세를 유지한다, (그림 12.12 (b)). 환자에게 비-우세 다리의 발가락을 바닥에 있는 가상의 점 위로 가게 가쪽으로 놓으라고 시킨다 (시작 자세). 균형을 유지하기 위해서 우세 다리 무릎을 약간 구부리게 한 다음, 비-우세 다리의 발가락을 가상의 원 주위로 한 바퀴 돌린 다음 (그림 12.16), 시작 자세로 되돌아 가라.

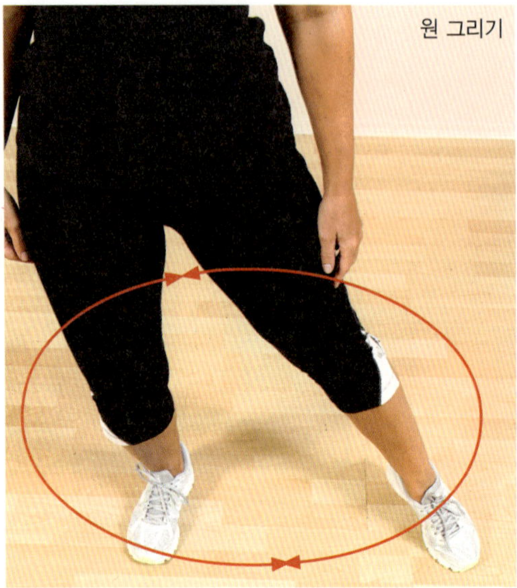

그림 12.16 : 안정된 면에서 힙 원 그리기

레벨 3: 조화로운 균형

볼기근을 점진적으로 재활시키기 위해서, 보다 난이도 있는 운동을 더할 필요가 있는데, 환자에게 한 다리로 서라고 시켰을 때 그는 Gmed의 활성을 의식적으로 조절하기 때문이다. 더 복잡한 움직임을 더할 경우, 예를 들어, 환자는 의식적인 동작에 의해서 팔의 동작을 조절하는 반면, 볼기근들은 무의식적인 동작을 통해서 골반 자세를 안정시킬 것이다.

한-다리 스탠스 – 두 개의 평면에서 같은 쪽 팔

환자는 우세 다리로 서서 다른 다리를 바닥에서 10cm 정도 들어 올린다, 그림 12.17(a). 일단 이 자세를 유지했다면, 환자에게 같은 쪽 팔을 굽힘(시상면 움직임)과 벌림(관상면 움직임)으로 10회 반복 동안 들어 올리라고 시킨다, 그림 12.17(b)와 (c). 같은 쪽 팔을 들어올리라는 뜻은 환자가 체중-지지 다리(우세 쪽)와 같은 쪽에 있는 팔을 들어 올리는 것이다.

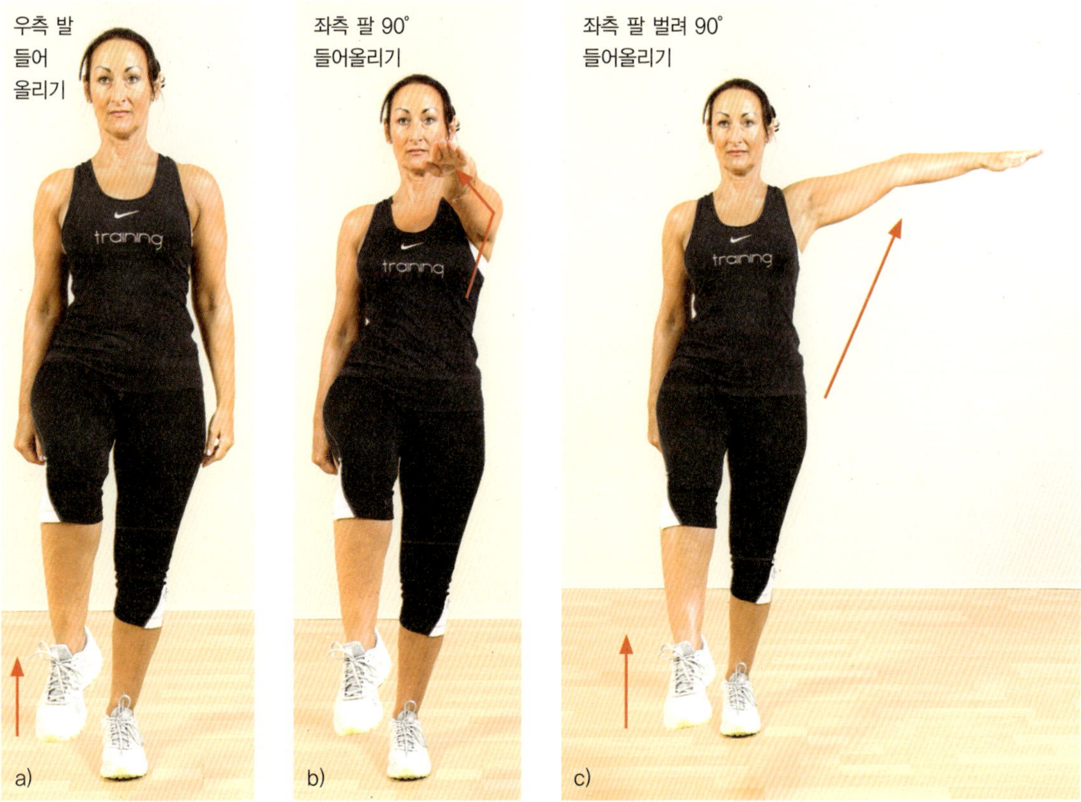
우측 발
들어
올리기
좌측 팔 90°
들어올리기
좌측 팔 벌려 90°
들어올리기
a)
b)
c)

그림 12.17 : 한-다리 스탠스 같은 쪽 팔 : (a) 시작 자세 ; (b) 시상면 (굽힘) ; (c) 관상면 (벌림)

진행 1: 한-다리 스탠스 - 두 개의 평면에서 반대 쪽 팔

환자는 우세 다리로 서서 다른 다리를 바닥에서 10cm 정도 들어 올린다, 그림 12.17(a). 일단 이 자세를 유지했다면, 환자에게 반대 쪽 팔을 굽힘(시상면 움직임)과 벌림(관상면 움직임)으로 10회 반복 동안 들어 올리라고 시킨다, 그림 12.18(a)와 (b). 반대 쪽 팔을 들어올리라는 뜻은 환자가 체중-지지 다리(우세 쪽)와 반대 쪽에 있는 팔을 들어 올리는 것이며, 그것은 Gmed에 더 힘든 운동이 되게 만든다.

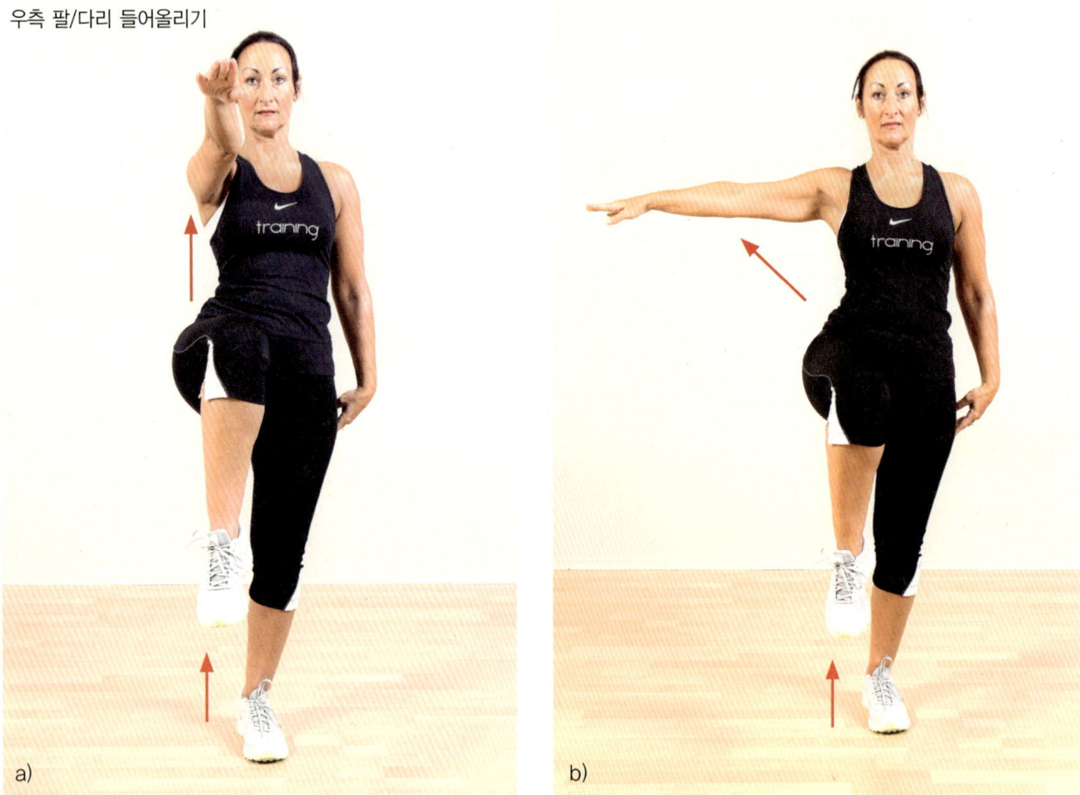

그림 12.18 : 한-다리 스탠스 반대 쪽 팔 : (a) 시상면 (굽힘) ; (b) 관상면 (벌림)

진행 2: 한-다리 스탠스 - 두 개의 평면에서 같은 쪽/반대 쪽 팔 - 중량 사용

환자는 중량을 들고 우세 다리로 서서 다른 다리를 바닥에서 10cm 정도 들어 올린다, 그림 12.19(a). 일단 이 자세를 유지했다면, 환자에게 같은 쪽 팔을 굽힘과 벌림으로 10회 반복 동안 들어 올리라고 시킨다, 그림 12.19(b)와 (c). 그 다음 이것을 반대 쪽 팔로 반복한다, 그림 12.19(d)와 (e). 반대 쪽 팔을 (체중-지지 다리의 반대 쪽 팔) 들어올리는 것은 Gmed에게 더 도전을 주게 만든다.

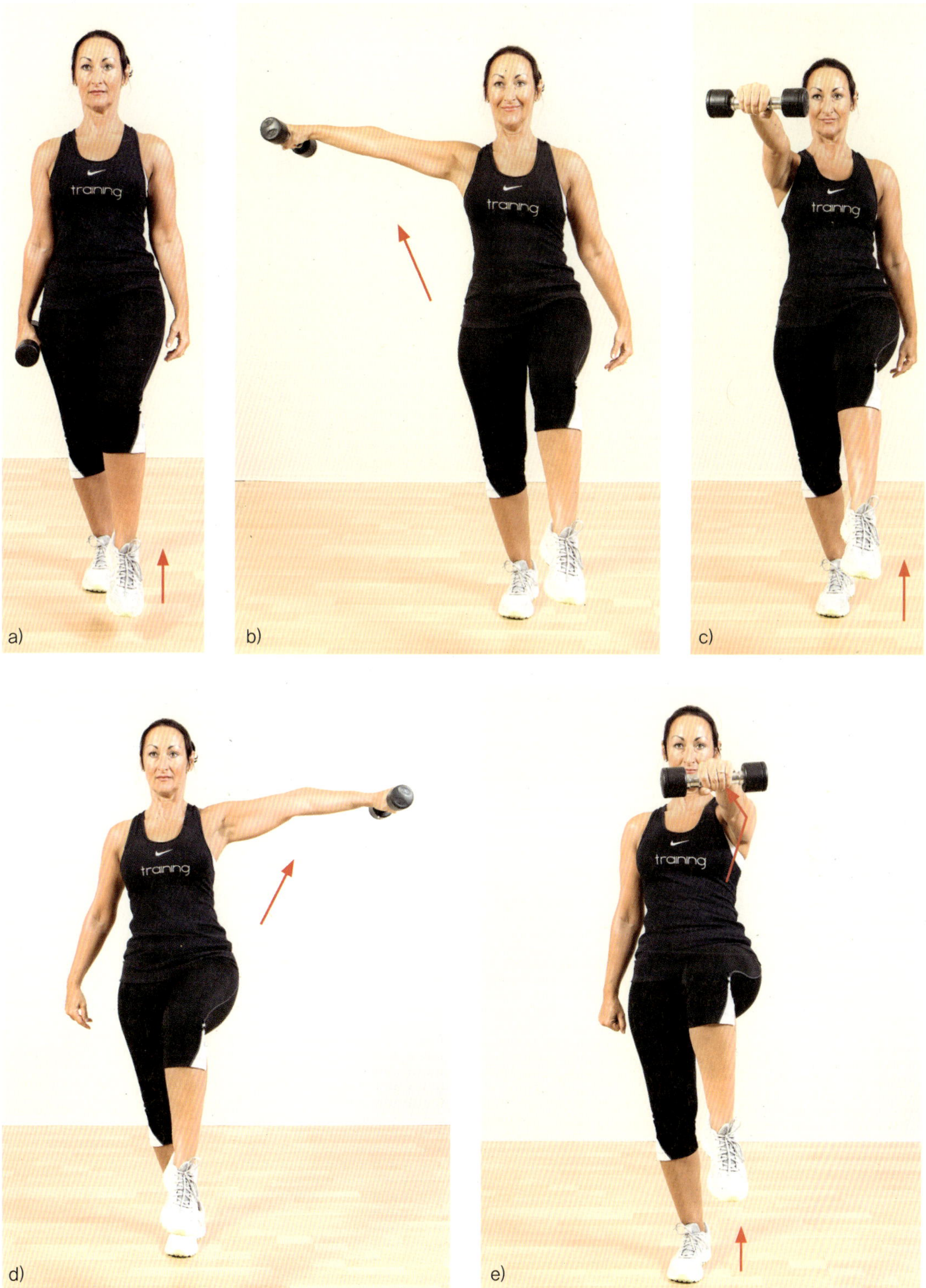

그림 12.19 : 아령 들고 한-다리 스탠스 : (a) 시작 자세 ; (b) 같은 쪽 팔 -관상면 (벌림); (c) 같은 쪽 팔 -시상면 (굽힘) ; (d) 반대 쪽 팔 -관상면 (벌림) ; (e) 반대 쪽 팔 -시상면 (굽힘)

진행 3: 한–다리 스탠스 같은 쪽/반대 쪽 팔 – 두갈래근 컬에서 어깨 프레스로

이 운동은 진행 2의 변형이다. 강화–트레이닝 프로그램을 디자인하고 시행할 때, 볼기근들을 계속 강화시키기 위해서 약간의 상상력이 필요하다. 나는 단지 다양한 운동들의 그림을 계속 더 제시할 수도 있지만, 그것은 내가 보여주려고 노력하는 것의 목적을 망가뜨릴 수 있다.

환자는 아령을 들고 우세 다리로 서서 다른 다리를 바닥에서 10cm 정도 들어 올린다, 그림 12.20(a). 일단 이 자세를 유지했다면, 환자에게 같은 쪽 또는 반대 쪽 팔의 팔꿈치를 굽혀서 두갈래근 컬을 만든 다음 계속해서 어깨 프레스를 만들라고 시켜라, 그림 12.20(b)와 (c).

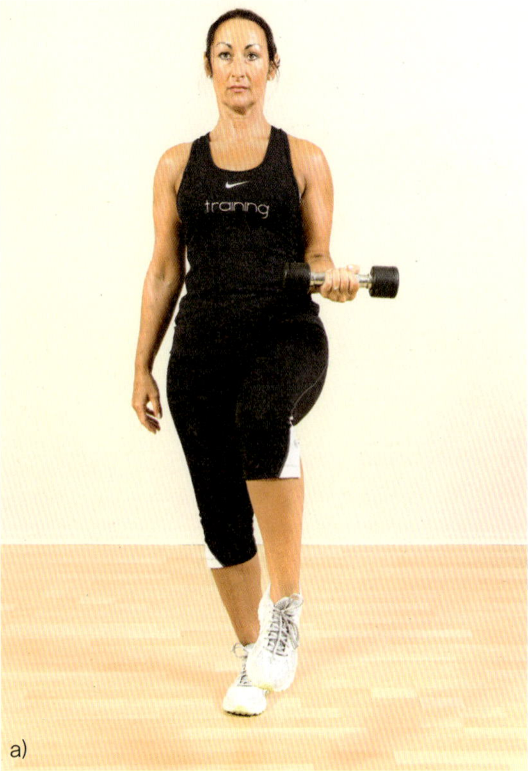

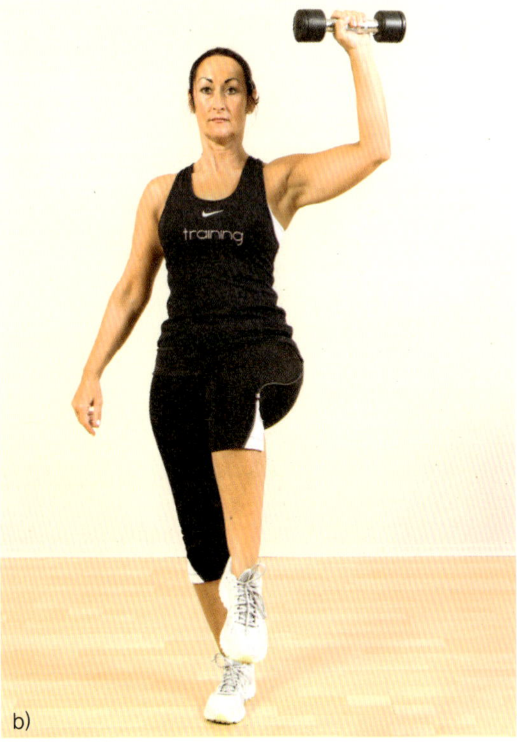

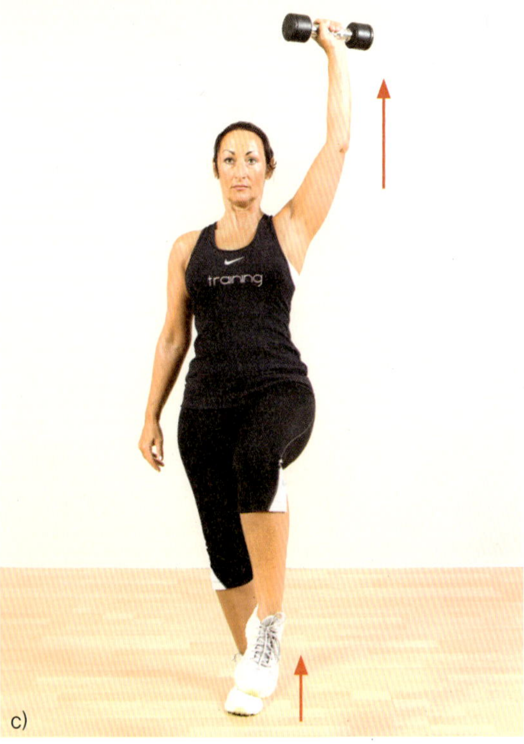

그림 12.20 : 한–다리 스탠스 두갈래근 컬에서 어깨 프레스로 : (a) 시작 자세 ; (b) 두갈래근 컬 ; (c) 어깨 프레스

진행 4: 한-다리 스탠스 - 반대 쪽 팔 가로질러 벌리기

환자는 우세 다리로 서서 다른 다리를 바닥에서 10cm 정도 들어 올린다. 환자에게 우세 다리의 힙 앞에 손을 놓으라고 시킨다, 그림 12.21(a). 일단 이 자세를 유지했다면, 환자에게 반대 쪽 팔을 들어 올리는데, 우세 다리에서 시작해서 몸을 가로질러 벌려서 끝을 낸다 (관상면에서 유지한다), 10회 반복, 그림 12.21(b).

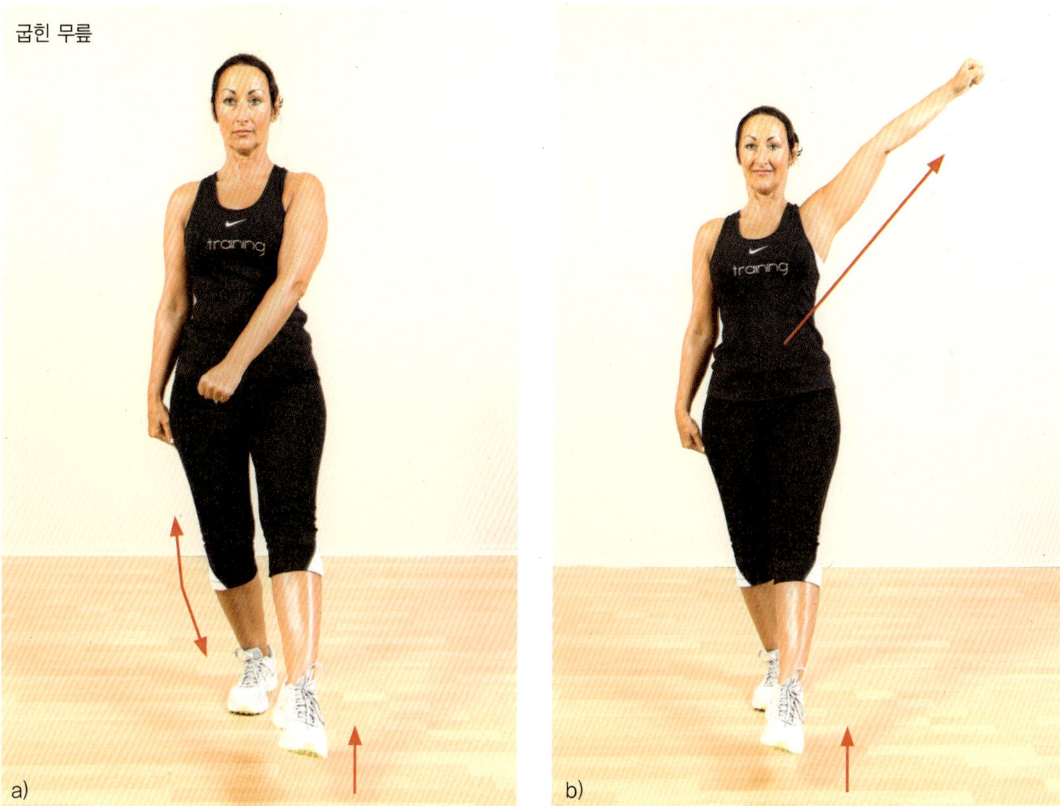

그림 12.21 : 한-다리 스탠스 반대 쪽 팔 가로질러 벌리기 : (a) 시작 자세 ; (b) 관상면 (벌리기)

진행 5: 무릎 굽히고 한-다리 스탠스 – 반대 쪽 팔 가로질러 벌리기

환자는 우세 다리로 서서 다른 다리를 바닥에서 10cm 정도 들어 올린다 (그림 12.17 (a). 이러한 일관된 균형 자세에서, 환자는 우세 다리를 30° 굽힌다, 그림 12.22 (a). 일단 이 자세를 유지했다면, 환자에게 반대 쪽 팔을 들어 올리는데, 우세 다리에서 시작해서 몸을 가로질러 벌려서 끝을 내는데, 이와 동시에 무릎을 완전히 편다, 그림 12.22 (b). 10회 반복하라고 시킨다. 환자는 진행 5에서와 같은 운동을 수행한다. 그러나 지금은 가벼운 아령을 잡고 한다 (그림 12.22 (c)).

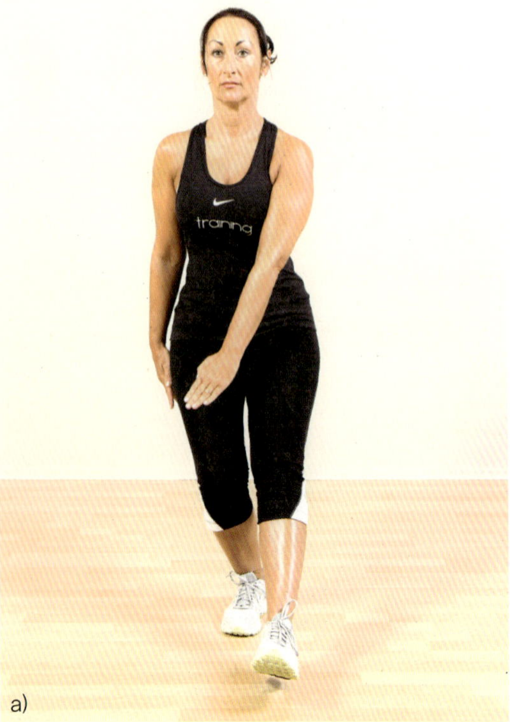

그림 12.22 : 무릎 굽히고 한-다리 스탠스 반대 쪽 팔 가로질러 벌리기 : (a) 시작 자세 ; (b) 관상면 (벌리기) ; (c) 아령과 함께

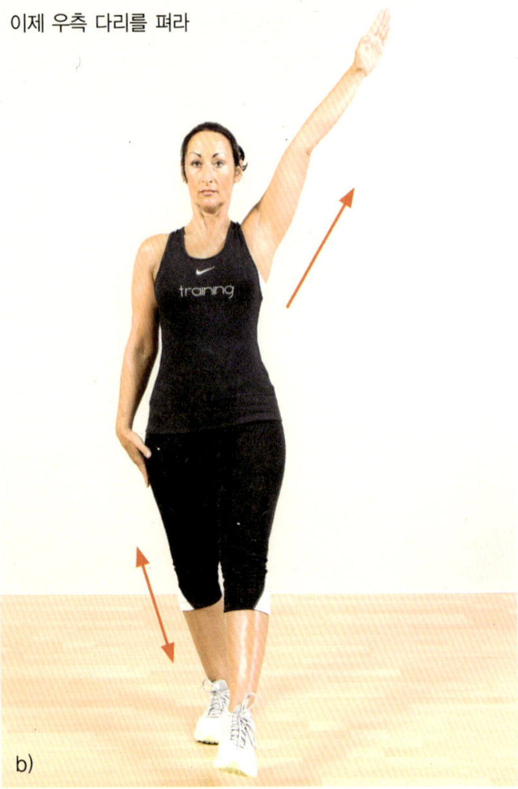

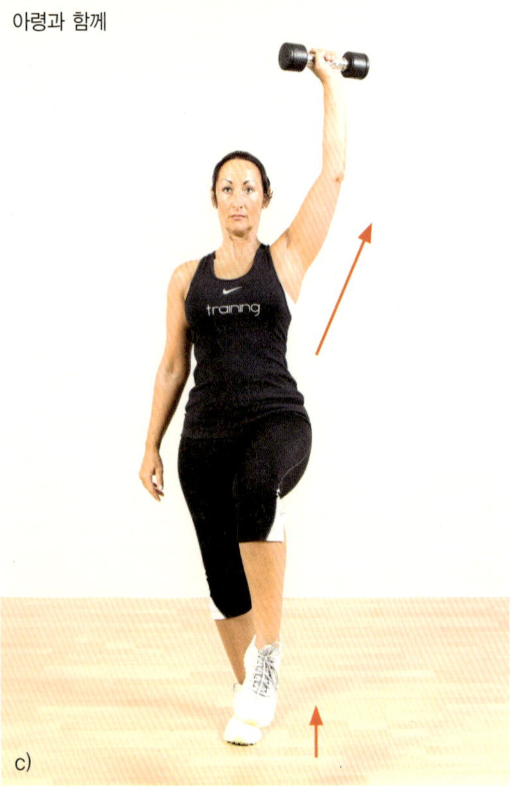

진행 6: 무릎 굽히고 한-다리 스탠스 - 반대 쪽 팔 가로질러 벌리기- 코어 볼 사용

코어 볼 스쿼트

코어 볼을 벽 사이에 놓는데, 허리 근처에 위치 시킨다, 그림 12.23 (a). 이 자세에서, 환자는 약간 앞으로 걸어 나가, 무릎을 어깨-너비로 벌린다. 환자에게 내적 코어를 활성화 시켜서 천천히 스쿼트를 하면서 (편심 단계), 그림 12.23 (b), 대략 90° 자세로 도달할 때까지 간다, 그림 12.23 (c). 치료사는 무릎뼈의 주행이 환자의 두 번째 발가락을 향하는가 그리고 무릎뼈가 발가락 레벨을 넘어가지 않나를 확인한다, 그림 12.23 (c). 그 다음 환자에게 둘을 세면서 되돌아 가라고 시킨다, (동심 단계). 또한 그에게 스쿼트의 끝 단계 바로 전에 볼기를 조이라고 시킨다.

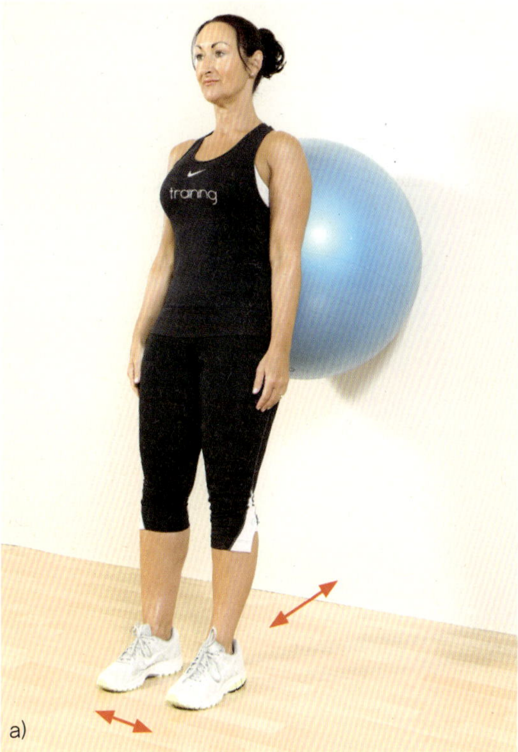

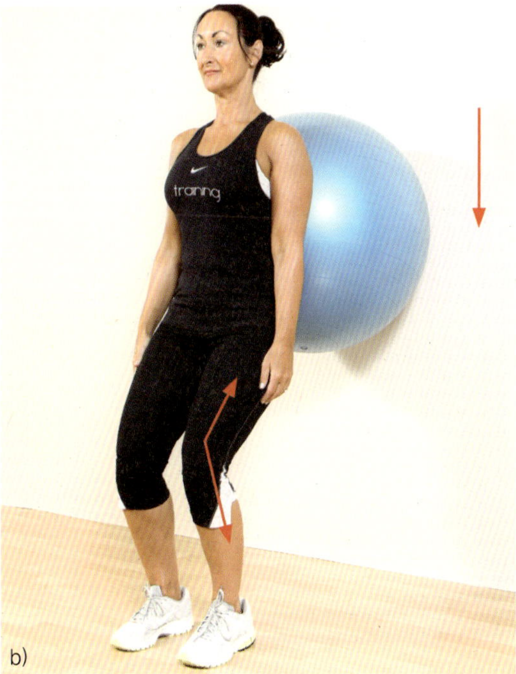

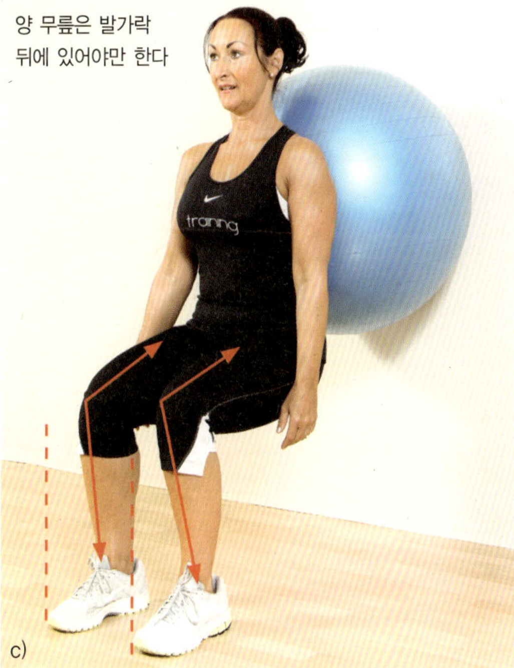

그림 12.23 : 코어 볼 스쿼트 : (a) 시작 자세 ; (b) 중간-스쿼트 자세 ; (c) 풀-스쿼트 자세

진행 1: 코어 볼 스쿼트 – 두갈래근 컬과 함께

코어 볼 스쿼트 운동을 위에서 설명한대로 수행되지만, 이제 환자는 시작 자세에서 각각의 손에 가벼운 아령을 들고 한다, 그림 12.24 (a). 스쿼트의 동심 단계 동안, 환자는 두갈래근 컬을 시행한다, 그림 12.24 (b). 끝 자세는 그림 12.24 (c)와 같다.

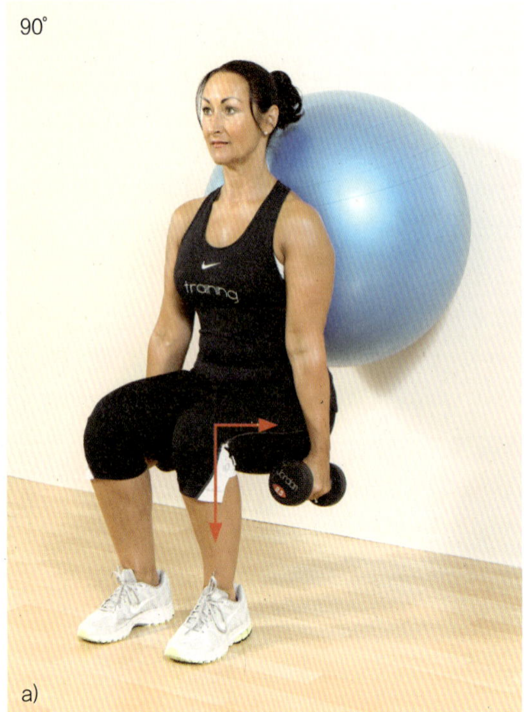

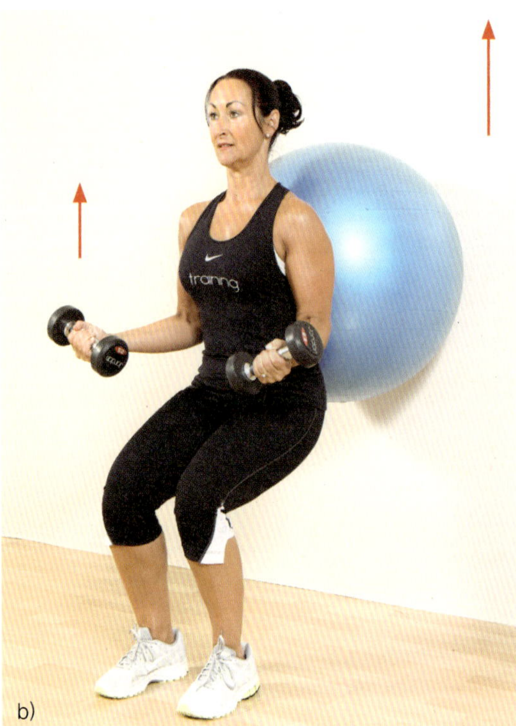

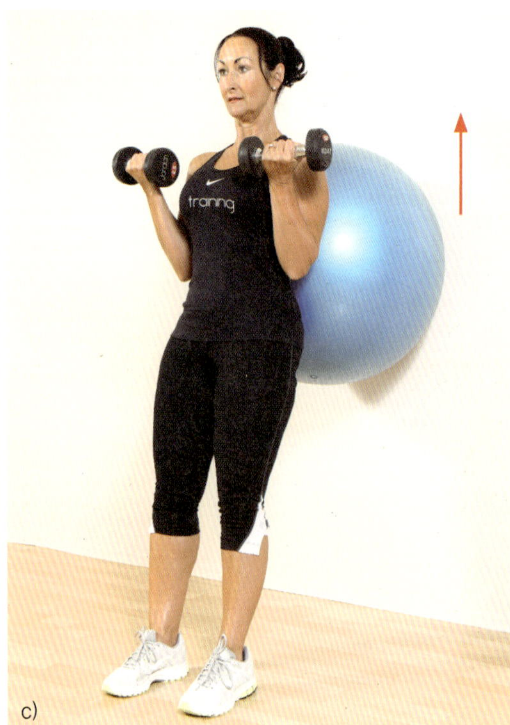

그림 12.24 : 두갈래근 컬과 함께 코어 볼 스쿼트 : (a) 시작 자세 ; (b) 중량을 컬 하는 동심 단계 스쿼트 ; (c) 끝 자세

진행 2: 코어 볼 스쿼트 – 어깨 프레스와 함께

코어 볼 스쿼트 운동을 위에서 설명한대로 수행되지만, 어깨 프레스 자세에선 환자가 각각의 손에 가벼운 아령을 들고 하는 것만 다르다, 그림 12.25 (a). 스쿼트의 동심 단계 동안, 환자는 어깨 프레스를 시행한다, 그림 12.25 (b). 끝 자세는 그림 12.25 (c)와 같다.

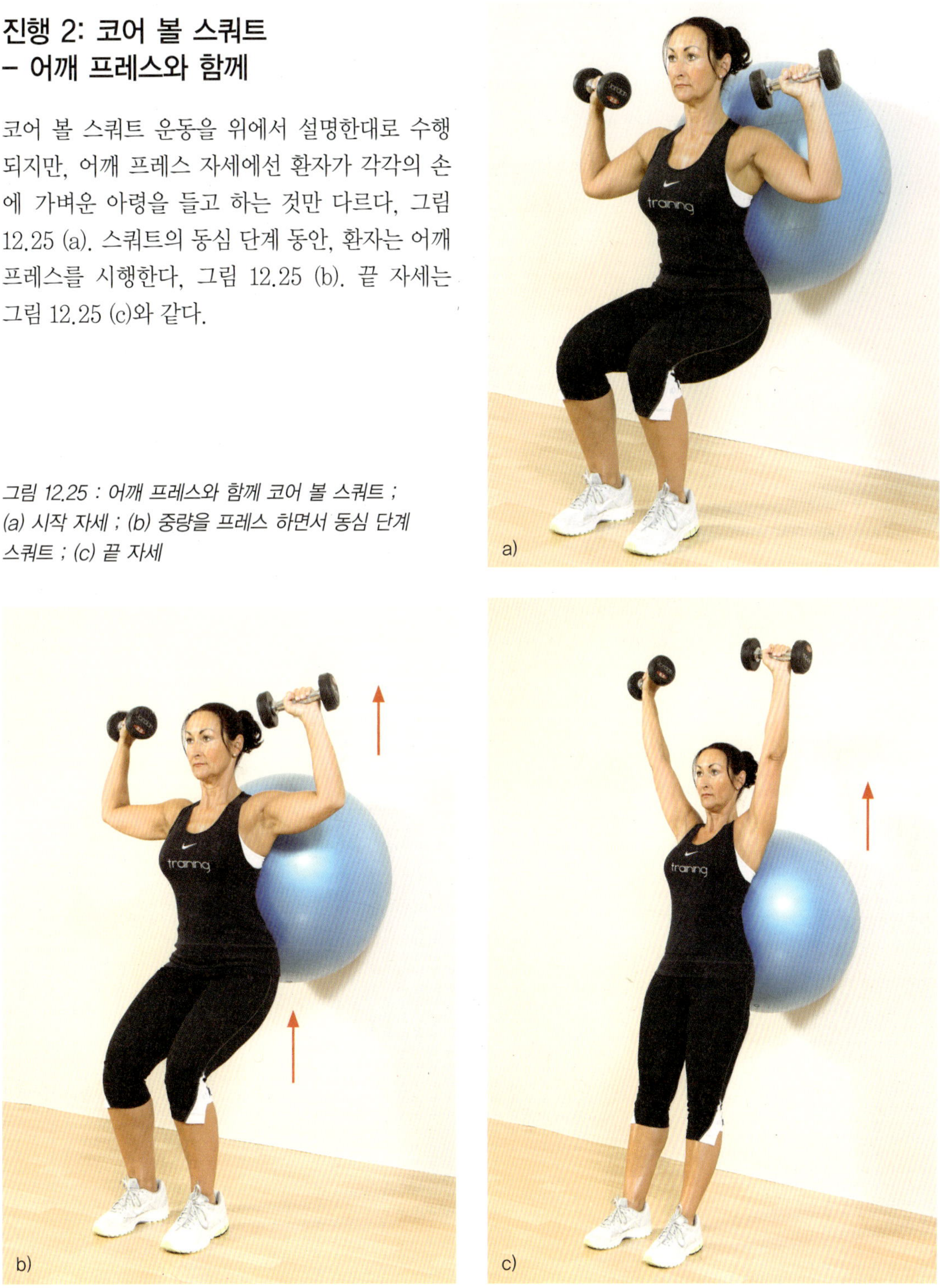

그림 12.25 : 어깨 프레스와 함께 코어 볼 스쿼트 ; (a) 시작 자세 ; (b) 중량을 프레스 하면서 동심 단계 스쿼트 ; (c) 끝 자세

진행 3: 코어 볼 등척성 스쿼트 – 앞쪽 올리기와 함께

환자는 각각의 손에 가벼운 아령을 들고 그림 12.23 (c)처럼 스쿼트 자세를 취한다. 이러한 등척성(정적) 자세를 유지하고 있으면서, 환자에게 좌측 팔을 그대로 두고서, 우측 팔을 바닥과 평행이 될 때까지 들어 올리라고 시킨다, 그림 12.26 (a). 그 다음 우측 팔을 시작 자세로 되돌리면서 좌측 팔을 들어 올리라고 시킨다, 그림 12.26 (b). 전체 과정을 원하는 반복 회수만큼 반복한다. 이 운동 동안 편심 또는 동심 스쿼트 동작이 없으므로 볼기근들은 스쿼트 자세를 유지하기 위해서 등척성으로 일을 하고 있다.

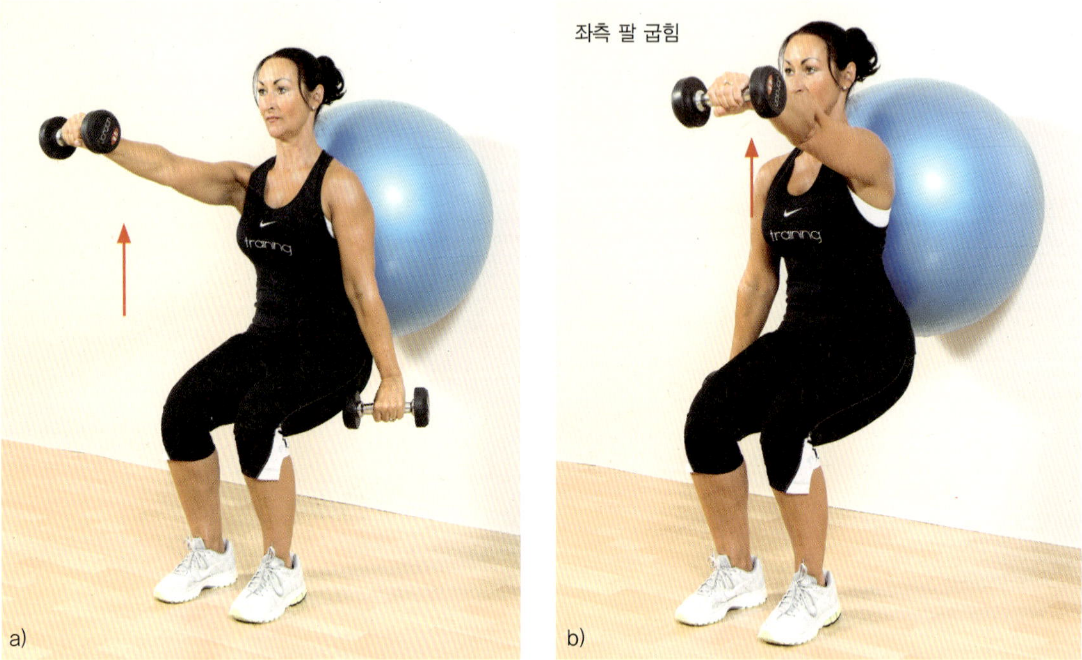

그림 12.26 : 앞쪽 올리기와 함께 등척성 코어 볼 스쿼트 ; (a) 올려진 우측 팔 ; (b) 올려진 좌측 팔

진행 4: 세라밴드와 함께 코어 볼 스쿼트

이 진행은 코어 볼 스쿼트 운동과 비슷하지만, 유일한 차이는 환자의 무릎 관절 주위로 세라밴드를 감고 하는 것이다, 그림 12.27 (a). 환자에게 엉덩관절을 벌려 외회전을 하게 한 다음, 이 등척성 자세를 유지하면서 스쿼트를 하게 한다, 그림 12.27 (b)와 그림 12.27 (c). 세라밴드의 사용은 Gmax와 Gmed의 벌림과 외회전을 강조시킨다; 또한 모음근들의 상호 억제(reciprocal inhibition; 역학의 전환)가 있을 것이다.

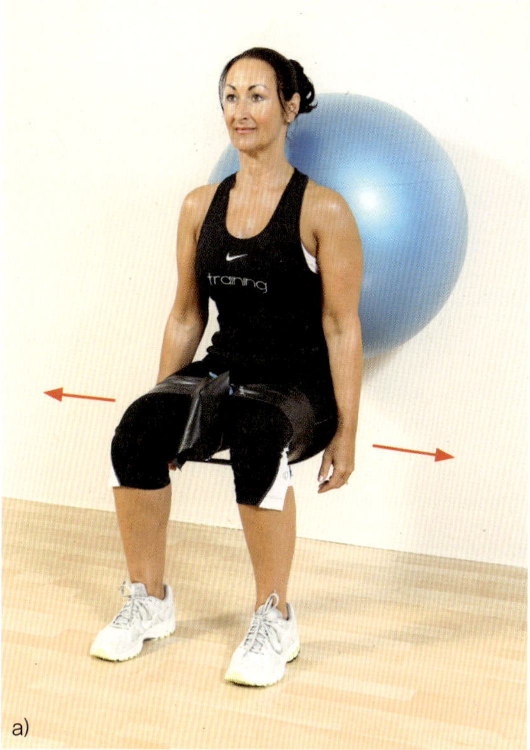

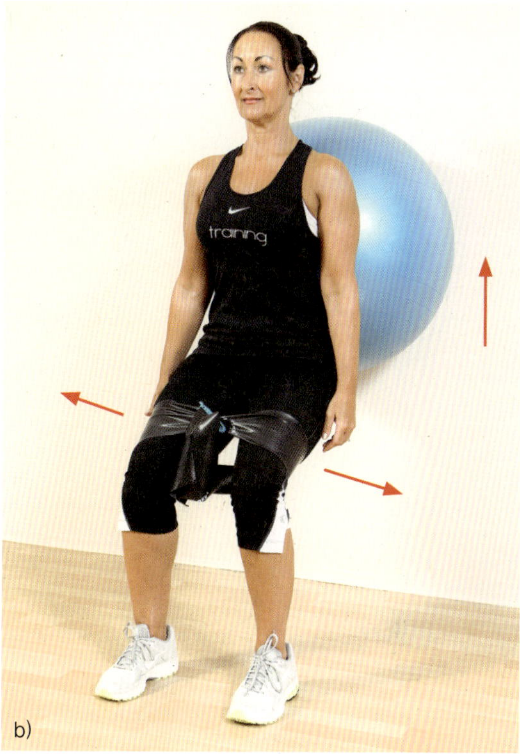

그림 12.27 : 세라밴드와 함께 코어 볼 스쿼트 :
(a) 시작 자세 ; (b) 중간 자세 ; (c) 끝 자세

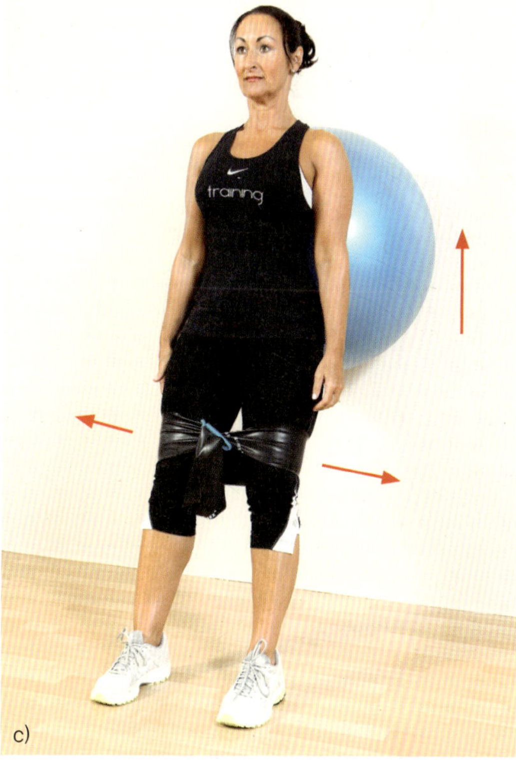

진행 5: 코어 볼 스쿼트 – 세라밴드/두갈래근 컬과 함께

이 운동은 환자의 무릎 주위에 세라밴드를 건 코어 볼 스쿼트와 정확히 똑같은데, 환자가 이제 각각의 손에 가벼운 아령을 든 것만 다르다, 그림 12.28 (a). 환자에게 90° 자세에서부터 끝 자세로(동심 단계) 가는 동안, 등척성으로 세라밴드에 저항을 가하면서 중량을 들고 두갈래근 컬을 시행하라고 시킨다, 그림 12.28 (b). 끝 자세는 그림 12.28 (c)와 같다.

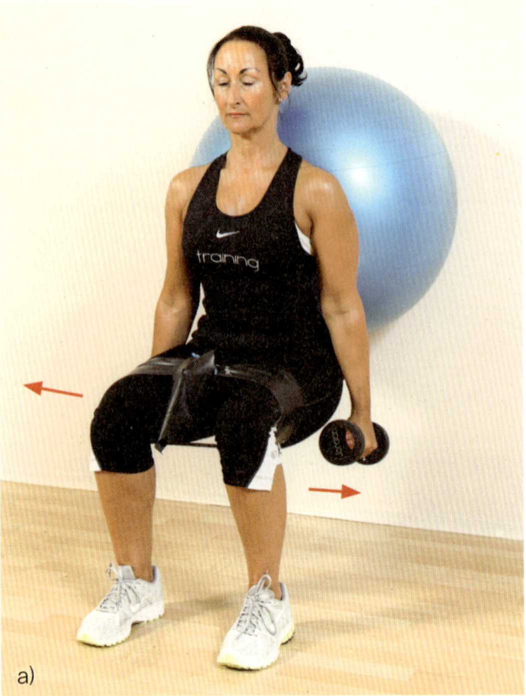
a)

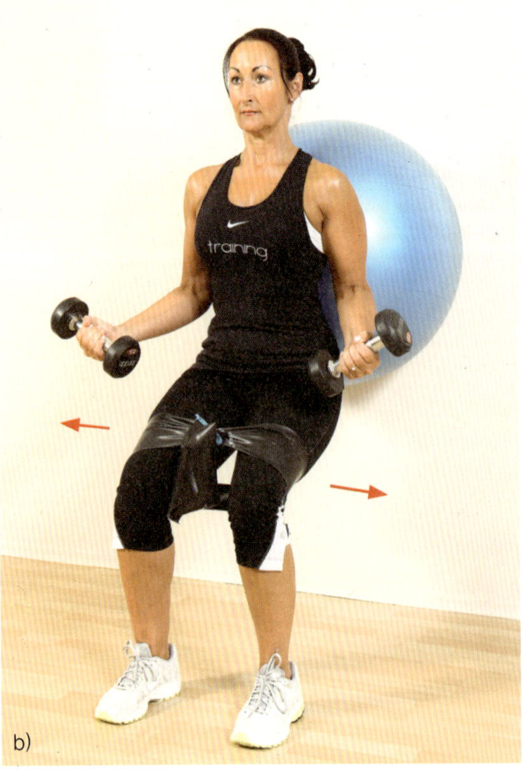
b)

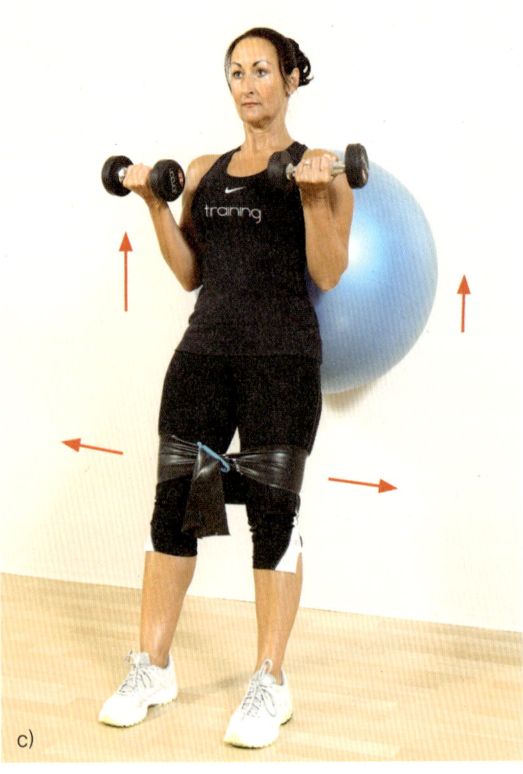
c)

그림 12.28 : 세라밴드/두갈래근 컬과 함께 코어 볼 스쿼트 : (a) 시작 자세 ; (b) 아령을 컬하고 있는 동심 단계 스쿼트 ; (c) 끝 자세

진행 6: 세라밴드/어깨 프레스와 함께 코어 볼 스쿼트

진행 5의 변형으로, 환자는 어깨 프레스 자세에서 각각의 손에 가벼운 중량을 들고 있는다, 그림 12.29 (a). 환자에게 90° 자세에서부터 동심 스쿼트 움직임을 하는 동안, 등척성으로 세라밴드에 저항을 가하면서 중량을 들고 어깨 프레스를 시행하라고 시킨다, 그림 12.29 (b). 끝 자세는 그림 12.29 (c)와 같다.

그림 12.29 : 세라밴드/어깨 프레스와 함께 코어 볼 스쿼트 : (a) 시작 자세 ;
(b) 중량을 프레스하고 있는 동심 단계 스쿼트 ;
(c) 끝 자세

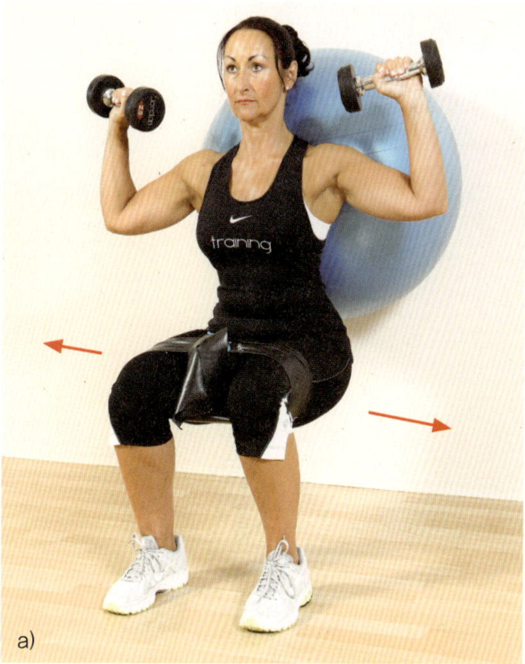

a)

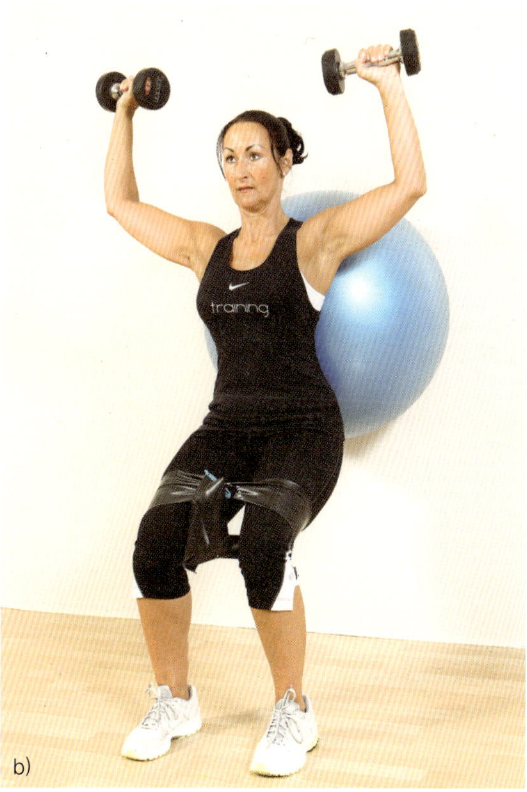

b)

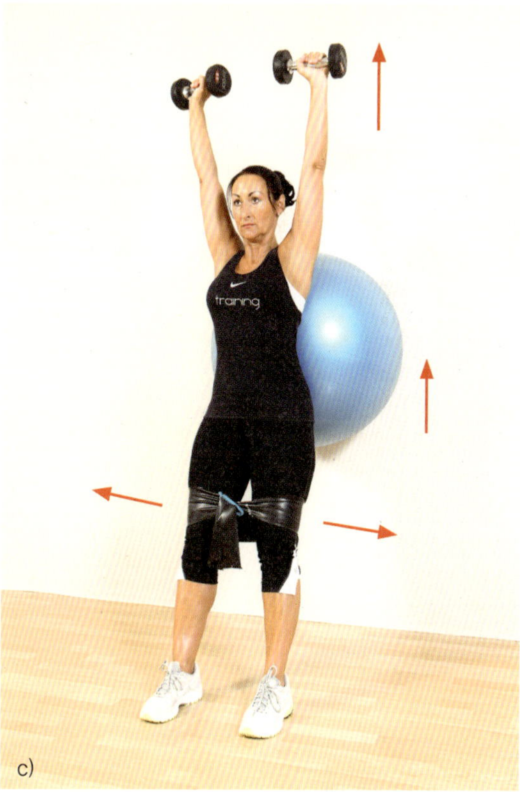

c)

진행 7: 한-다리 코어 볼 스쿼트

이 진행은 그냥 한 다리로 하는 코어 볼 스쿼트 운동이다. 위의 운동에서처럼 코어 볼을 벽 사이에 두고 볼을 허리 근처에 위치 시킨다. 이 자세에서부터, 환자는 앞으로 약간 걸음을 옮겨서 무릎을 어깨 너비로 벌리고, 비-우세 다리를 바닥에서 10cm 정도 들어 올린다, 그림 12.30 (a). 환자에게 천천히 45°로 스쿼트 했다가, 90°까지 가라고 시킨다, 그림 12.30(b).

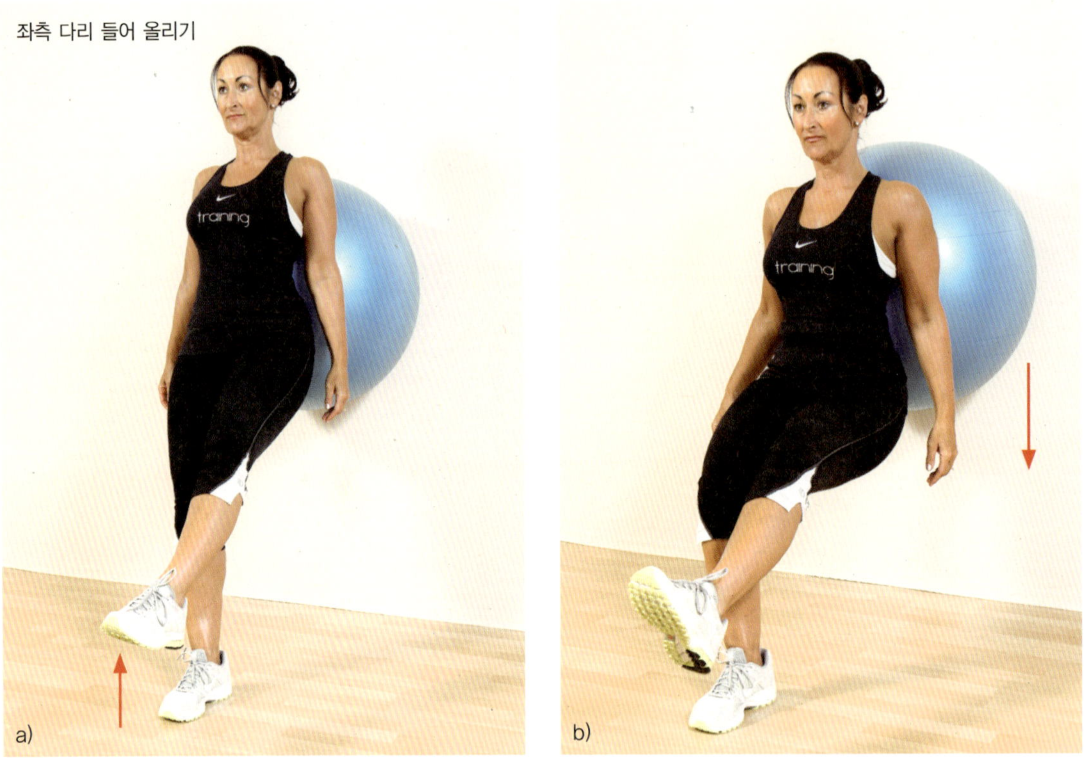

그림 12.30 : 한-다리 코어 볼 스쿼트 : (a) 시작 자세 ; (b) 90° 스쿼트 자세

세라밴드 걸고 옆으로 걷기

환자는 다리를 어깨-너비로 벌리고 서서 허리를 중립 자세로 한다. 그 다음 세라밴드를 넙다리 중간에 건다, 그림 12.31 (a). 환자에게 비-우세 다리를 들어올려서 (우세 다리로 균형을 잡고 있으면서) 옆으로 내디디라고 시킨다, 그림 12.31 (b). 그 다음 그에게 시작 자세로 이 다리를 되돌리라고 시킨 다음, 다른 다리로 똑 같은 내딛기 움직임을 반복하라고 시킨다, 그림 12.31 (c). 옆으로 내딛는 대신, 나중에 작은 런지가 더해질 수 있다.

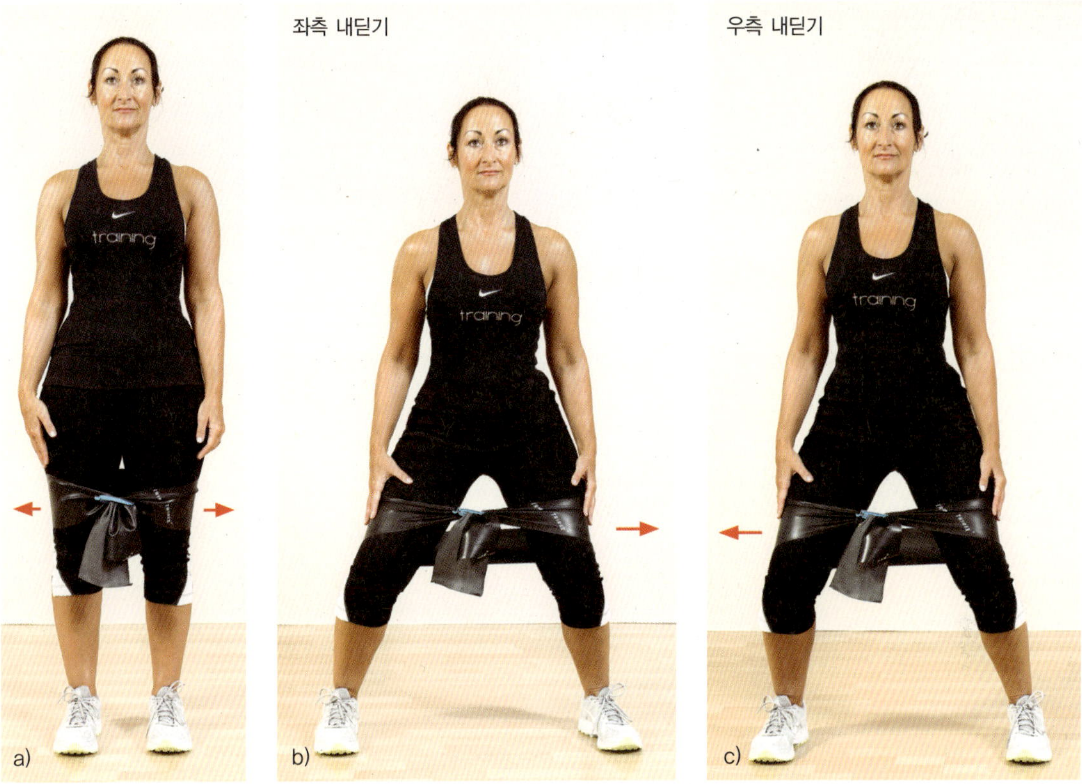

그림 12.31 : 세라밴드 걸고 옆으로 걷기 : (a) 시작 자세 ; (b) 우세 다리 고정 ; (c) 비-우세 다리 고정

한-다리 스쿼트

환자는 다리를 어깨-너비로 벌리고 서서, 등 뒤에 의자를 둔다. 환자에게 우세 다리로 균형을 잡고 있으면서, 비-우세 다리를 들어올리라고 시킨다, 그 다음 환자에게 천천히 몸을 낮춰 스쿼트를 하라고 시킨다, 그림 12.32. 궁둥이가 의자에 가볍게 닿을 때까지 계속 한 다음, 시작 자세로 되돌아가라.

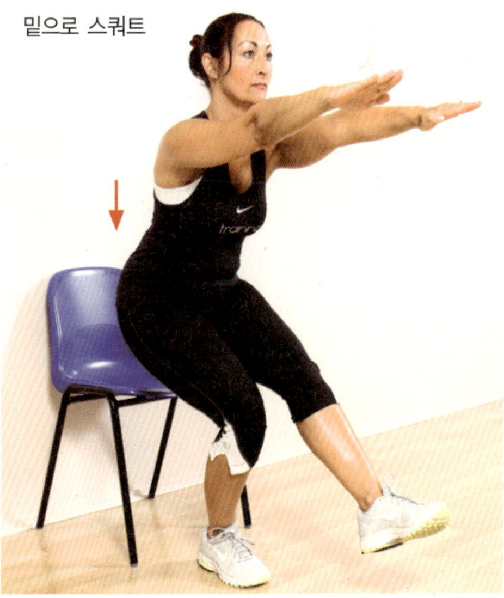

그림 12.32 : 의자로 한-다리 스쿼트

내딛는 런지

이 운동은 Gmax와 Gmed를 결합시킨다- 솔직히, 이것은 내가 제일 좋아하는 운동이다.

단계 1: 내딛기

환자는 다리를 어깨-너비로 벌리고 선 다음, 그림 12.33(a), 비-우세 다리를 앞으로 내디뎌서, 발이 바닥과 닿게 만든다. 이제 우세한 발의 발가락에 의해서 환자의 균형이 유지되는 방식으로 우세한 다리가 위치해 있다, (그림 12.33(b).

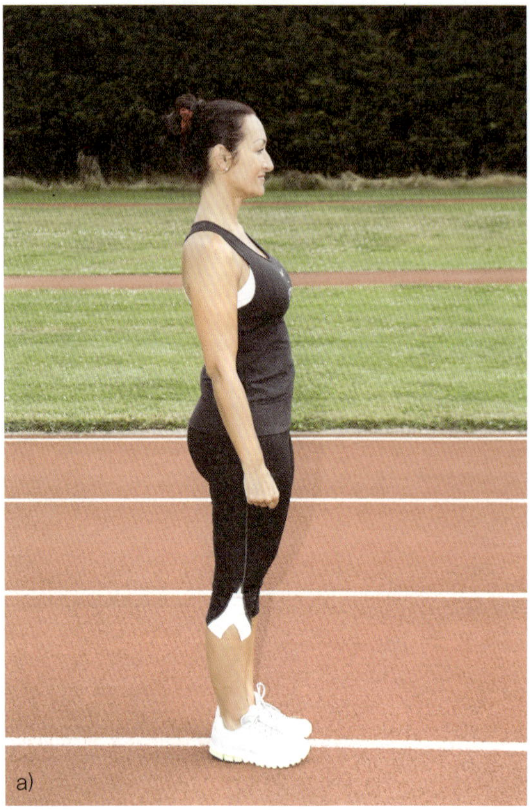
a)

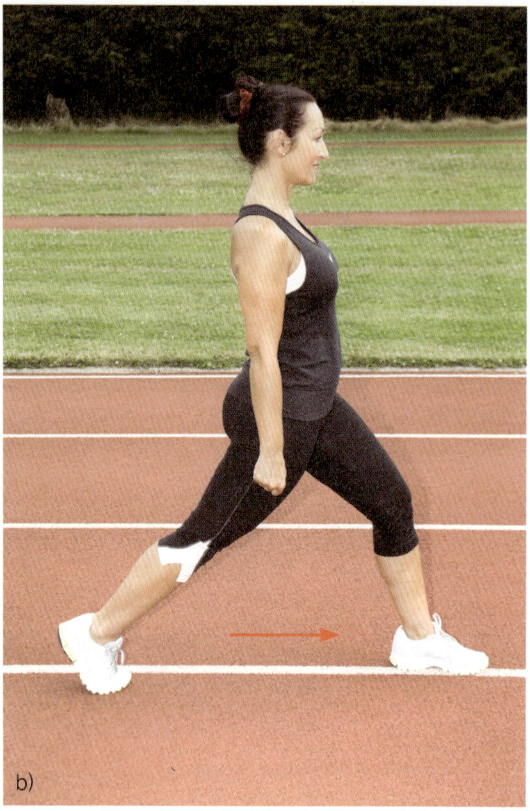
b)

그림 12.33 : 내딛는 런지 : (a) 단계 1-시작 자세 ; (b) 단계 1- 앞으로 내딛기

단계 2: 런지

그림 12.33 (b)의 균형 잡힌 자세에서부터, 환자에게 이제 각각의 손에 물이 가득한 물동이를 들고 있다고 상상하라고 말한다. 환자에게 가상의 물동이를 물 한 방울도 흘리지 않고 바닥으로 내려 놓으라고 시킨다. 치료사는 환자의 무릎이 발가락 레벨을 넘지 않나 그리고 그것이 안쪽 또는 가쪽으로 이동하지 않나를 확인해라, (그림 12.33 (c)). 잘 하고 있을 경우, 이 낮추는 움직임을 반복한 다음, 그 운동의 단계 3으로 진행한다.

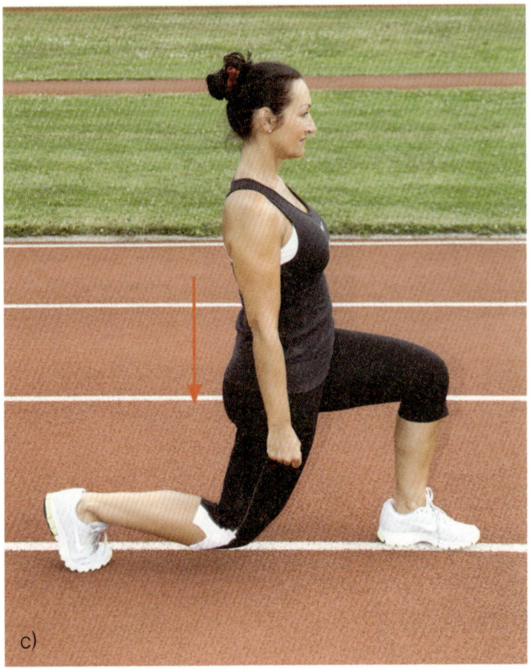

그림 12.33 : (c) 단계 2- 런지

단계 3: 유지 (Hold)

두 번 반복한 다음, 환자에게 체중-지지 우세 다리가 완전히 펴질 때까지, 낮춰진 자세에서부터 일어나라고 (동심 단계) 시키는데, 환자는 비-체중-지지 비-우세 다리의 발가락을 사용해서 조절된 균형 상태로 있는다, 그림 12.33 (d).

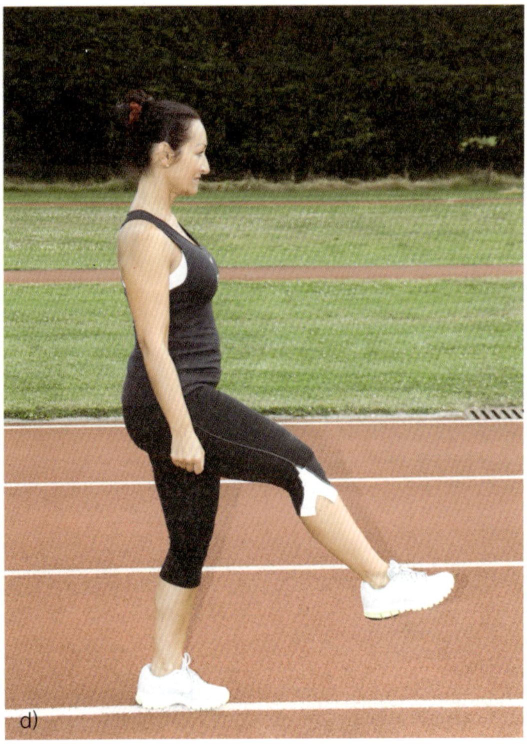

그림 12.33 : (d) 단계 3- 유지

단계 4: 내딛기 (반복)

이제 내딛기 런지를 반대 다리로 반복한다 그림12.33 (e).

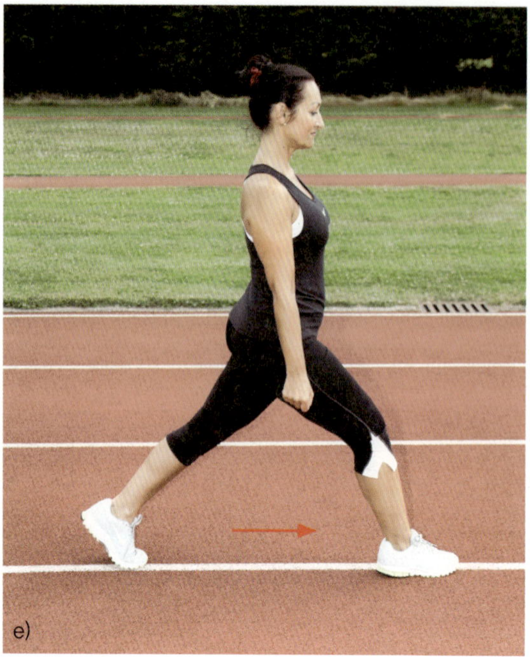

그림 12.33 : (e) 단계 4- 다른 다리로 내딛기

진행 1: 가슴 회전 (Thoracic Rotation)

일단 환자가 걷는 런지 운동을 마스터했고, 특정 움직임들을 좋은 기법으로 시행하고 있을 경우, 약간의 부가적인 동작을 포함시켜 몸을 도전 시킬 수 있다. 이것은 또 다른 운동 구성성분에서 뇌를 활성화시키고 집중하기 시작하게 할 것이다. 그러므로, 그들이 운동을 하는 동안 항상 볼기근들을 활성화 시키는 것에 대해서 의식적으로 생각하고 있어야만 하는 것에서부터 그 중점의 일부를 빼앗는다. 볼기근 그룹은 일단 훈련될 경우, 그것이 그렇게 하기를 요구될 때 자동적으로 수축할 것인데, 의식적인 생각이 볼기근에게 작동하라고 강하게 말하고 있는 것이 아니다.

이 진행에서, 걷는 런지 운동과 유일한 차이는 단계 2에서, 앞으로 내디딜 때, 환자에게 팔을 사용해서 흉추를 돌리라고 시키는 것이다, 그림 12.34 (a). 환자가 단계 4로 옮겨갈 때, 다른 쪽으로 회전한다 그림 12.34 (b).

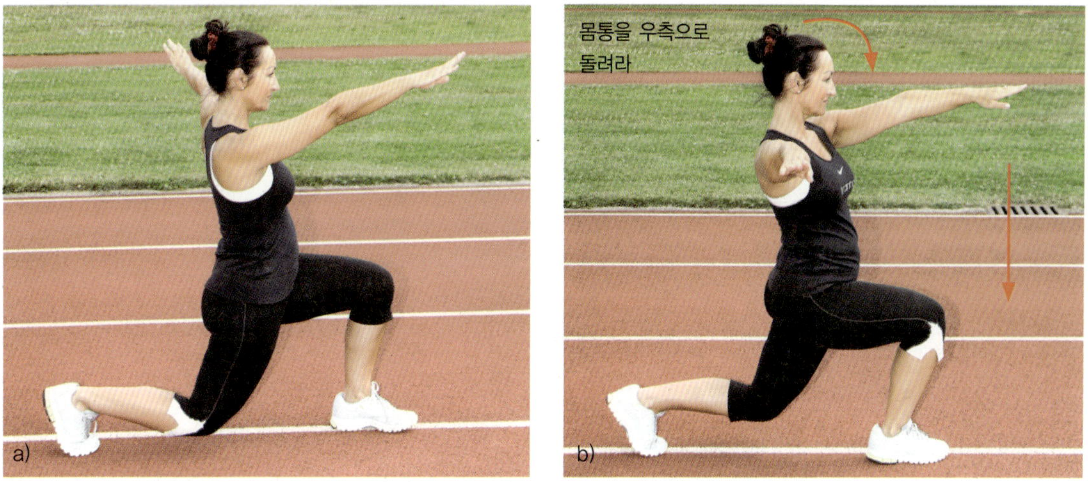
a)
몸통을 우측으로
돌려라
b)

그림 12.34 : 가슴 회전과 함께 내딛기 런지 : (a) 좌측으로 회전 ; (b) 우측으로 회전

진행 2: 아령 사용

내딛기 런지 운동의 이 진행에서, 아령을 사용하는 것이 차이로, 예를 들어, 덤벨이다. 이 운동은 전과 동일하지만, 그러나 각각의 손에 중량을 들고 한다: 환자는 우세 다리를 앞쪽으로 내디디며 런지를 한다, 그림 12.35 (a). 그 다음 비-우세 다리로 한다, 그림 12.35 (b).

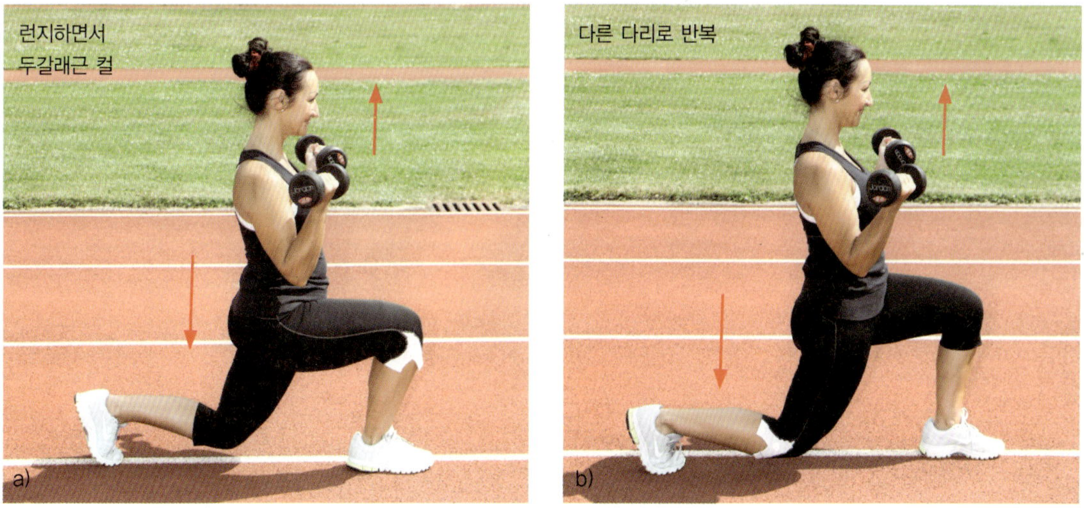
런지하면서
두갈래근 컬
a)
다른 다리로 반복
b)

그림 12.35 : 중량을 들고 내딛기 런지 : (a) 우세 다리를 앞으로 ; (b) 비-우세 다리를 앞으로

두-다리 껑충 뛰기

환자는 바닥에 그려진 선 위에 서서, 힙을 천천히 굽혀서 스쿼트 자세로 간다 그림 12.36 (a). 척추를 중립으로 유지한 채로, 힙을 펴서 양 발을 바닥에서 떼어 앞쪽에 그려진 다른 선으로 점프하라고 시킨다, 그림 12.36 (b). 치료사는 환자가 두 번째 선에 착지할 때, 무릎이 안쪽 또는 가쪽으로 움직이는 가를 확인해야 하는데, 이것은 볼기 약화를 나타낼 수도 있기 때문이다. 또한 환자의 무릎이 발가락 레벨을 넘어가지 않는가를 확인해야 한다, 그림 12.36 (c).

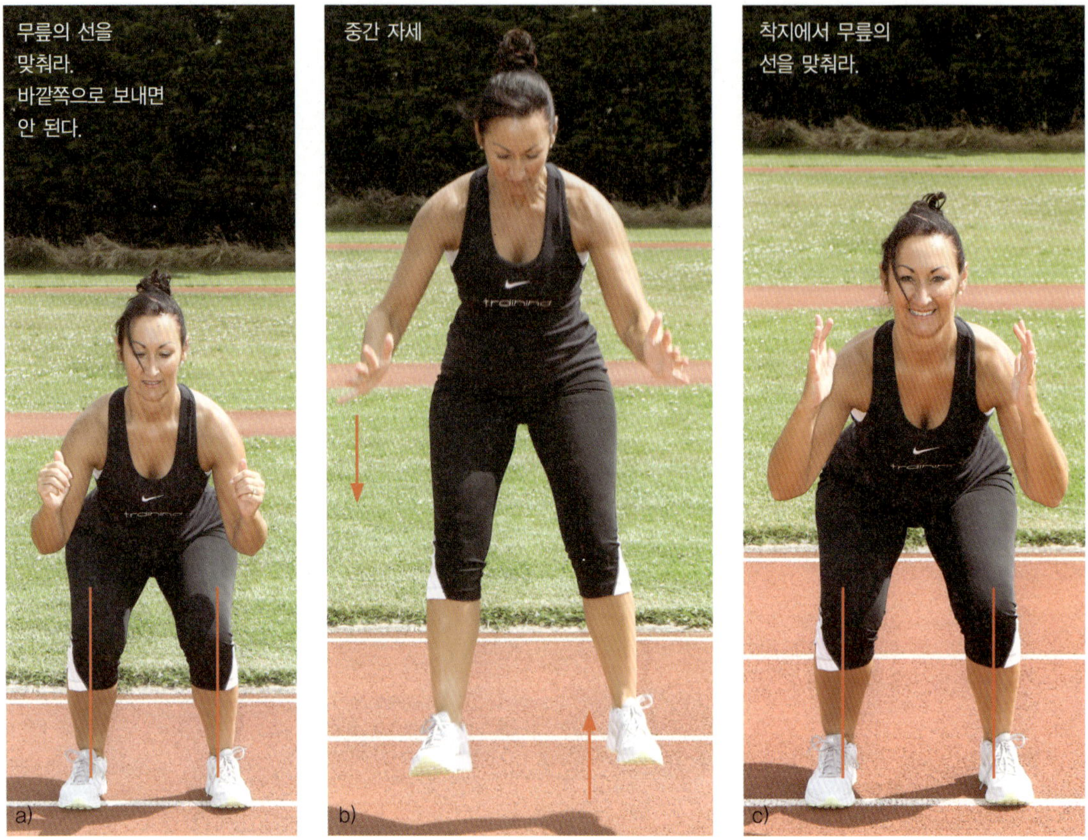
무릎의 선을
맞춰라.
바깥쪽으로 보내면
안 된다.
a)
중간 자세
b)
착지에서 무릎의
선을 맞춰라.
c)

그림 12.36 : 두-다리 껑충 뛰기 : (a) 시작 자세 ; (b) 중간 자세 ; (c) 끝 자세

한-다리 데드-리프트(Dead-Lift)

환자는 우세 다리로 서서, 비-우세 다리를 바닥에서 떼어 들어 올려 편다, 그림 12.37 (a). 환자에게 반대 쪽 손을 바닥에 대기 위해서, 등을 편 채로 둘을 세면서 천천히 무릎을 굽히라고 시킨다, 그림 12.37 (b). 그 다음 환자에게 둘을 세면서 선 자세로 가기 위해서 힙을 펴라고 시킨다. 다리를 펴야 하지만, 햄스트링이 굳어 있어서 바닥에 닿는 능력을 제한 할 경우, 약간 구부리는 것이 허용된다.

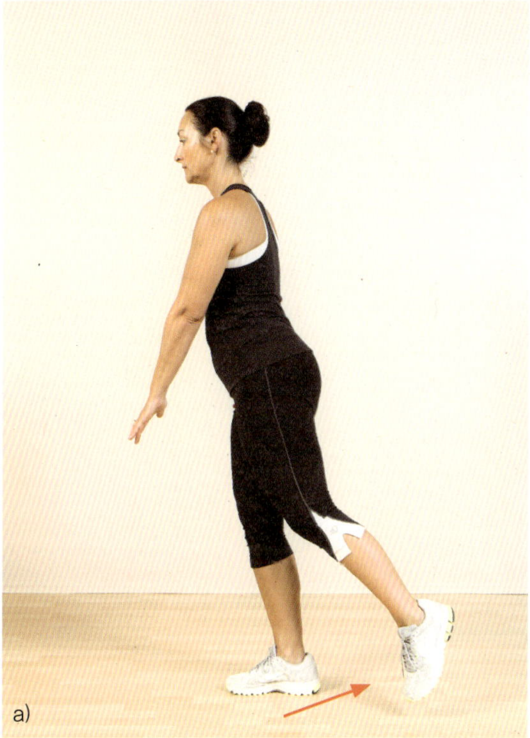

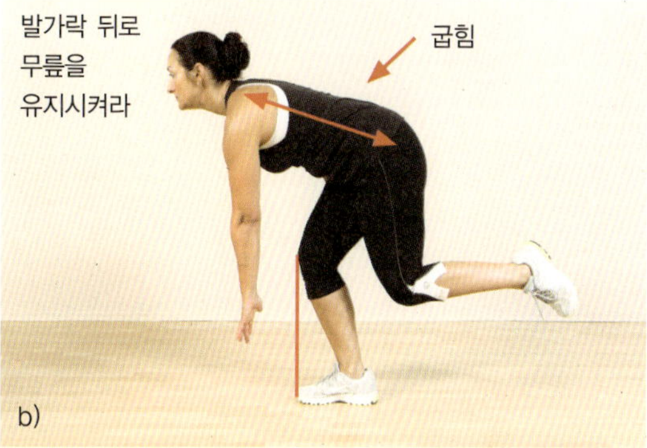

그림 12.37 : 한-다리 데드-리프트 : (a) 시작 자세 ; (b) 반대 쪽 손을 바닥에 댄다

골반 떨구기 (Pelvic Drop)

환자는 우세다리로 10cm 높이 계단의 가장자리에 선다 그림 12.38 (a). 환자에게 비-우세 다리를 내리기 위해서 골반을 떨구라고 요청하는데, 발이 바닥에 닿지만 체중을 지지하지는 않는다, 그림 12.38 (b). 힙과 무릎을 편 채로, Gmed를 활성화시키기 위해 환자에게 계단 높이 보다 약간 높은 자세로 발을 되돌리라고 시킨다, 그림 12.38 (c).

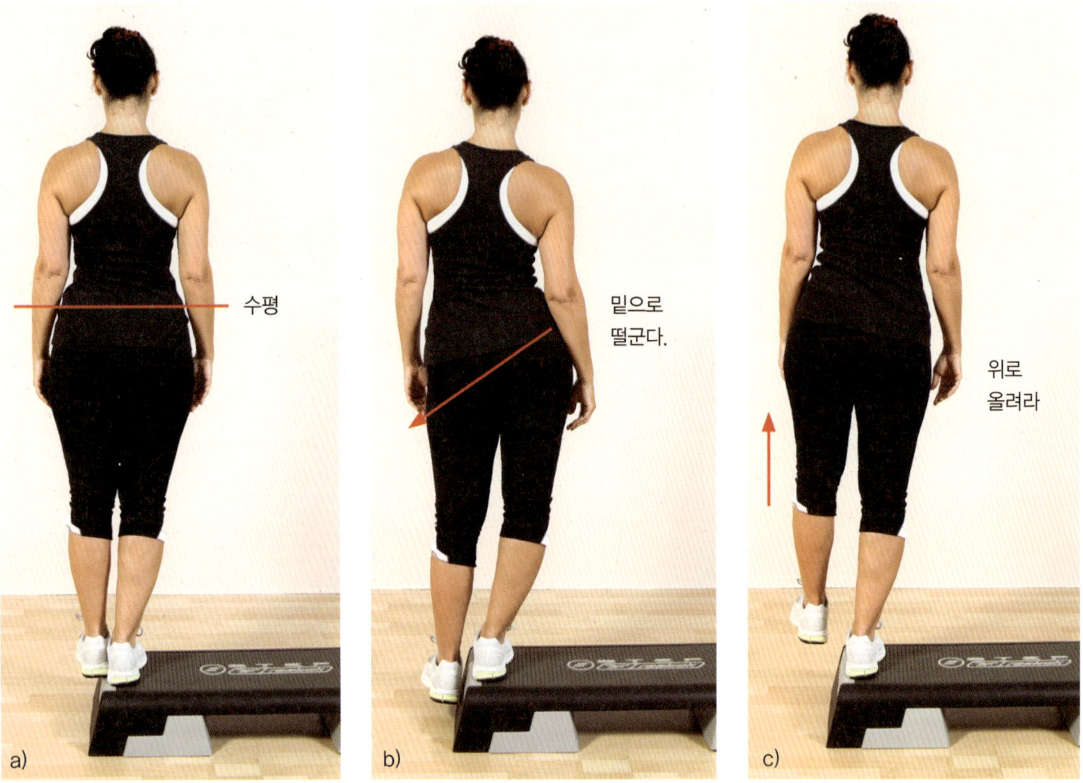

그림 12.38 : 골반 떨구기 : (a) 시작 자세 ; (b) 떨군 골반 ; (c) 끝 자세

앞으로 스텝-업(Step-Up)

환자는 (15-20cm 높이) 계단을 마주보고 선다, 그림 12.39 (a). 환자에게 먼저 우세 다리로 계단 위로 올라가고 (그림 12.39 (b), 그 다음 비-우세 다리로 올라 가라고 시킨다, 그림 12.39 (c). 환자는 비-우세 다리, 우세 다리 순서로 다시 바닥으로 내리고, 그 과정을 반복한다.

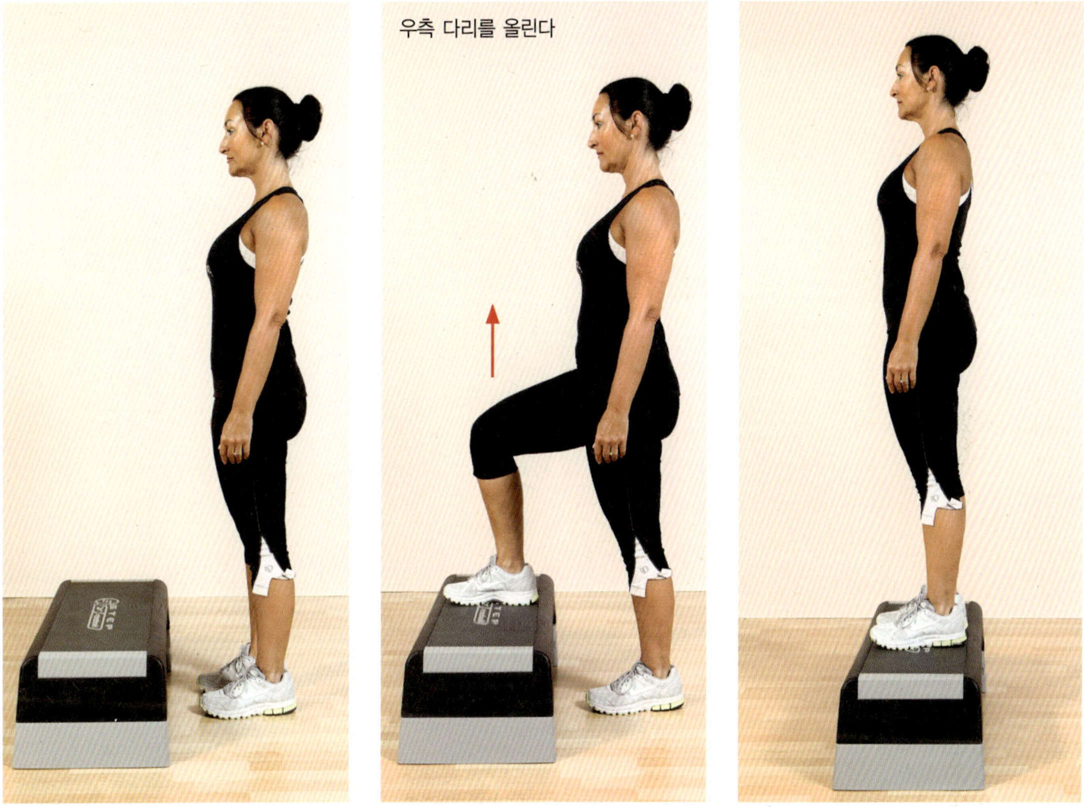

그림 12.39 : 앞으로 스텝-업 : (a) 시작 자세 ; (b) 우세 다리 올리기 ; (c) 비-우세 다리 올리기

옆으로 스텝-다운-업(Step-Down-Up)

이 운동은 앞으로 스텝-업과 비슷하지만, 이번에 환자는 (15-20cm 높이) 계단 위에서 옆으로 선다, 그림 12.40 (a). 환자에게 우세 다리를 바닥으로 내리라고 시킨다 (그림 12.40 (b). 바닥에 닿은 다음, 비-우세 다리의 볼기근을 수축시켜서 그 다리를 들어 올려 시작 자세인 계단 위로 다시 돌아 가라. 내딛기 움직임을 반대 쪽에서 반복한다, 그림 12.40 (c).

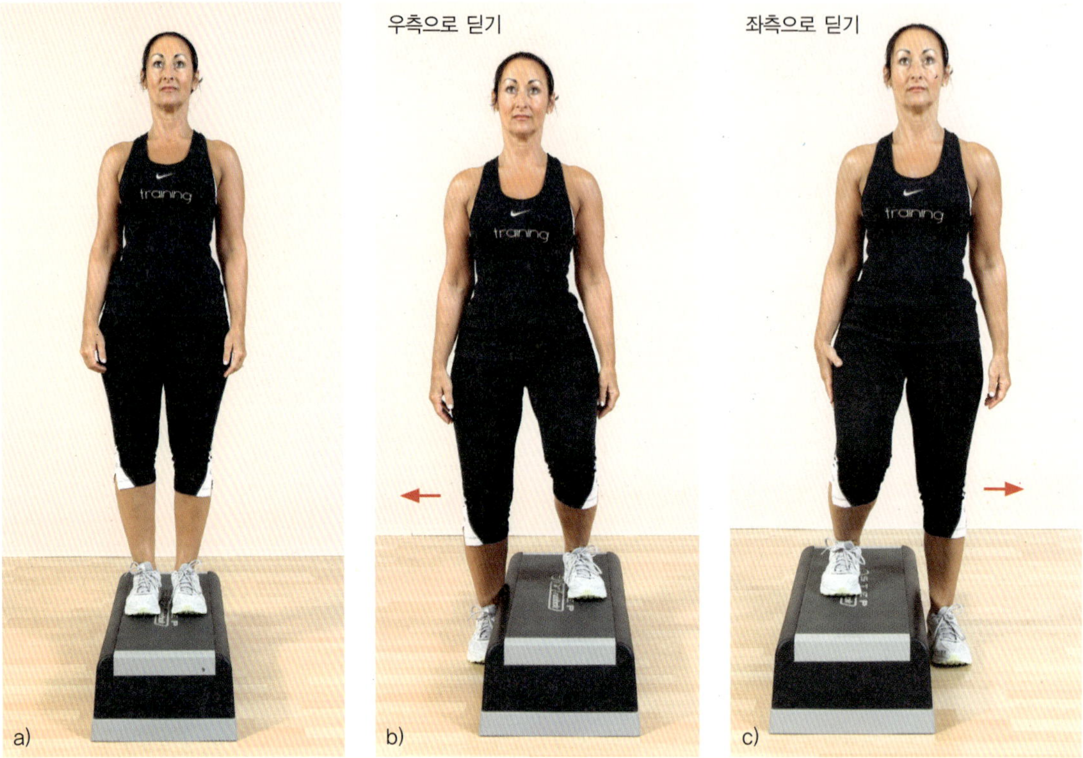

그림 12.40 : 옆으로 스텝-다운-업 : (a) 시작 자세 ; (b) 우세 다리 내딛기 ; (c) 비-우세 다리 내딛기

진행: 런지하면서 옆으로 스텝-다운-업

이 운동은 이전 것과 비슷한데, 유일한 차이는 이제 런지가 포함되는 것이다. 환자에게 우세 다리를 들어 올려 그 다리를 바닥에 대라고 시킨다. 발이 바닥에 닿았을 때, 환자에게 런지를 시행하라고 시킨다(그림 12.41 (a). 그 다음 비-우세 다리 볼기근을 수축시켜 그 다리를 시작 자세로 다시 놓아라. 내딛기와 런지를 반대 쪽에서 반복한다, 그림 12.41 (b).

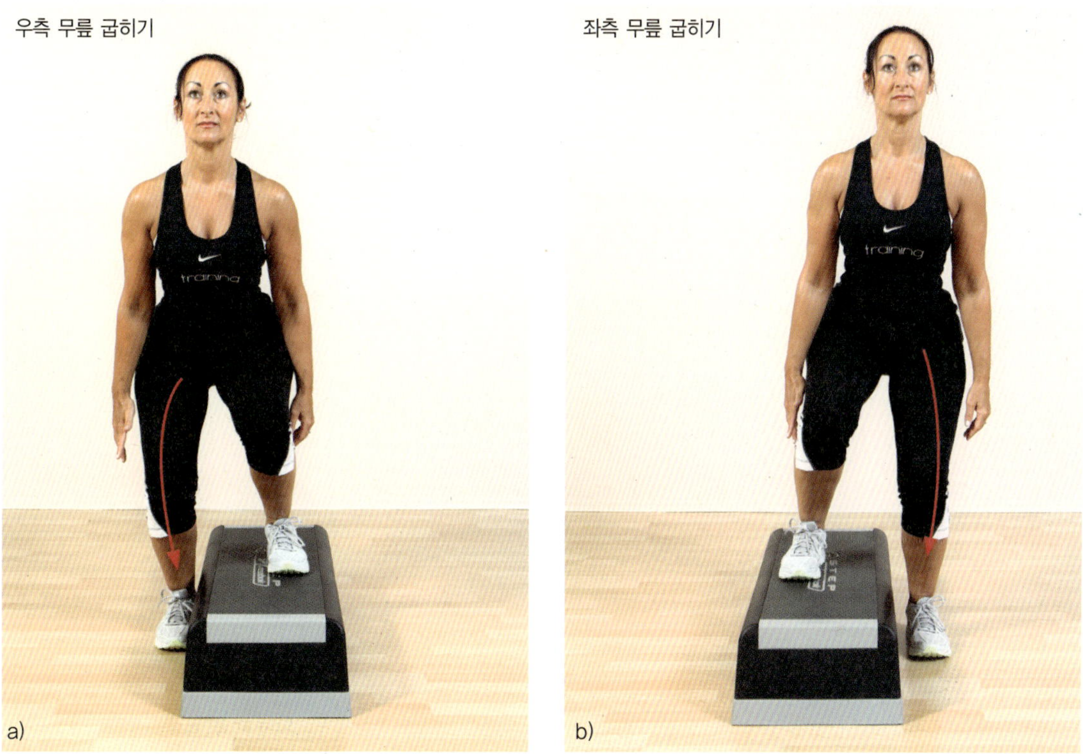

그림 12.41 : 런지하면서 옆으로 스텝-다운-업 : (a) 우세 다리 ; (b) 비-우세 다리

부록: Gmax와 Gmed 안정 운동 시트

다음 운동들은 물리치료사 자신의 임상 세팅 안에서 사용될 수 있다.
각각의 운동을 위해서 공란이 있는데 그것은 환자의 반복 회수와 세트 수를 기록하는 곳이다.

열린 사슬 (Open Kinetic) 운동

운동	세트	반복
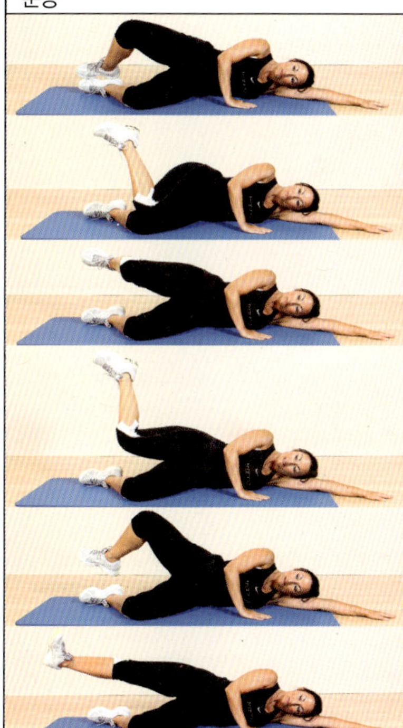		
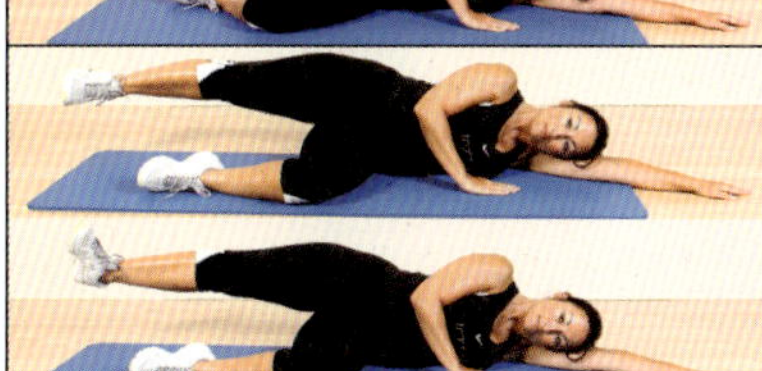		

운동	세트	반복
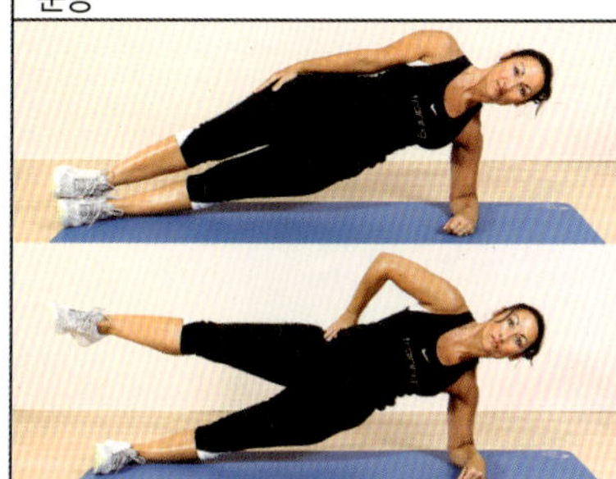		
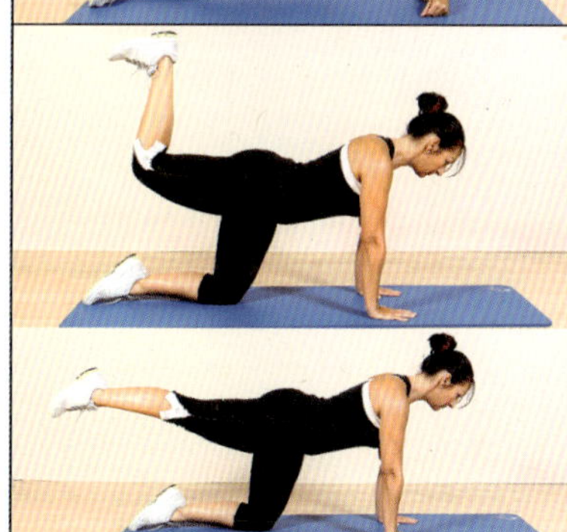		
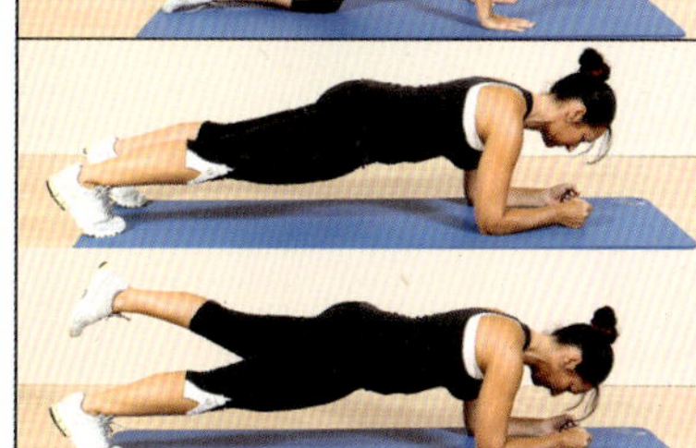		

닫힌 사슬 (Closed Kinetic) 운동

운동	세트	반복
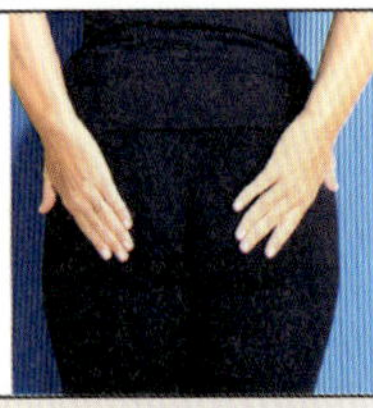		
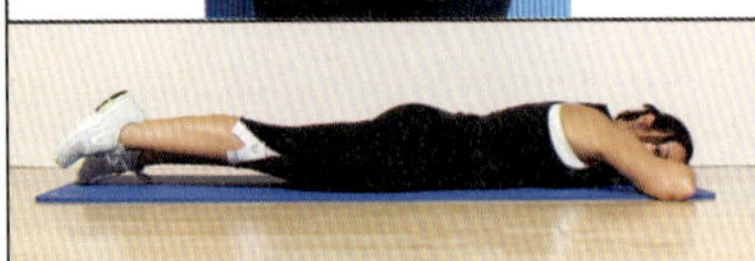		
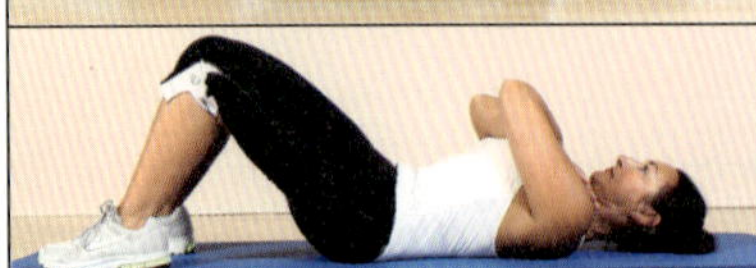		
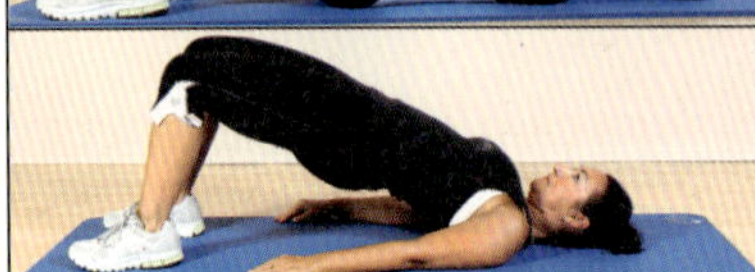		
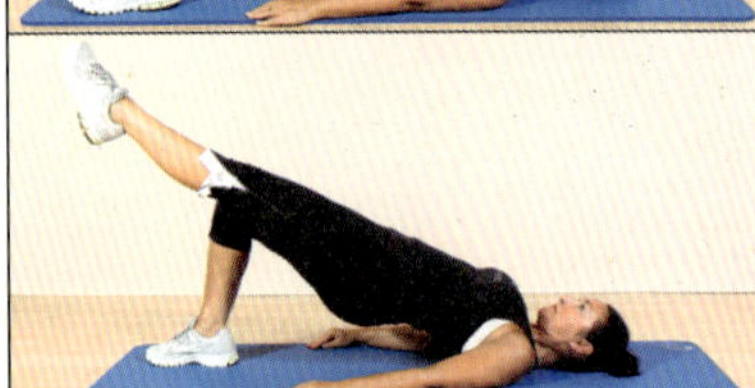		
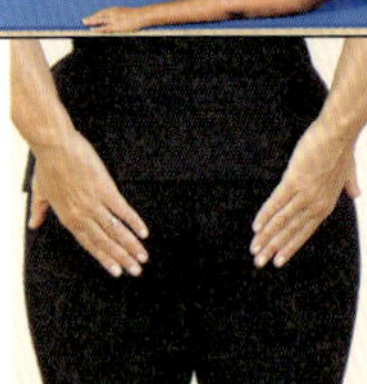		
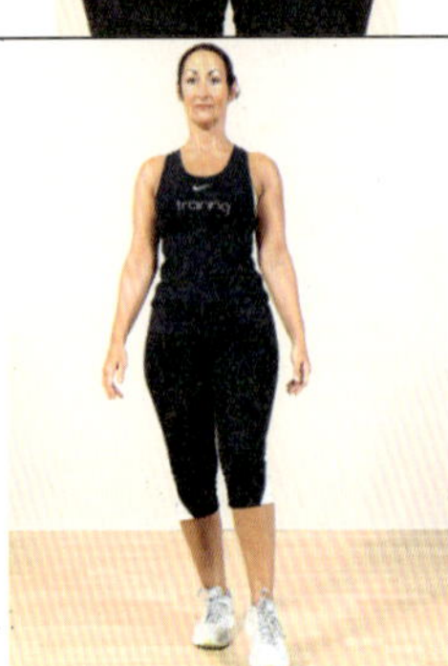		

운동	세트	반복
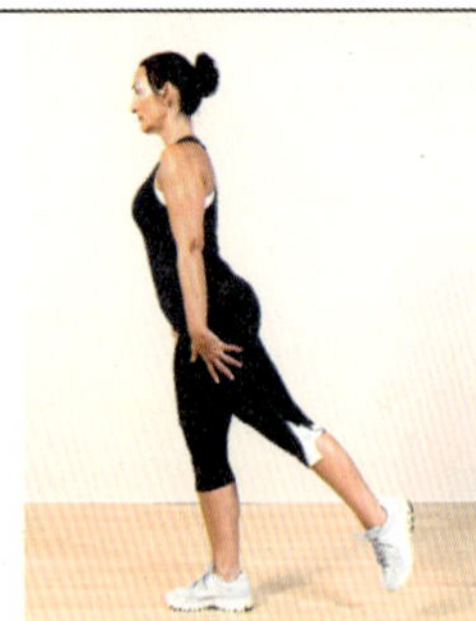		
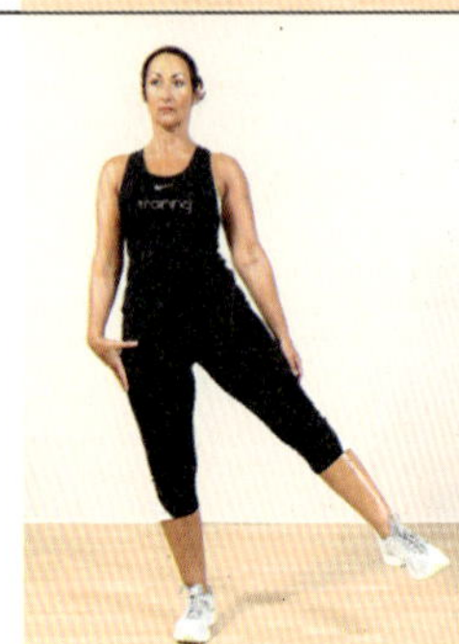		
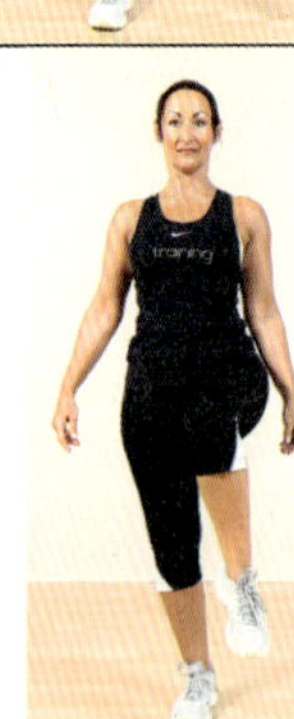		
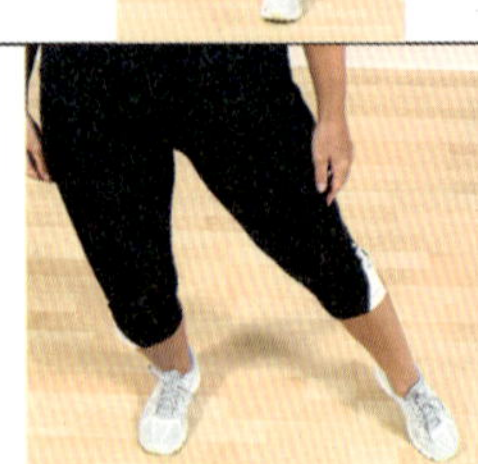		

운동	세트	반복
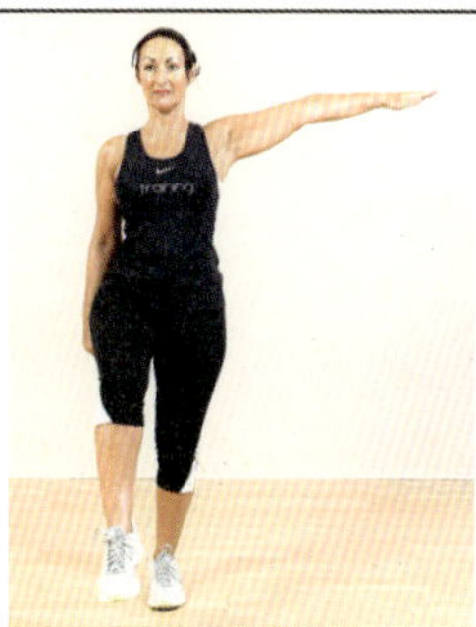		
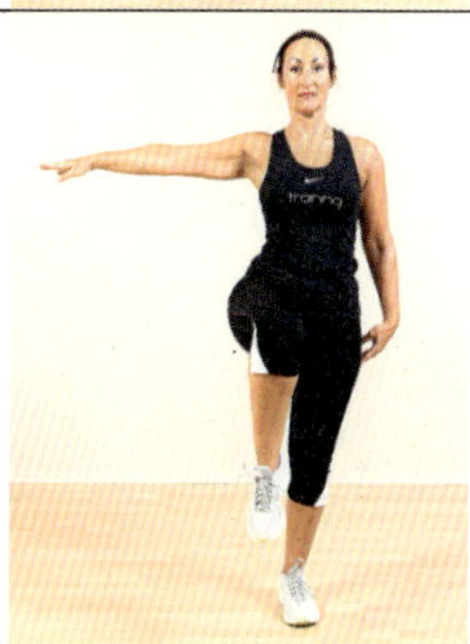		
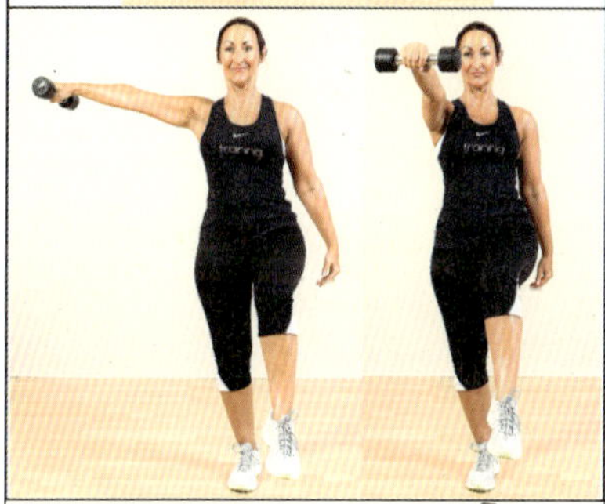		
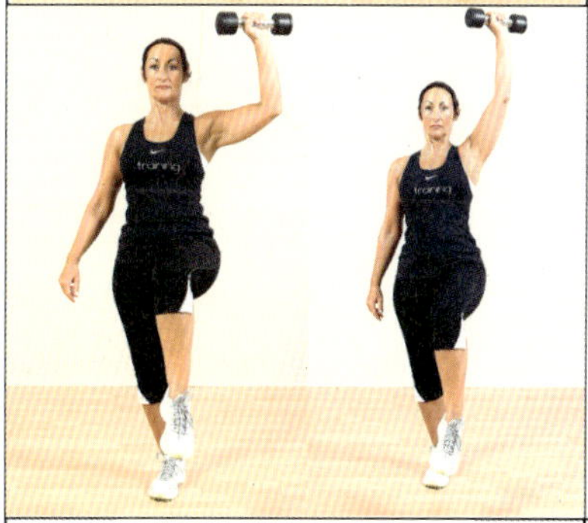		
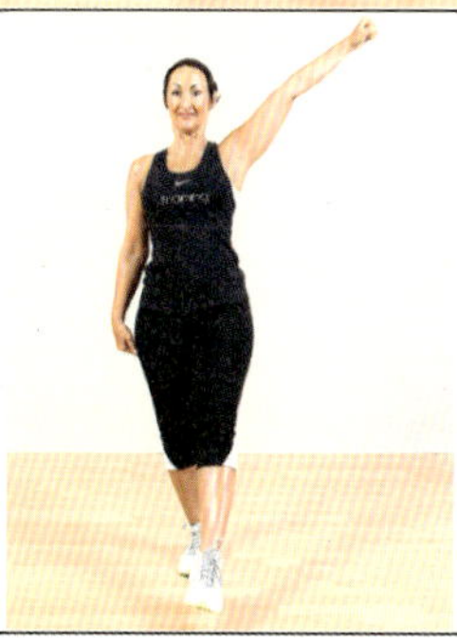		

운동	세트	반복
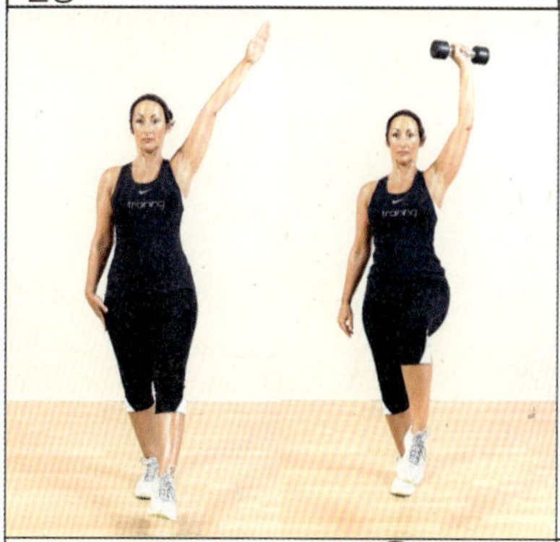		
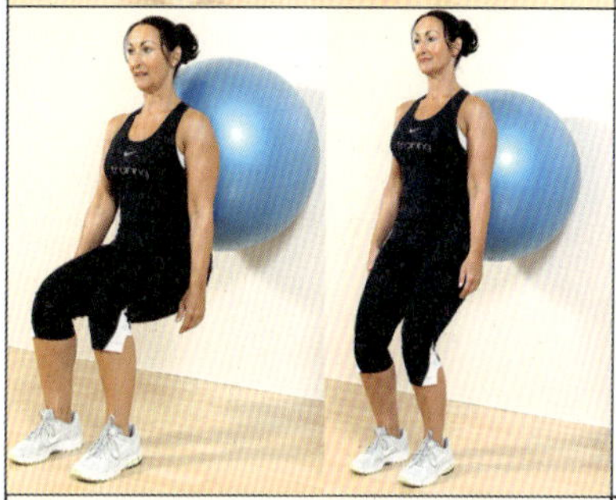		
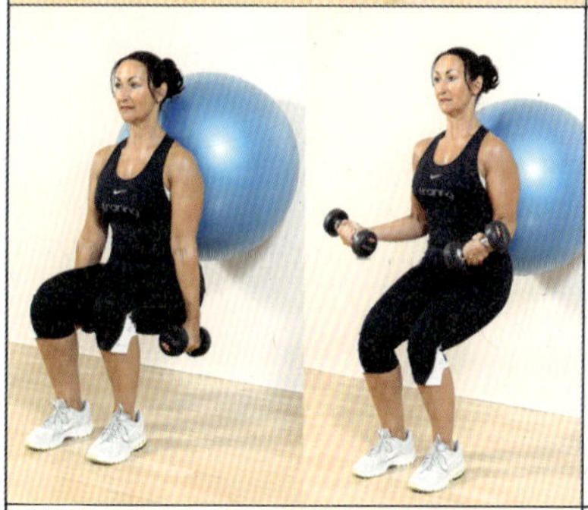		
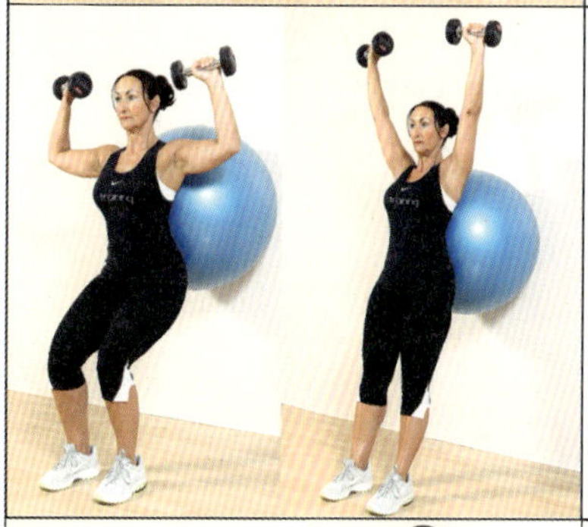		
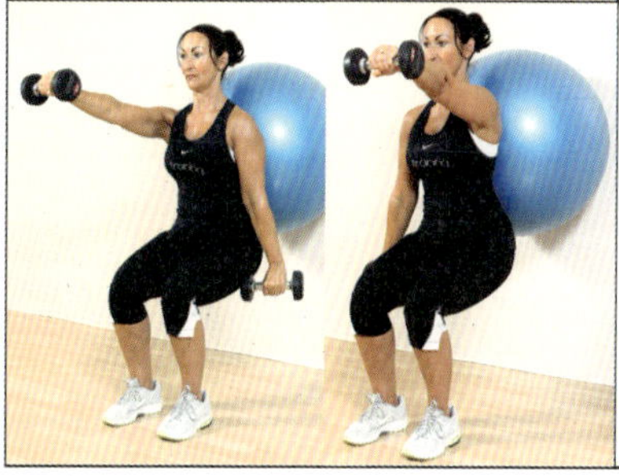		

운동	세트	반복
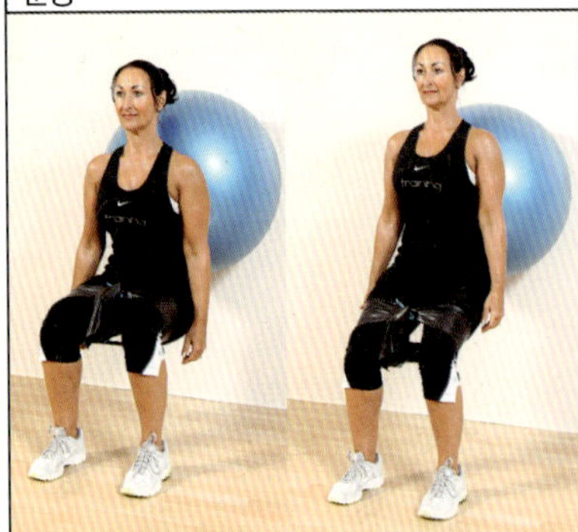		
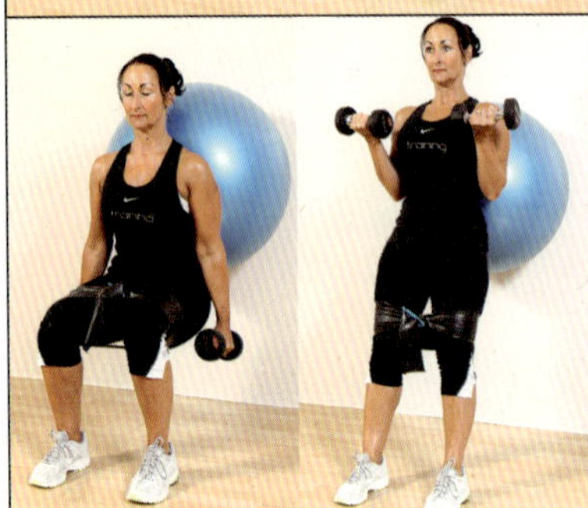		
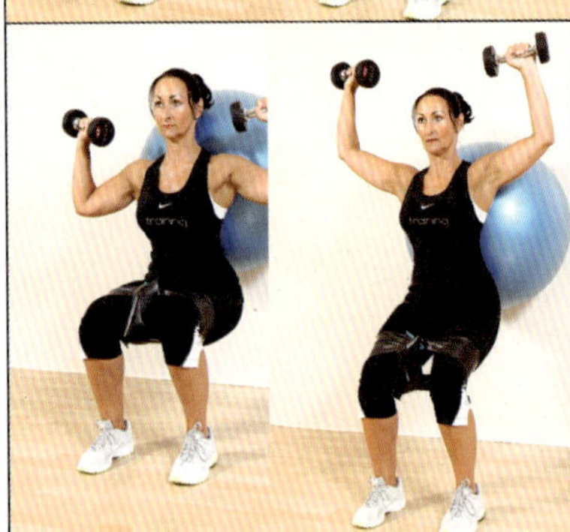		
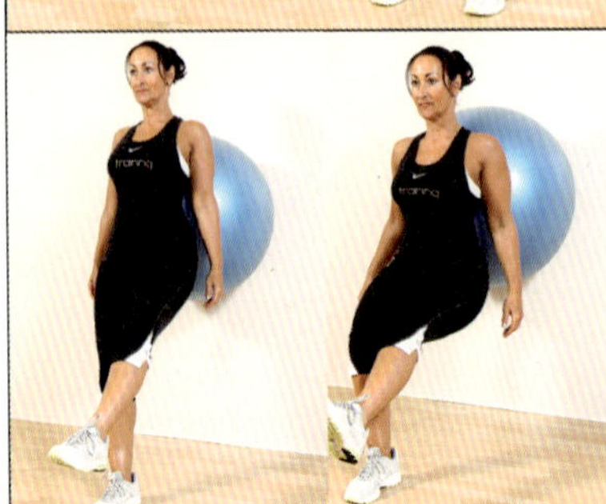		
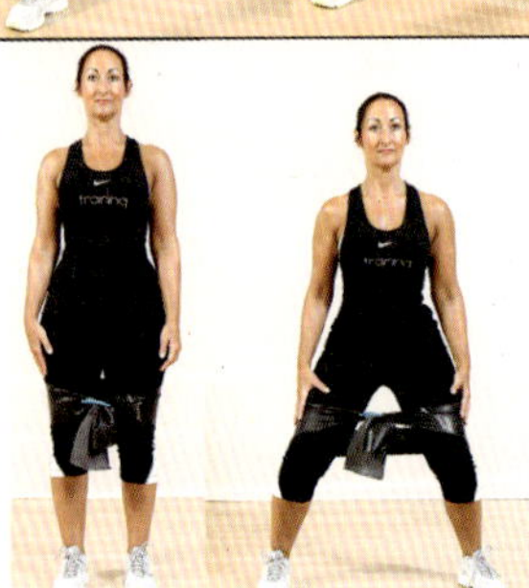		

운동	세트	반복
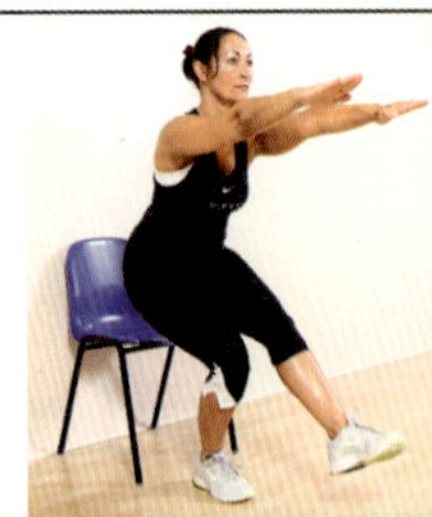		
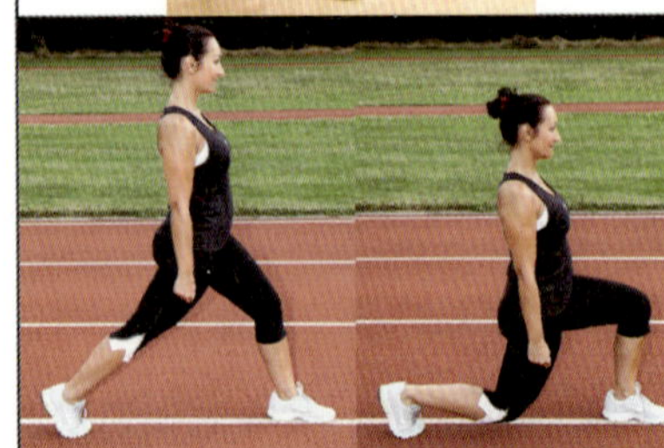		
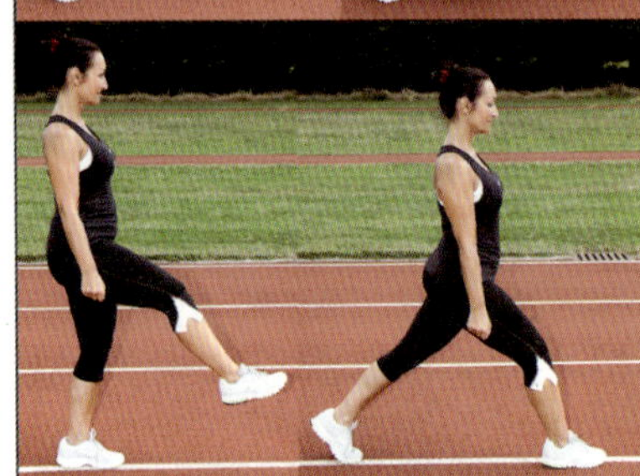		
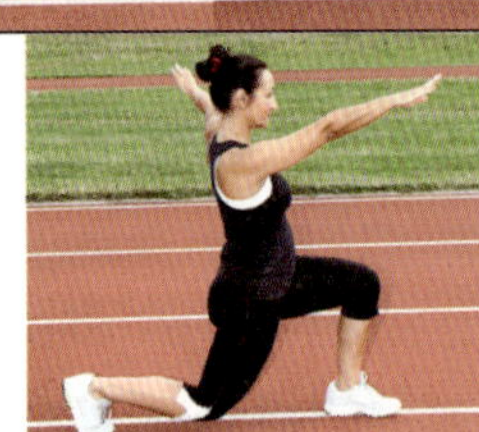		
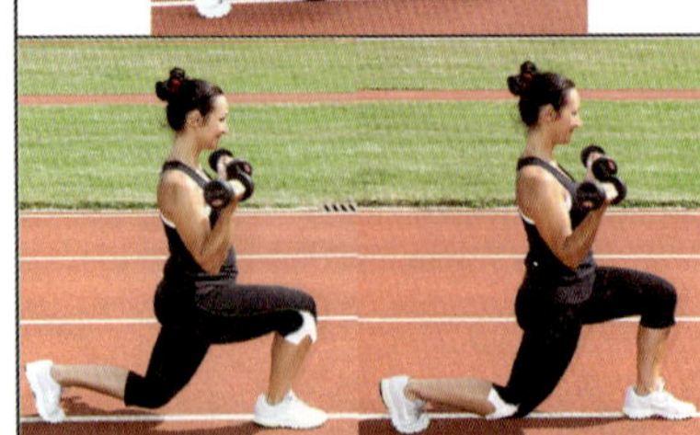		
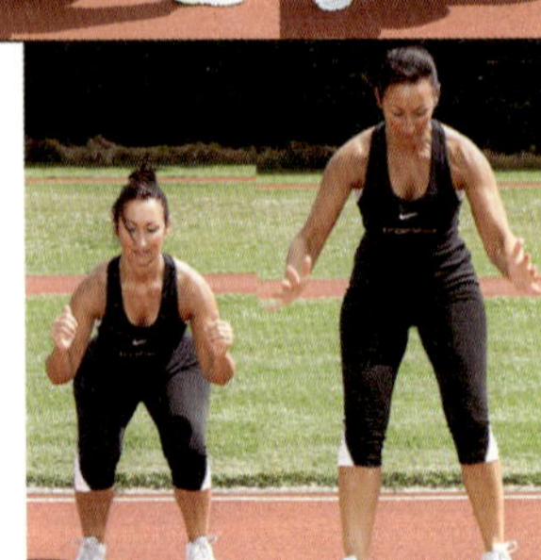		

운동	세트	반복
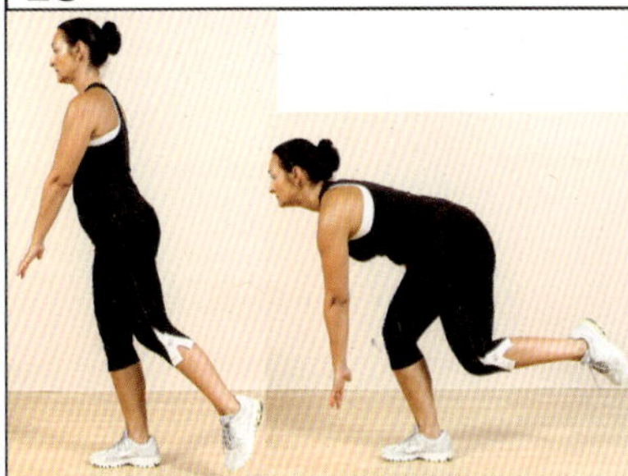		
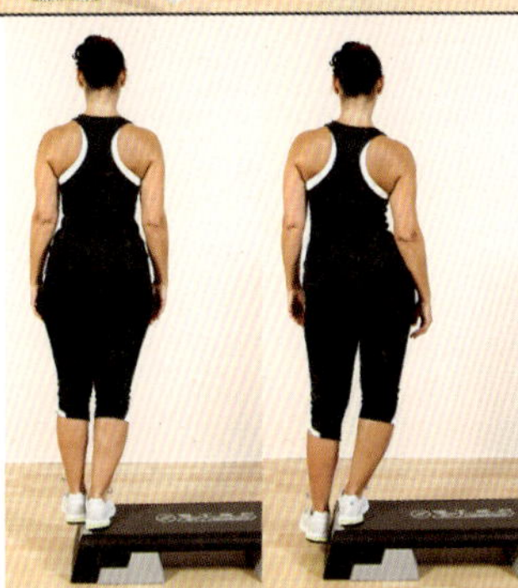		
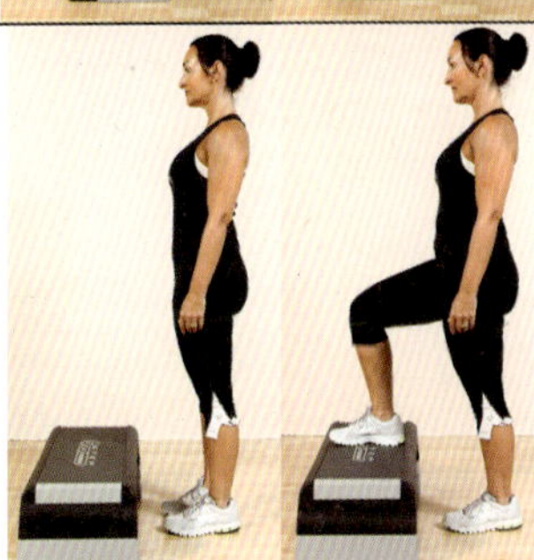		
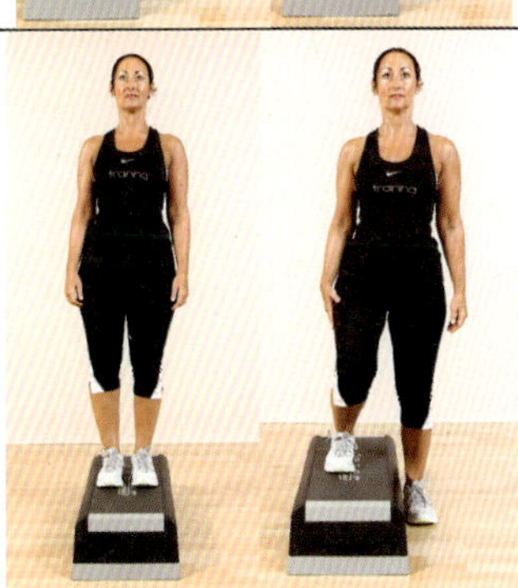		
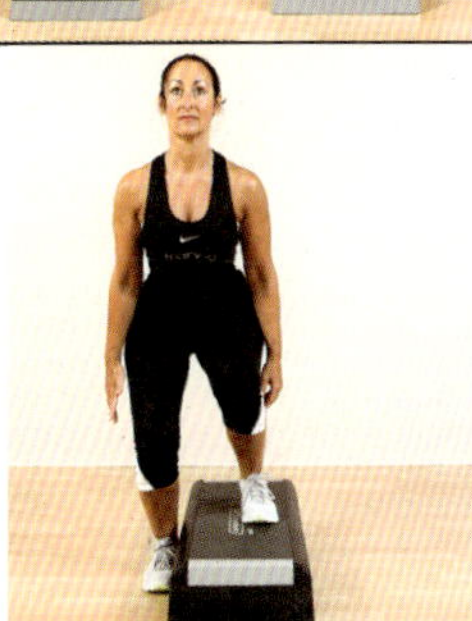		

참고문헌

Abernethy, B., Hanrahan, S., Kippers, V., et al. 2004. *The Biophysical Foundations of Human Movement*, Champaign, IL: Human Kinetics.

Ayotte, N., Stetts, D., Keenan, G., et al. 2007. "Electromyographical analysis of selected lower extremity muscles during 5 unilateral weight-bearing exercises," *J Orthop Sports Phys Ther* 37, 48–55.

Bauer, A.M., Webright, W.G., Arnold, B.L., et al. 1999. "Comparison of weight bearing and non-weight bearing gluteus medius EMG during an isometric hip abduction," *JAT* 34, S58.

Beckman, S.M., and Buchanan, T.S. 1995. "Ankle inversion injury and hyper mobility: Effect on hip and ankle muscle electromyography onset latency," *Arch Phys Med Rehab* 76, 1138–1143.

Bolgla, L., and Uhl, T. 2005. "Electromyographic analysis of hip rehabilitation exercises in a group of healthy subjects," *J Orthop Sports Phyl Ther* 35, 488–494.

Boren, K., Conrey, C., Le Coguic, J., et al. 2011. "Electromyographic analysis of gluteus medius and gluteus maximus during rehabilitation exercises," *Int J Sports Phys Ther* 6, 206–223.

Bullock-Saxton, J.E., Janda, V., and Bullock, M.I. 1994. "The influence of ankle sprain injury on muscle activation during hip extension," *Int J Sports Med* 15, 330–334.

Cailliet, R. 2003. *The Illustrated Guide to Functional Anatomy of the Musculoskeletal System*, Chicago, IL: American Medical Association.

Chaitow, L. 2006. *Muscle Energy Techniques*, 2nd edn, Edinburgh: Churchill Livingstone.

Chek, P. 2009. *An Integrated Approach to Stretching*, Vista, CA: C.H.E.K. Institute.

Dalton, E. 2014. Short leg syndrome, part 1, Author website.

Distefano, L., Blackburn, J., Marshall, S., et al. 2009. "Gluteal activation during common therapeutic exercises," *J Orthop Sports Phys Ther* 39, 532–540.

Earl, J.E. 2005. "Gluteus medius activity during three variations of isometric single-leg stance," *J Sport Rehabil* 14, 1–11.

Earls, J., and Myers, T. 2010. *Fascial Release for Structural Balance*, Chichester, UK/Berkeley, CA: Lotus Publishing/North Atlantic Books.

Elphinston, J. 2013. *Stability, Sport and Performance Movement*, Chichester, UK/Berkeley, CA: Lotus Publishing/North Atlantic Books.

Fredericson, M., Cookingham, C.L., Chaudhari, A.M., et al. 2000. "Hip abductor weakness in distance runners with iliotibial band syndrome," *Clin J Sport Med* 10, 169–175.

Friel, K., McLean, N., Myers, C., and Caceras, M. 2006. "Ipsilateral hip abductor weakness after inversion ankle sprain," *J Athl Train* 41, 74–78.

Fryette, H.H. 1918. "Physiological movements of the spine," *J Am Osteopath Assoc* 18, 1–2.

Garrick, J.G. 1977. "The frequency of injury, mechanism of injury, and epidemiology of ankle sprains," *Am J Sports Med* 5, 241–242.

Gibbons, J. 2008. "Preparing for glory," *International Therapist* 81, 14–16.

Gibbons, J. 2009. "Putting maximus back into the gluteus," *International Therapist* 87, 32–33.

Gibbons, J. 2011. *Muscle Energy Techniques: A Practical Guide for Physical Therapists*, Chichester, UK: Lotus Publishing.

Hammer, W.I. 1999. *Functional Soft Tissue Examination and Treatment by Manual Methods: New Perspectives*, 2nd edn, Gaithersburg, MD: Aspen.

Hertel, J., Sloss, B.R., and Earl, J.E. 2005. "Effect of foot orthotics on quadriceps and gluteus medius electromyographic activity during selected exercises," *Arch Phys Med Rehab* 86, 26–30.

Hungerford, B., Gilleard, W., and Hodges, P. 2003. "Evidence of altered muscle recruitment in the presence of posterior pelvic pain and failed load transfer through the pelvis," *Spine* 28, 1593–1600.

Ireland, M.L., Wilson, J.D., Ballantyne, B.T., and Davis, I.M. 2003. "Hip strength in females with and without patellofemoral pain," *J Orthop Sports Phys Ther* 33, 671–676.

Janda, V. 1983. *Muscle Function Testing*. London: Butterworth-Heinemann.

Janda, V. 1987. "Muscles and motor control in low back pain: Assessment and management," in Twomey, L.T. (ed.), *Physical Therapy of the Low Back*, New York: Churchill Livingstone, 253–278.

Janda, V. 1992. "Treatment of chronic low back pain," *J Man Med* 6, 166–168.

Janda, V. 1996. "Evaluation of muscular imbalance," in Liebenson, C. (ed.), *Rehabilitation of the Spine: A Practitioner's Manual*, 1st edn, Baltimore, MD: Lippincott, Williams & Wilkins, 97–112.

Jarmey, C. 2006. *The Concise Book of the Moving Body*, Chichester, UK/Berkeley, CA: Lotus Publishing/North Atlantic Books.

Jarmey, C. 2008. *The Concise Book of Muscles*, 2nd edn, Chichester, UK/Berkeley, CA: Lotus Publishing/North Atlantic Books.

Kankaanpaa, M., Taimela, S., Laaksonen, D., et al. 1998. "Back and hip extensor fatigability in chronic low back pain patients and controls," *Archives Phys Med Rehab* 79, 412–417.

Kendall, F.P., McCreary, E.K., Provance, P.G., et al. 2010. *Muscle Testing and Function with Posture and Pain*, 5th edn, Baltimore, MD: Lippincott, Williams & Wilkins.

Leavey, V.J., Sandrey, M.A., and Dahmer, G. 2010. "Comparative effects of 6-week balance, gluteus medius strength, and combined programs on dynamic postural control," *J Sport Rehabil* 19, 268–287.

Lee, D.G. 2004. *The Pelvic Girdle: An Approach to the Examination and Treatment of the Lumbopelvic-Hip Region*, Edinburgh: Churchill Livingstone.

Lehman, G.J., Lennon, D., Tresidder, B., et al. 2004. "Muscle recruitment patterns during the prone leg extension," *BMC Musculoskel Disord* 5, 3.

Maitland, J. 2001. *Spinal Manipulation Made Simple: A Manual of Soft Tissue Techniques*, Berkeley, CA: North Atlantic Books.

Martin, C. 2002. *Functional Movement Development*, 2nd edn, London: W.B. Saunders Co.

Mitchell, F.L., Sr. 1948. "The balanced pelvis and its relationship to reflexes," *Academy of Applied Osteopathy Year Book 1948*, pp. 146–151.

Norris, C.M. 2011. *Managing Sports Injuries: A Guide for Students and Clinicians*, 4th edn, Edinburgh and New York: Churchill Livingstone.

Ogiwara, S., and Sugiura, K. 2001. "Determination of ten-repetition-maximum for gluteus medius muscle," *J Phys Ther Sci* 13, 53–57.

Osar, E. 2012. *Corrective Exercise Solutions to Common Hip and Shoulder Dysfunction*, Chichester, UK: Lotus Publishing.

O'Sullivan, K., Smith, S.M., and Sainsbury, D. 2010. "Electromyographic analysis of the three subdivisions of gluteus medius during weight-bearing exercises," *Sports Med, Arthroscopy, Rehab, Ther & Technol* 2, 17.

O'Sullivan, P., Twomey, L., Allison, G., et al. 1997. "Altered pattern of abdominal muscle activation in patients with chronic low back pain," *Austral J Physiother* 43(2), 91–98.

Pierce, N., and Lee, W.A. 1990. "Muscle firing order during active prone hip extension," *J Orthop Sports Phys Ther* 12, 2–9.

Richardson, C., Jull, G., Hodges, P., and Hides, J. 1999. *Therapeutic Exercise for Spinal Segmental Stabilization in Low Back Pain: Scientific Basis and Clinical Approach*, Edinburgh: Churchill Livingstone.

Sahrman, S. 2002. *Diagnosis and Treatment of Movement Impairment Syndromes*, 1st edn, St. Louis, MO: Mosby Inc.

Schmitz, R.J., Riemann, B.L., and Thompson, T. 2002. "Gluteus medius activity during isometric closed-chain hip rotation," *J Sport Rehabil* 11, 179–188.

Sherrington, C.S. 1907. "On reciprocal innervation of antagonistic muscles," *Proc R Soc Lond [Biol]* 79B, 337.

Smith, R.W., and Reischl, S.F. 1986. "Treatment of ankle sprains in young athletes," *Am J Sports Med* 14, 465–471.

Thomas, C.L. 1997. *Taber's Cyclopaedic Medical Dictionary*, 18th edn, Philadelphia, PA: F.A. Davis.

Umphred, D.A., Byl, N., Lazaro, R.T., and Roller, M. 2001. "Interventions for neurological disabilities," in Umphred, D.A. (ed.), *Neurological Rehabilitation*, 4th edn, St. Louis, MO: Mosby Inc., 56–134.

Wilmore, J.H., and Costill, D.L. 1994. *Physiology of Sport & Exercise*, Champaign, IL: Human Kinetics.

Wolfe, M.W., Uhl, T.L., Mattacola, C.G., and McCluskey, L.C. 2001. "Management of ankle sprains," *Am Fam Physician* 63, 93–104.

찾아보기